내 몸을 바꾸는 자연요법

김남연

구민사

Preface

머 리 말

우리는 이제 단순한 외적 아름다움 뿐만 아니라 더욱 건강한 삶의 아름다움을 추구하는 시대를 살아가고 있습니다. 일반 사람들도 궁극적으로 무병장수하기 위해서 병에 걸린 후의 치료보다는 예방이 우선시 되어야 함을 인식하여 갖가지 대체요법들이 유행되고 있으나 본인의 체질을 제대로 파악하지 못한 채 무차별적으로 대체요법을 적용함으로써 부작용을 초래하기도 하고 때론 가벼운 병을 심각한 병으로 만들기도 합니다.

자연요법은 전문적인 의학내용보다는 한방의 기본적인 원리를 이해하고 적용시켜 일상에서 쉽게 한방 자연요법을 파악할 수 있는 대체요법입니다.

본서는 본인의 체질에 적합한 자연요법들을 선별할 수 있도록 한방자연요법의 기본 원리들을 이해하고, 적용시킬 수 있도록 쉽게 설명해 놓았습니다.

또한 본서에서는 한방 기초교육의 내용인 자연적 생체원리 뿐만 아니라 교양 · 웰빙자료 및 자연 피부관리요법 부분까지 한 묶음으로 정리하여 건강관리자료가 될 수 있도록 심혈을 기울였습니다.

본서를 통해 삶의 질을 높이는 가장 기초적인 요건인 건강에 대한 사람들의 더욱 관심을 높이고, 스스로 관리할 수 있는 기초적인 자료로 활용되기를 바라는 마음입니다.

내용의 오류나 치우침이 없도록 하기 위해 최선을 다하여 정리를 하였으나 아직도 부족한 점이 많음을 절실히 느끼고 있으며, 앞으로도 여러 전문가들의 자문을 받아 지속적으로 수정 · 보완하여 전국민들이 자신의 몸과 가족, 주변 지인들의 건강을 예방하고 정규적인 검진을 통해서 감지되지 못하는 병의 사전 징후를 체크하고 원래의 건강을 회복하거나 병이 난 후에 우리 몸이 원상 복구될 수 있게 관리할 수 있도록 하고, 건강상식과 더불어 아름다운 건강을 창출하는데 큰 몫을 하는 국민 웰빙도서로 재탄생 될 수 있도록 노력하겠습니다.

끝으로, 여러분들의 많은 관심과 성원 부탁드리며, 본 교재가 나오기까지 애써주신 도서출판 구민사 조규백 대표님과 직원 여러분들께 깊은 감사의 말씀을 전합니다.

저자 올림

contents

차 례

내 몸을 바꾸는

자연요법

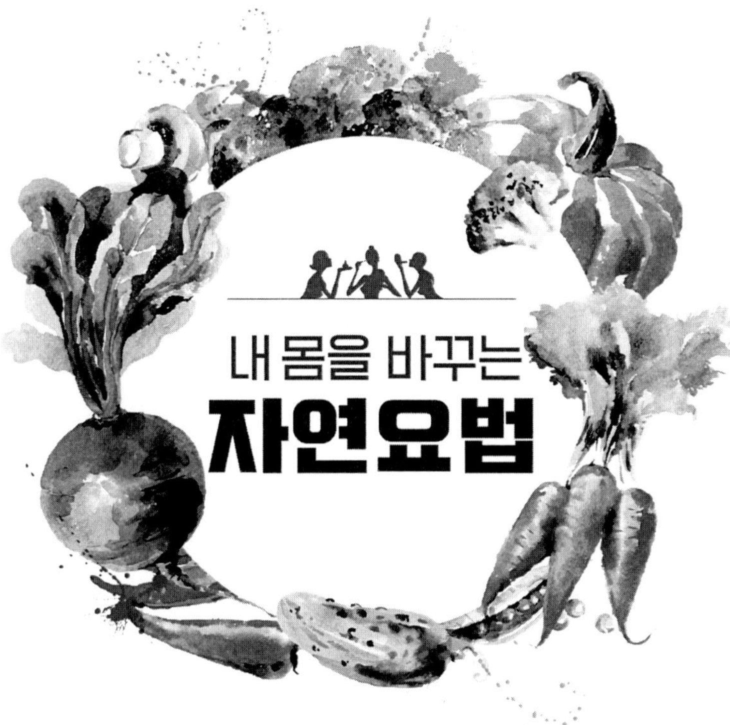

내 몸을 바꾸는

자연요법

내 몸을 바꾸는

자연요법

CHAPTER 01

한방 자연요법

1 한방 자연요법

① 우리가 병이 드는 것은 한 번의 큰 원인이라기보다는 매일 매일의 잘못된 생활습성에서 기인된다고 할 수 있으며, 몸의 작은 이상증세에도 혹은 잔병에도 현대의 '문명화'는 의약에 의존하는 경향이 커서 스스로의 자동 면역체계의 저하를 초래하여 사람들의 경향이 커서 스스로의 자동 면역체계의 저하를 초래하여 사람들의 몸이 더욱 허약해지고 질병 발생이 확대되고 있다.

② 몸이 허약해지고 질병이 발생한 후에는 완벽하게 치유하기가 쉽지 않고, 치유 과정에서 또 다른 합병증과 문제들이 발생되기 때문에, 자연요법적인 방법들을 통해 스스로의 정신적·육체적 면역력을 높이는 것은, 건강 생활을 위해 가장 기본이 되어야 한다.

③ 현대인들은 산업화로 인한 환경오염과 과중한 업무 스트레스에 시달리고 있다.
그래서 요즘 한창 "웰빙(well-bing)"이란 단어가 온갖 산업에서 메가 트랜드가 되었다.

④ 정신적·육체적인 건강함을 삶의 최우선 가치로 꼽는 웰빙은 한발 더 나아가 건강한 아름다움을 지향하는 "웰루킹(well-looking)"으로 새로운 트랜드의 중심이 되고 있다.
따라서 건강이 뒷받침이 된 아름다움이여야 진정한 아름다움이라 말할 수 있다.

⑤ 현대인들의 적은 "성인병"

우리 몸의 질병의 원인을 크게 3가지로 분류

㉠ 정신적인 불균형
㉡ 몸 밖의 세균에 의한 질병 침투
㉢ 음식(방부제, 중금속, 과음, 과식) 등

⑥ 혈액이 탁해지고 콜레스테롤에 의한 혈관이 좁아져, 혈액순환 방해 → 우리 몸의 불균형초래 → 곧 비만으로 이어짐 → 몸 밖의 세균에 의한 질병 침투를 막기 위해서는 우리 몸의 기혈순환이 원활해야 한다.

⑦ 질병의 대부분의 원인은 기·혈 순환장애로부터 그 원인을 찾을 수 있다. 요즘 일반 대중들에게도 경락마사지요법 등의 대체요법들이 인기를 끌고 있다. (옛시절 배앓이를 하면 손으로 배를 쓸어 주시던 어머니의 약손요법처럼 사랑의 마음이 담긴 시술을 점차 갈구하게 될 것이며 그에 피부미용은 21세 유망사업임에 틀림없습니다.)

- 1980년대 - 반도체
- 1990년대 - 컴퓨터, 휴대전화
- 현재 - 웰빙(well-Bing)사업 호황 누림
- 한방미용학은 가장 웰빙할 수 있는 자연요법 관리법 중에 하나이다.

한방자연요법의 특징

① 한의학은 종합 치료의학이다.
② 한의학은 현상의학이다.
③ 한의학은 자연치료의학이다.

2 _ 현대 의학의 문제점

01 약물 요법의 문제점

① 약에 대한 의존도가 높아지면서 인간의 자연치유력이 약화된다.
② 약물 남용의 결과 약의 부작용 발생한다.
③ 약물의 장기 복용 시 간 손상이 된다.
④ 약물치료는 위험 요인을 없애고 증상을 가라앉히는 것일 뿐 근본 해결책은 아니다.
⑤ 현대의학에 의존하는 인공요법은 부작용으로 다른 병을 유발시키기도 하다.
⑥ 단기간에는 효력을 본다 하더라도 약을 먹지 않거나 치료를 받지 않으면 다시 재발한다.

3_ 보완대체요법의 원리와 특징

01 | 보완대체요법의 원리

① 인체의 자연적 생명력을 보강하고 활성화하는 방법이다.
② 예방의학적 입장을 중시한다.
③ 건강한 식생활과 영양학에 관심을 둔다.
④ 다양한 수기요법(경락, 근육마사지, 카이로프라틱) 등을 이용하여 근골격계의 이상에 보완대체요법적인 치유 효과를 얻는다.
⑤ 병이 발생한 부위와 전신의 상태를 중시한다.
⑥ 체내 독소, 노폐물 배출 → 혈액순환, 신진대사가 원활하다.
⑦ 자연치유능력 강화, 면역력을 보강한다.
⑧ 자연 활성물질을 사용한다.
⑨ 예방의학적 생활태도나 습관을 교육한다.
→ 질병을 방지하고 평상시 건강관리에 중점을 둔다.
⑩ 병의 내·외적 원인을 밝히고 그것을 제거하는데 중점을 둔다.

보완대체요법의 종류

- **심신요법** 상담치료, 명상, 최면, 기도요법, 영적치유요법
- **수기요법** 지압요법, 근육마사지, 카이로프라틱, 마시지 요법
- **약용식물요법** 봉독, 봉침 요법
- **식이요법** 식사법, 영양식사요법, 단식요법

- **수치료법** 냉욕치료, 냉·온욕 치료, 목욕법, 샤워법
- **습포법** 냉습포, 사우나법
- **장해독법**
- **효소요법**
- **산소요법** 삼림욕

02 음양오행론

(1) 음양사상 / 오행사상

① 음양론(자연의학 – 동양의학 – 한의학)

음과 양은 항상 평행을 유지한다.

㉠ 음 : 가을, 겨울, 밤, 앞

㉡ 양 : 활동, 에너지, 봄, 여름, 오른쪽 뒤, 낮

(2) 음양의 기본적 성격

① 음양이론

㉠ 상대성 : 항상 변한다.

㉡ 일원성 : 어느 때는 음과 양이 하나 된다.

㉢ 역동성 : 시간이 가고 세월이 가면 반드시 변한다.

② 오행론

㉠ 기(Energy)는 보이지 않는 힘이다.

㉡ 음과 양이 기본이 되는데 서로 연관지어 변하는 것을 말한다.

㉢ 이 세상을 구성, 변화, 연관성의 기본요소를 5가지로 묶어 놓은 것이다.

㉣ 음양과 오행론을 결합해서 한의학의 기초가 된다.

(3) 오행론의 기본 성격

① 상생 : 서로 도와주는 것이다.

② 상극 : 서로 반대되는 것이다.

(4) 대우주 : 5대양 6대주

① 우리몸 : 5장 6부

② 날씨가 흐리면 음기가 성행한다.

③ 우리 몸에는 음기와 양기가 있기 때문이다.

(5) 소우주 : 5장 6부

① 입이 많은 것은 열매가 맺히지 않는다.

② 뿌리가 강한 식물은 잎이 자라지 않는다.

③ 잎이 좁으면 양, 잎이 넓으면 음

④ 완벽을 가하기 위해 상생, 상극 존재한다.

(6) 한의학의 정의

자연 철학관에 의한, 주로 경험에 의하여 임상적으로 응용 연구되어 온 것이다.

오늘날의 서양의학과는 달리 과학적으로 명쾌하게 증명되지는 않고 있으나 그럼에도 불구하고 예방이나 치료의 목적으로 널리 사용되고 행하여지고 있다.

03 자연건강법

(1) 신혈액순환론

① 현대의학에서는 혈액순환의 원동력은 심장의 펌프작용에 있다고 한다.

1628년에 발표된 윌리엄, 하베의 심장 원동력설을 그대로 따르는 것이다.

(2) 숙변과 질병

노폐물의 종류

- **육체적 노폐물** 고체(숙변), 액체(요산, 요독), 기체(암모니아, CO, 메탄가스)
- **정신적 노폐물** 고정관념, 욕심, 탐욕, 이기심
- **사회적 노폐물** 지역감정

(3) 숙변의 원인은 변비 숙변 제거 및 예방

① 모든 질병은 효소의 부족에서 비롯한다.

② 효소가 부족하면 장에 유익균인 비피더스균이나 유산균의 활동이 줄어들고, 대장균이나 웰치균 같은 유해균의 활동이 늘어난다.

③ 직립, 탐욕, 폭식, 미식, 물 부족, 운동 부족, 자세 불량, 문명생활 등이다.

상행결장 숙변 정체	맹장염, 갑상선, 눈과 귀의 병, 식도
우측 굽은 부위 정체	간염
횡행결장 숙변 정체	구내염, 위염, 위궤양, 담낭, 폐
좌측 굽은 부위 정체	체장염, 당뇨, 비장

하행결장, S장결장 숙변 정체	신장염, 방광염, 자궁내막염, 자궁암, 전립선
직장 숙변 정체	대장암, 직장암, 치질, 탈항
변비 → 숙변 → 혈액오탁	고혈압, 심장병, 간장병, 신장병
변비 → 숙변 → 혈액오탁 → 뇌압상승	뇌출혈, 뇌경색, 치매, 정신질환, 기억력 저하, 두통

④ **생채식** : 섬유질이 많아서 숙변 제거에 많은 도움이 된다.

⑤ **단식** : 전문가의 도움이 필요하다.

⑥ 관장

⑦ 된장찜질

⑧ 발효효소 복용

⑨ 많이 씹음

⑩ **물** : 생수를 하루에 2L정도 마신다.

⑪ **함초** : 엄청난 양의 미네랄이 들어 있어 신진대사를 활성화 시키기 때문에 숙변 제[거 에 도움을 준다.

⑫ **운동** : 적당한 운동을 통하여 장의 움직임을 유도한다.(붕어운동 54분은 1만 보를 걷는 운동보다 2배 가까운 효과가 있음)

⑬ 소식

⑭ 조식 폐지

(4) 자연대체 의학의 확대

① 자연의학 : 인간의 질병을 자연의 치유능력에 맞추어 조율하고 복원시키는 의학이다.

현대의학이 일시적 증상 억제의 치료방법이라면, 자연의학은 자연적인 방법으로 면역력을 강화시켜 능동적이고 근본적인 치유를 가능하게 한다.

(5) 자연의학의 장·단점

자연의학의 장점		자연의학의 단점
자연요법적인 치료 접목으로 비교적 부작용이 적고 안전하며, 자연 치유력을 강화해 병을 스스로 치유하는 회복력을 갖게 한다.	VS	인체의 면역력을 강화하는 단계를 거쳐 천천히 효과를 나타내기 때문에, 급성질환이나 신속하게 응급처치가 필요한 질환에는 현대의학으로 빠르게 대처하는 것이 좋다.

5_ 한방자연요법의 기초

01 기혈

기는 종류가 많으며 작용도 다양하다.

① 혈은 혈액 및 혈액이 가지는 영양 작용을 가리킨다.

② 혈은 음식물로부터 이루어지며, 온몸을 끊임없이 순환하면서 영양 작용을 하기 때문이다. 모든 장부 조직들은 혈의 영양을 받아야 정상적인 기능을 유지할 수 있다.

③ 혈의 순환 및 기능은 필수적으로 기의 힘에 의하여 이루어지기 때문에 기가 부족할 때는 혈이 잘 돌지 못해서 병이 일어나며, 기 역시 필수적으로 혈의 작용에 의해서 발휘될 수 있다. 따라서, 기혈은 서로 불가분의 관계를 유지한다.

02 | 오장 육부

① 오장 : 한의학에서의 다섯 개의 내장

심장(心臟) / 간장(肝臟) / 비장(脾臟) / 폐장(肺臟) / 신장(腎臟)

② 장(臟) : 일반적으로 흉강과 복강 속에 있는 내부 기관으로 분비, 정기(精氣) 제조의 기능을 가진 장기를 말한다.

㉠ 심장 : 순환 계통과 유관한 생리 기능도 뜻하며, 중추 신경계통의 정신/사유 등의 기능도 가지고 있음

㉡ 간장 : 혈액의 저장소이고, 정신활동과 유관하며 병증으로는 운동기능 및 일부 신경계통과 관련이 있음

㉢ 폐장 : 기(氣)를 주관하여 호흡과 혈액 순환에 관련됨

③ 육부

위(胃) / 소장(小腸) / 대장(大腸) / 방광(膀胱) / 담(膽) / 삼초(三焦)

㉠ 육부의 주된 기능은 음식물을 받아들이고 소화시키며, 소화 산물인 진액(津液)과 음식물의 찌꺼기를 대사(代謝)과정으로 보내주는 것이다.

㉡ 음식물은 위에서 소화 과정을 거침 → 소장에서 찌꺼기와 진액으로 분리됨 → 진액은 삼초를 통해 전신의 상중 / 하초로 보내짐 → 소장으로 옮겨진 음식물의 중간 소화물은 다시 흡수됨 → 나머지 음식물 찌꺼기 대장으로 이동 → 마지막으로 흡수되고 나머지가 대변으로 배출됨 → 방광으로 들어간 진액은 기화작용(氣化作用)을 거쳐 전신에 흡수 → 최종 남은 찌꺼기가 소변으로 배출

㉢ 이상의 소화 과정에 역할을 하는 장기를 제외하면 육부 중에 삼초가 남는다.

㉣ 한의학에서 여타 내장과 달리 오장을 특별히 중요하게 여기는 이유는 생명 활동에서 중요한 요소인 정(精) / 기(氣) / 신(神) / 혈(血)의 저장소로서 생명의 근본이 되기 때문이다.

㉤ 또한, 오장은 전신의 기타 장기 조직과 정신 활동의 주재자요 지배자이며, 외계 환경인 사계절의 기후 변화와도 유관하기 때문이다.

03 진액

① **진액** : 체내에서 일정한 계통을 따라 순환하는 혈액 / 임파액 / 조직액 등 정상 체액과 음식물의 소화 / 흡수 과정을 통해 얻어지는 온갖 영양 물질 및 필요에 따라 분비되는 대사(代謝)의 산물

땀, 콧물, 눈물, 침, 가래 등의 체액을 통틀어 일컫는 한의학의 특수 용어

② 진과 액은 서로 영향을 주고 이전하며 협력하여 인체가 기후 변화에 잘 적응토록 조절하고, 인체의 상대적 균형 유지에 중요한 작용을 한다.

③ 한편, 진액의 생성 / 배분 / 배설은 기(氣) 대사의 영향을 받으므로 기 대사가 불완전할 때는 진액이 부족하거나 손실이 많아진다.

④ 진액의 손실이 많아지면 기 역시 상대적으로 소모되는데, 이것은 음식물의 에센스에서 비롯되므로 소화기 이상 때는 생성에도 이상이 오고, 부족하며 혈액 보충이 어려워져서 혈병이 생긴다.

이처럼 진액은 기 / 혈과 밀접한 관계가 있다.

04 | 동양의학의 기타 이론

동양의학은 자연철학관에 의한, 주로 경험에 의하여 임상적으로 응용 연구되어 왔다.

오늘날의 서양의학과는 달리 과학적으로 명쾌하게 증명되지는 않고 있으나 그럼에도 불구하고 예방이나 치료의 목적으로 널리 사용되고 행하여지고 있다.

(1) 육음

① 육음 : 한의학에서 병의 원인으로 중요시하는 것이다. 자연계에는 각종 기후변화가 나타나는데 이를 집약하면 풍(風) / 한(寒) / 서(暑) / 습(濕) / 조(燥) / 화(火)이다.

> 이를 가리켜 육기(六氣)라고 하는데, 육기는 정상적인 기후로서 이러한 상태에서는 병이 잘 발생하지 않음

② 그러나 기후가 이상해져서 급격한 변화를 나타내거나 인체의 저항력이 약해진 경우에는 육기가 질병의 원인으로 작용하여 인체에 침입함으로써 질병이 발생하게 되는데, 이를 가리켜 육기(六氣)라고 한다.

㉠ 육기(六氣)는 육음(六淫)또는 육사(六邪)라고도 한다.
㉡ 음(淫)에는 크게 지나치다(태과－太過)라는 뜻이다.

③ 육음으로 인한 질병 발생의 특징
: 계절에 따른 기후 변화나 주거 환경과 관련이 있다.

> 봄에는 바람이 많이 불어 풍병(風病)이 많이 생긴다.
>
> 여름에는 더우므로 서병(暑病)이 많이 생긴다.
>
> 가을에는 건조하므로 조병(燥病)이 많다.
>
> 겨울에는 한병(寒病)이 많다.
>
> 또한, 습기가 많은 지역에 오래 살면 습병(濕病)이 생긴다.

④ 육음은 단독으로 병을 일으키기도 하고, 두 가지 이상이 동시에 인체를 침범하여 병을 일으키기도 한다.

(2) 칠정

② 칠정 : 한의학에서는 일찍부터 정신적 요인과 질병의 관계를 중요시하여, 감정상 표현을 말한다.

> 기　쁨(희 – 喜)
> 노여움(노 – 怒)
> 근　심(우 – 憂)
> 생　각(사 – 思)
> 슬　픔(비 – 悲)
> 놀　램(경 – 驚)
> 두려움(공 – 恐)

앞의 7가지를 칠정(七情)이라고 하고, 이는 병에도 작용된다.

㉠ 외부의 객관적인 사물이나 현상에 대하여 가지게 되는 사람의 감정 상태는 매우 정상적인 것으로서, 이것 때문에 질병이 발생하지 않는다.

㉡ 그러나 정신적 자극이 급격히 발생되고 강렬하거나 장기간 지속될 경우에는 인체의 생리기능에 영향을 미쳐 질병이 발생하기도 한다.

㉢ 화를 내면 간을 상하게 하고(노상간 – 怒傷肝)
너무 기뻐하면 심장을 상하게 하고(희상심 – 喜傷心)
생각을 너무하면 비장을 상하게 하고(사상비 – 思傷脾)
슬퍼하면 폐를 상하게 하고(비상폐 – 悲傷肺)
두려워하면 신을 상하게 한다(공상신 – 恐傷腎)

㉣ 칠정은 질병을 일으킬 뿐만 아니라 여러 가지 질병이 발전해가는 과정에서 환자가 감정의 격동 상태를 경험할 경우 병의 상태를 변화·악화시키기도 한다.

(3) 기혈

③ 기혈 : 기와 혈을 합해서 이르는 말이며, 혈기(血氣)라고도 함

㉠ 정기(正氣) 또는 정혈(精血) : 체내를 돌면서 인체의 활동을 유지하는데 중요한 역할을 하는 생리적 물질

㉡ 위기(衛氣) : 체내로 침입하는 병적 인자를 방어하는 기능을 하는 것

CHAPTER 02

사상체질분류, 사상체질테스트

1 _ 체질의 정의

체질이란 '몸의 본바탕'이란 뜻

① 체질과 비슷한 어휘로 기질이란 말을 쓰지만 그 뜻은 '기'를 본바탕으로 한다.
② 좀 더 쉽게 말해서 체질은 '몸을 바탕'으로 한다면 기질은 '기'를 바탕으로 하는 것을 말한다.

01 | 사상체질 분류

사상체질에는 태양인, 태음인, 소양인, 소음인이 있다.

(1) 태양인(폐대간소)의 개요

① 호흡계 기능이 좋고, 간(담) 기능이 약하다.
② 장군형, 소대장형, 보스형 기질을 가장 많이 갖고 있는 체질
③ 사상체질 중 가장 다혈질
④ 남성은 어깨가 발달하고 다리가 가는 사람이 많고, 여성은 유방이 발달하였으나 골반 발달이 빈약하여(엉덩이가 작아) 자손이 귀하다고 한다.
⑤ 골반 내 장기가 약하여 잔뇨감, 빈뇨 등의 증상이 있기 쉽고 생식계통이 약하다.
⑥ 일반적으로 먹으면 토하는 증세가 있다.
⑦ 입이 짧아 많이 먹는 사람이 드문 편
⑧ 다리에 힘이 없는 것이 특징적(아무 이유 없이 다리에 힘이 빠지는 증세가 있음)
⑨ 일의 시작함에 두려움이 없으나 뒤처리를 잘 못하는 경향이 있다.
⑩ 원래 건강한 체질이어서 잔병치레가 거의 없으나 큰 병에 맥없이 쓰러지는 경우가 많다.

(2) 태음인(간대폐소)의 개요

① 간담 기능이 좋고 호흡계 기능이 약하다.
② 감기 등의 호흡기 질환에 잘 걸린다.
③ 순발력은 부족하나 지구력이 있다.
④ 서구형의 미인이 가장 많은 체질이기도 하지만 잘못 관리하면 비만이 되기 가장 쉬운 체질
⑤ 남자로선 의외로 한복이 가장 잘 어울리는 체질
⑥ 기획자형, 감독형, 코치감독형, 사장형 분위기를 많이 띠고 있다.
⑦ 남성은 어깨가 둥글고 대퇴부가 발달한 사람이 많고, 여성은 상체는 말랐으나 둔부(엉덩이)가 발달하고 대퇴부가 굵은 사람이 많다.
⑧ 주 증세로는 숨이 차고 부종(붓는 증)이 있으며, 혈액순환이 잘 안 되고 몸 안에 정체되기 쉬움. 대소변의 배설이 잘 안 되는 사람이 많다.
⑨ 과식을 하는 사람이 많다.

(3) 소양인(비대신소)의 개요

① 소화기능이 좋고 신장-방광-생식기 계통이 약하다.
② 소화계가 원래 좋게 타고 났지만 함부로 쓰면 위염, 위궤양 등의 위실증 증상이 생기기 쉽다.(위무력증 계열의 질병은 거의 안 생김)
③ 운동신경이 발달하였고, 이타적이어서 봉사정신이 강하나 경솔하다는 평가를 받기 쉽다.
④ 남성으로는 잘 발달된 운동선수형의 몸매를 가진 사람이 많고, 여성으로는 흉곽과 골반이 잘 발달하여 글래머형의 사람이 많으나, 하체와 허리가 약하다.
⑤ 대개 소모형이므로 마른 체질이 많지만 갑자기 활동량이 줄면 급격히 비만이 되는 경우가 많다.
⑥ 화와 열이 생기기 쉬워서 가슴이 답답하고 소변의 배설이 잘 안 되고 생각이 많아지면 잘 못 먹는 경향이 많다.

(4) 소음인(신대비소)의 개요

① 신장기능이 좋고, 비장기능(비위 : 소화계)이 약하다.
② 소화계통에 문제가 생기기 쉽고 장약체질(전형적인 한국여성형)
③ 남자도 여성 취향의 사람(여성적인 분위기)이 많다.
④ 정력적이며 예술 취향이 강하고 여성으로는 꼼꼼히 살림도 가장 잘하는 형

⑤ 남성이나 여성이나 여성적인 몸매로 아담한 가슴과 적당히 잘 발달된 둔부를 남녀 공히 갖고 있다.
⑥ 한국적 미인형의 여자가 많으며, 야무진 인상의 사람이 많다.
⑦ 몸이 차서 순환이 잘 안 되고 담이 많은 체질
⑧ 소음인의 비만은 주로 몸이 차서 순환 부족으로 인한 비만인 경우
⑨ 냉한 음식을 가리는 게 현명하다.

2_ 오링테스트 및 사상체질 테스트

01 | 오링테스트

엄지와 검지를 맞붙여 원심을 체크한 후, 다른 한 손에 체질별 약재나 음식을 쥐게 한 후 체크함

02 | 사상체질 테스트

1. 당신의 체격은?

① 허리와 배가 발달되고 상체가 약한 편이다.
② 상체보다 하체가 발달되었다.
③ 가슴이 발달되고 허리 밑 쪽이 빈약한 편이다.
④ 두부(머리)와 목덜미가 발달되고 허리 밑 부분이 빈약한 편이다.

2. 전체적인 외모와 골격은?

① 골격이 굵고 살이 찐 편이다.
② 골격이 작고 균형이 잡혀 있다.
③ 보통이며 다부진 편이다.
④ 키가 크며 몸은 수척한 편이다.

3. 당신의 몸에서 외관상 가장 발달된 부분은?

① 허리와 옆구리
② 엉덩이
③ 가슴
④ 머리

4. 당신의 걸음걸이는?

① 걸음이 느리고 무게 있게 걷는다.
② 걸음걸이가 자연스럽고 얌전하다.
③ 걸음이 빠르고 몸을 흔든다.
④ 걸음걸이가 꼿꼿하다.

5. 당신의 땀 흘리는 상태는?

① 평소에 땀이 많고 땀을 흘리면 오히려 상쾌하다.
② 평소 땀이 적고 조금만 나도 피곤하다.
③ 땀을 흘려도 그다지 피곤하지 않다.
④ 기타

6. 당신의 얼굴 윤곽은?

① 얼굴의 윤곽이 뚜렷하고 의젓하다.
② 얼굴의 윤곽이 갸름하고 둥글다.
③ 얼굴이 다소 길고 머리가 앞뒤로 나왔다.
④ 머리가 크고 정수리가 솟아 있다.

7. 당신의 얼굴 형태는?

① 이목구비가 크고 입술이 두텁다.
② 눈빛이 순하고 눈웃음을 잘 짓는다.
③ 입이 크지 않고 턱이 뾰족한 편이고 입술이 얇다.
④ 이마가 넓고 광대뼈가 나와 있다.

8. 당신의 얼굴 색깔은?

① 갈색 혹은 검은 빛이다.
② 황백색이다.
③ 흰색 혹은 붉은 빛이 돈다.
④ 흰 편이다.

9. 당신의 눈빛은?

① 눈빛이 밝지 않고 침침하다.
② 눈빛이 순하고 눈웃음을 잘 짓는다.
③ 눈빛이 반사적이고 예리하다.
④ 눈에서 빛이 난다.

10. 당신의 가슴은?

① 넓고 잘 발달되어 있다. (비만형)
② 빈약하고 구부정하다. (세장형)
③ 넓고 튼튼한 편이다. (근육형)
④ 가슴이 벌어지고 견실하다.

11. 당신의 손과 발은?

① 손발이 따뜻하나 겨울에 잘 튼다.
② 손발이 차고 겨울에 잘 트지 않는다.
③ 손발이 따뜻한 편이다.
④ 기타

12. 당신의 피부는?

① 두텁고 땀구멍이 크다.
② 부드럽고 땀구멍이 작다.
③ 희고 마른 편이다.
④ 부드럽고 마른 편이다.

13. 당신의 음성은?

① 음성이 탁하다.
② 조용한 편이다.
③ 카랑카랑하다.
④ 기타

14. 말을 할 때 평소 습관은?

① 말수가 적고 간혹 더듬기도 한다.
② 말수가 적으나 가까운 사이에는 많다.
③ 말이 많고 함부로 막하는 편이다.
④ 기타

15. 당신의 대변 상태는?

① 변비가 자주 오는 편이다.
② 대개 무르고 혹 변비가 있어도 그다지 불쾌감은 없다.
③ 약간의 변비만 있어도 고통스럽다.
④ 변 보기가 부드럽고 양이 많다.

16. 음식물에 대한 당신의 기호는?

① 따뜻한 음식을 좋아한다.
② 뜨거운 음식을 좋아한다.
③ 찬 음식을 좋아한다.
④ 시원한 음식을 좋아한다.

17. 평소에 잘 나타나는 병증은?

① 가슴이 뛴다, 감기, 변비, 눈병, 설사, 갈증
② 소화이상, 신경예민, 설사, 요통, 수족무력
③ 변비, 건망증, 구역감, 코피
④ 요통, 하지무력, 목에 이상감각

18. 평소 건강할 때 자주 느끼는 증상은?

① 가슴이 두근거린다. / 눈이 쉽게 피로하거나 아프다.
② 한숨을 잘 쉰다. / 팔다리가 떨린다.
③ 건망증이 있다.
④ 가슴이 답답하고 막힌 듯 하다. / 다리에 힘이 없어 오래 걷지 못한다.

※ 사상체질 테스트 결과 ※

각 문항 中 가장 많은 문항이 자신의 체질
①– 태음인
②– 소음인
③– 소양인
④– 태양인

CHAPTER

03 건강요법

우리 몸을 병들어 망가지게 만드는 질병은 도대체 무엇 때문에 생기는 걸까?

우리 몸의 세포는 약 60조에서 100조 개로 이루어져 있고, 우리가 먹은 음식물은 위와 장에서 소화, 흡수되어 피를 타고 전신의 세포에 전해지고 미토콘드리아까지 도달하는데 여러 가지 복잡한 과정을 거쳐, 생명을 유지하고 활동하는데 필요한 에너지, 호르몬 등을 생산하는 원료로 쓰이는데 너무 많은 영양소는 몸에 쌓여 지방으로 축적이 되는데 너무 많은 지방은 일산화탄소, 산화노폐물등, 활성산소 등 노폐물이 되고 이것들을 세포 밖으로 배출시키기 위해서는 산소와 충분한 물과 각종 영양소와 효소들이 많이 필요하고 이 활동들이 잘 이뤄지려면 몸이 따뜻해야 한다.

늘 피곤하고, 잘 먹는데도 기운이 없고, 아무리 많이 자도 잠이 부족하고, 숙면을 취할수 없고, 예민해지고, 없던 알레르기가 생기고, 감기에 걸리면 잘 낫지 않고 자주 걸리고 병든 세포에 염증이 생기고 돌연변이를 일으키고, 암이 오고 하는 이 모든 증상들은 독소가 체내에 가득 찼음을 알리는 우리 몸의 경고 신호이며, 예전에는 세균에 의한 감염성 질병이 대부분이었지만, 오늘날은 오염된 환경과 먹거리들에 노출되어 있고 잘못된 생활습관과 독소의 인체 침착에 의한 만성병이 대부분이다.

1 _ 먹거리의 오염

현대 병의 70%는 잘못된 먹거리 때문이다. 각종 살충제, 성장촉진제, 계면활성제, 낙과 방지제 등 20여 가지의 다양한 종류의 농약을 치고 수확 후에는 유통단계에서의 보존을 위해 방부제, 수분증발억제제, 윤기를 내는 왁스, 익지 않은 과일의 후숙을 위한 공업용 카바이트 등 먹거리들이 심각하게 오염되어 있다.

2_ 가공식품

우리나라에서 가공식품의 첨가물로 쓰이는 물질이 700여 종에 이른다.

부패를 방지하기 위해 쓰이는 방부제, 균을 죽이는 살균제, 공기와 만나 산화되는 것을 막는 산화방지제, 색을 보기 좋게 하는 발색제, 하얗게 만드는 표백제, 감칠맛을 내는 화학조미료, 단맛을 내는 인공 조미료, 물과 기름처럼 섞이지 않는 것을 섞어 주는 유화제, 안정제가 대표 성분들인데 이들 대부분은 발암물질로 분류되어 있고, 생식기능의 이상, 내분비 기능장애, 발달장애, 소화기, 간, 신장 손상, 아토피, 비염. 천식, 알레르기 유발등 전반적인 면역력 약화로 모든 병에 취약한 체질이 되게 한다.

과자나 음료의 인공색소와 설탕은 이를 중화하기 위해 칼슘, 아연 등 미네랄을 소진시키고 이어서, 감정과 행동을 조절하는 전두엽의 기능을 약화시켜 과잉행동장애(ADHD), 폭력적, 충동적인 행동을 하게 만든다.

통조림 식품에는 알루미늄 등이 녹아 있어 뇌에 쌓이면 치매, 파킨슨병 등을 유발하고, 뼈에 쌓이면 골연화증, 골다공증, 신장 이상 마비 증상 등을 일으킨다.

라면은 농약, 방부제, 표백제가 든 수입 밀가루를 사용하여, 포화지방이 높은 팜유에 튀기고 화학조미료, 산미료 등 각종 맛을 내는 화학적 첨가물을 수십 가지를 넣어 만든 분말스프로 만든 첨가물의 결정체이다.

모든 가공식품에 들어가 감칠맛을 내는 **화학조미료는** 중추신경계를 자극해 부정맥, 두통, 불면, 중독, 빈혈, 골다공증, 위, 십이지궤양 등을 일으킨다.

가공식품의 70% 이상은 유전자 조작(GMO) 식품을 사용한다.

3_ 육류

우리 민족은 고기를 많이 먹어 왔던 민족이 아니므로 고기를 소화시킬 수 있는 효소의 분비가 극히 적어 위에 오래 머무르며, 소화되지 못한 채 부패하여 위벽을 망가뜨리고 장에 들어가서는 유해균의 증식을 돕고 장내 환경을 악화시킨다.

자연 방목하여 풀을 먹고 자란 가축들의 고기는 과식만 하지 않는다면 무방하지만, 동물성 단백질의 과잉섭취 시 대사되고 남은 노폐물을 배설하는 신장에 과부하가 걸리게 하고, 미처 거르지 못한 요산은 조직에 달라 붙어, 관절염, 아토피, 비염, 천식, 통풍 등을 유발한다.

고기와 우유, 계란, 생선 등에 들어 있는 성장촉진호르몬과 과도한 지방은 아이들을 빨리 성숙시키고, 빨리 늙게 만들고 그리고 이런 아이들은 조기에 자궁암, 유방암, 난소암, 전립선암, 고환암에 걸리기 쉽다.

축사에서 사육된 소들은 유전자 조작 옥수수 사료를 먹인다든지 방부제와, 항생제, 성장촉진호르몬 등으로 사육된 가축의 경우 더욱 심각한 사태를 인간에게 초래하게 된다.

4_ 유전자 조작(GMO) 작물

미국에서 수출되는 옥수수, 밀, 콩의 대부분은 작물이다.

러시아와 프랑스에서는 GMO 콩을 먹인 쥐에서 신장과 혈액성분의 변화가 있었고 사망률이 6배 증가했다는 실험 결과 발표가 있었다.

영국에서는 GMO 감자를 먹은 쥐에서 면역기능 저하와 주요 장기의 크기가 줄었다는 보고가 있었다.

5_ 우유

젖소에게 먹이는 배합사료의 항생제, 성장촉진제, 방부제 등의 성분이 우유에 그대로 농축된다.

우유의 살균처리 과정에서 우유를 소화시켜주는 락타아제 효소 성분이 다 죽어 있어 소화장애를 일으키며, 위와 장에서 부패하여 독가스를 발생시키고, 알레르기, 자가면역질환, 각종 염증성 질환을 일으키고 활성산소를 발생시켜 세포를 병들게 한다.

우유는 마시면 우유의 칼슘이 30%가 몸에 흡수되지만 소변으로 35%의 칼슘이 배출되므로 결국은 칼슘이 빠져나가는 결과를 초래한다.

우유 소비 1, 2위인 서방 국가들의 골다공증 발생률이 1,2위를 차지하고 있다.

시중에 판매되는 분유에는 30%의 설탕이 들어 있어 아이 때부터 설탕의 단맛에 길들여진다.

아이스크림은 삼겹살보다도 콜레스테롤이 높고, 달고, 기름져 간을 상하게 하는 대표적인 음식이다.

6 _ 해산물

일본 원전사고 후 고동도 세슘을 함유한 방사성 물질을 바다에 대량 흘려 버려 바다가 오염되었고 일본과 가장 가깝고 바다를 맞대고 있는 우리나라로서는 우려할 만한 상황이다.

조개류와 갑각류는 연안에 살면서 육지에서 흘러 들어간 각종 공해 물질들을 처리해 주고 있기 때문에 오염된 경우가 많다.

양식 생선의 경우 항생제와 첨가물이 첨가된 사료를 먹고 자란다.

회의 경우 비브류균, 기생충이 많아 간이 안 좋은 사람의 경우 피해야 한다.

오메가3 섭취를 위해 등 푸른 생선을 섭취해야 하지만 위의 상황들로 인해 들기름과 견과류, 야채를 통한 섭취를 권장한다.

생선도 역시 장에서 부패되어 가스를 발생시켜, 피를 오염시키고 유해균이 증가되는 환경을 만든다.

7 _ 밀가루

우리 밀은 3% 밖에는 미치지 못하고, 대부분 수입 밀가루이다.

수입 밀가루의 경우 기업형 농장 방식으로 비행기로 농약과 살충제를 뿌려가며 키우며, 태평양을 건너오는 동안 썩지 말고, 싹이 나지 말라고 방부제를 뿌리고, 방사선까지 조사한다.

우리나라에서 이런 수입 밀가루를 가지고 식품을 만들기 위해 제분공장에서 빻고, 표백하고, 방부제를 넣고 용도에 따라 버터, 설탕, 우유 등을 듬뿍 넣는다.

수입해 오는 선박 이동 중 보관된 밀가루는 창고나 집에서 밀가루를 장기간 보관해 두어도 썩지도 않고 쥐도 먹지 않는다고 할 정도로 살충제 등 독성이 강한 성분이 포함되어 있다,

정제된 밀가루는 대장에 달라붙어 숙변이 되고, 유해균의 먹이가 되어 피를 오염시킨다.

그에 비에 통밀은 현미 이상으로 단백질과 각종 필수 영양소가 많은 우수한 식품이다.

8 _ 설탕

단순한 당 성분인 정제된 설탕은 몸에 빠른 흡수와 혈당을 급격하게 떨어뜨려, 췌장에 무리를 주어 당뇨병을 유발시키고, 뇌에 에너지 보급이 자주 중단되어 뇌기능을 떨어뜨리고, 쓰고 남은 당은 지방으로 저장되어 바만을 유도하며, 각종 생활습관병과 염증성질환, 암의 원인이 된다.

단 음식을 먹고 인슐린이 과도하게 분비되면, 오메가 6지방산과 합작으로 염증반응을 일으킨다. 그래서 류머티스 같은 만성 염증성질환이 있는 사람들이 설탕만 끊어도 증세가 호전되고 과잉행동장애, 폭력적이고 충동적인 아이들이 설탕만 끊어도 행동이 달라진다.

설탕이 미네랄 성분을 빼앗아가서 전두엽 기능이 퇴화되기 때문이다.

음식섭취 후 배가 부르면 포만감을 느끼는 렙틴이라는 호르몬이 작용을 해서 그만 먹게 되게 되는데 비타민, 미네랄 부족이 가장 큰 원인이기도 하지만 액상과당이 렙틴의 분비를 억제해 배부름을 느끼게 하는 신호체계가 망가져서 배부름을 못 느끼게 하고 이것이 반복되면 렙틴의 분비를 억제해 오히려 더 비만을 부추기는 기능을 하고 치매, 파킨슨병을 유발하기도 한다.

또한, 동물성 단백질과 지방과 더불어 설탕은 암이 가장 좋아하는 먹이이다.

우리 몸은 신체 보존을 위해 소금, 설탕, 알콜, 식초 중 하나를 몸에서 원하게 되므로 무조건 싱겁게만 먹는 것을 추구하면 우리 몸에서 단 것을 원하게 된다.

9 _ 술, 담배

술은 간 뿐만 아니라 췌장을 병들게 하여 만성췌장염, 췌장암을 유발하고, 알콜성 치매, 위염 등을 되기도 한다.

담배는 400여 종의 유해 발암물질과 기타 성분들이 들어 있어 폐암, 각종암, 고혈압, 심장병, 뇌혈관질환, 천식, 알레르기, 염증성 질환 등 거의 모든 질병의 원인이라고 할 수 있다.

어린 나이의 흡연은 뇌 발달을 지연시키고 성장도 지연시킨다.

여성의 흡연은 자신의 건강뿐만 아니라 미래 2세에게도 선천성 기형의 문제 등 좋지 않은 영향을 미친다.

불임부부 남성의 경우, 흡연을 하는 남편의 정자는 활동성이 떨어져 임신의 가능성을 현저하게 떨어뜨린다.

10 _ 약물

미국에서는 약물중독이나 약물부작용이 사망 원인 4위에 해당하는데 약물은 석유계에서 추출한 이런 합성약물들은 질병의 근본 치료보다는 증상 억제, 조절제이며 대사되면서 소화기, 간, 신장을 손상시켜 장기적인 약물 투여는 다른 질병을 유발한다.

특히, 신장을 통해 빠져 나가면 신장을 더 망가뜨려 결국에서 투석으로 가게 한다.

11 _ 환경 독성물질

01 공기

서울의 공기 중의 미세먼지 오염도는 OECD 국가 중 최고이며, 미세먼지 속에 포함된 독성화학물질, 각종 중금속들은 직접적으로 폐와 기관지 계통을 손상시키고 혈류를 타고 돌아다니며 각종 질병을 유발하므로 공기로 인해 우리의 수명에 영향을 주어 건강과 장수의 기본 요소이다.

우리 생활환경 곳곳의 실내공기 속에 포함된 라돈, 석면, 시멘트독, 환경호르몬, 곰팡이, 발암물질들은 면역체계를 파괴하고 두통, 피로, 알레르기, 중추신경 마비, 호흡기 질환, 자가면역질환, 암등을 발생시킨다.

500g의 고기를 구울 때 발생되는 발암물질인 벤조필렌은 담배 300개비 분량에 해당한다.

02 미용용품

① 화장품 2천여 가지 이상의 화학물질이 있고 한 가지 화장품을 만드는데 수십 가지 이상의 성분들이 들어가는데 이중 안전성이 확보된 성분은 일부이다.

② 대부분 원가 절감을 위해 천연제품보다는 합성제품이 많이 쓰인다.

③ 화장품에 사용되는 계면활성제는 위 조직에 침투해 각종 발암물질들이 위 점막을 통과할 수 있는 미세한 길을 만들어 준다.

④ 우리 생활에 이미 깊이 들어와 여러 형태로 쓰이고 있는 플라스틱을 부드럽게 해주는 성분인 '프탈레이트'는 화장품, 샴푸, 물비누, 데오도란트 등의 미용용품들, 장난감, 비닐, 플라스틱 용기, 의료용품 등에 두루 쓰인다.

⑤ 발효화장품들은 유해물질들을 많이 줄이고 발효 과정에서 각 재료들의 영양분이 2배 이상 많아지고, 미생물들의 활동으로 영양흡수는 잘되고, 피부 노폐물을 잘 끌어낸다.

03 생활 속 중금속

① 생활속에서 입, 호흡기, 피부를 통해 들어오는 중금속 양은 인류역사 이래 최고에 달하고 있다.

② 집 내장재와 가구의 접착제, 페인트, 낡은 수도관, 화장품, 알루미늄 냄비와 호일, 후라이팬 코팅제, 소파천, 패스트푸드 포장재, 칫솔, 물티슈 등과 같은 생활용품, 가공식품에 들어 있는 각종 화학성분들은 우리 몸에 들어와 장, 머리카락, 조직, 뇌 등에 쌓여 두통, 기억력 감퇴, 학습능력 저하, 정신병, 파킨슨병, 치매, 뇌질환, 고혈압, 당뇨, 신장병, 심장병, 골다공증, 면역력 약화, 신경계 손상, 암 유발 등 광범위한 손상을 지속적으로 주는 조용한 살인자이다.

③ 오염원을 제거하고 피하는 지혜가 필요하고, 또 들어온 중금속을 몸 밖으로 빨리 빼내는 생활습관을 들이는 것이 중요하다.

04 방사선

① 병원 정밀 검사를 위한 CT 촬영 등의 진단용 의료기구를 통해 인체에 들어온 방사선

② 식품에 조사되는 방사선은 인체를 통과하며 세포조직을 망가뜨리고, DNA를 손상시켜 돌연변이를 만들고, 생식기와 폐, 뇌를 통과하며 더 큰 손상을 일으킨다.

05 전자파

생활속에 노출되는 전자파는 안전하다고 시험결과를 발표하고 있지만, 핸드폰, 전자 제품, 컴퓨터에서 방출되는 전자파는 면역계, 신경계, 호르몬계를 교란, 손상시켜 크고 작은병을 유발한다.

06 신체 내 독소

① 대사 과정에서 또는 대사의 부산물로 우리 몸에서 만들어 내는 독성물질을 내독소라고 하고 대표적인 것이 활성산소와 요산이다.

② 활성산소가 많이 만들어지는 이유는 과식, 폭식, 야식, 고칼로리 음식 등의 섭취, 정신적·육체적 스트레스, 과도한 운동 등이 있다.

③ 요산은 신장에서 거르지 못해 인체에 고여 있거나 떠돌아다니는 산성물질로 흰쌀, 밀가루 등의 탄수화물, 흰설탕, 동물성 식품, 술 등 산성음식을 과다 섭취했거나 이를 배설시켜 줄 통 곡물, 야채, 과일 등 알칼리성 식품을 적게 먹었을 때, 또는 신장의 필터기능 이상으로 잘 거르지 못했을 때 요산이 몸에 남게 되고 요산이 관절이나 근육에 붙어 관절염, 근육통을 유발하고, 신체 말단에 쌓여, 통풍 등을 유발하기도 한다.

피부건강을 위한 수칙

1. 매일 매일 잠깐의 피부 손질이 피부를 아름답게 만든다.

2. 피부의 진정한 스킨푸드는 균형 잡힌 올바른 식생활을 통해 얻어진다.

- 피부의 새로운 세포를 만들어내고 아름다움을 유지하기 위해서는 여러 가지 영양소가 필요하다.
- 아침식사를 한다.
- 식사시간을 규칙적으로 한다.
- 간식을 삼간다.
- 채소, 과일, 고기를 골고루 먹고 식사메뉴를 다양화 한다.
- 편식하지 않는다.

3. 마음의 건강을 유지하는 것이 중요

- 스트레스를 받으면 혈액순환이 원활하지 않게 되어 안색이 좋지 않게 되고 피부 탄력을 잃게 된다.
- 스트레스를 받으면 소화기능 등 내장기능이 나빠져서 피부의 건강에 영향을 미친다.
- 스트레스를 받아 마음이 안정되지 않으면 면역력이 약화되고 피부트러블이 생긴다.

4. 오후 10시 ~ 새벽 2시 사이에 질높은 수면을 취해야 한다.

5. 변비가 생기지 않도록 배변활동이 원활할 수 있도록 한다.

- 배변량을 늘이는 식이섬유소 섭취를 하고 운동을 하여 배변을 돕는다.

6. 무리한 다이어트를 하지 않는다.

- 급격한 체중 감량으로 피부가 거칠어지거나 탄력을 잃고 주름이 생긴다.

7. 영양의 균형을 1일 단위로 생각한다.

8. 비타민 C는 바르는 것보다 음식물을 통해 섭취하는 것이 좋다.

- 비타민 C는 얼굴에 발라도 거의 흡수가 되지 않는다.
- 화장품 속의 비타민 C는 피부에 침투하기 쉬운 비타민 유도체로 만든 형태이나 피부에 침투하여 작용하기보다는 화장품의 변질을 막는 것이 주 목적이다.
- 비타민 C는 수용성 비타민으로 체내에 축적되지 않으므로 매일 꾸준히 섭취한다.

9. 주름과 기미를 방지하려면 비타민 A, 베타카로틴을 충분히 섭취하자.

- 비타민 A 부족 시 피부가 건조해져 잔주름의 원인이 된다.
- 비타민 A, 베타카로틴은 강력한 항산화 작용을 한다.
  - 세포에 있는 콜레스테롤과 레시틴 등의 지질을 산화시키는 활성산소의 피해를 막아준다.
  - 지질이 산화되면 피부의 탄력을 유지하는데 중요한 역할을 하는 콜라겐과 엘라스틴 섬유가 변질되어 주름이 생기기 쉽다.
  - 항산화 작용 : 자외선 때문에 생기는 주름과 기미, 여드름의 염증 방지
  - 비타민 A, 베타카로틴 함유된 식품
비타민 A : 장어, 간, 달걀노른자, 우유,
베타카로틴 : 당근, 호박, 브로콜리, 시금치와 같은 녹황색 채소

10. 거친피부, 여드름 예방에는 비타민 B군 섭취

- B_6 : 피부가 거칠고 코 주변 유분이 많고 여드름이 날 때는 피부표피의 케라틴을 만들고 피지 분비를 조절하는 비타민
  - 비타민 B_6군 섭취 식품 : 현미, 생선, 육류, 달걀, 우유, 간, 두부
- B_2 : 구내염, 습진이 생기고 피부 유분대사가 원활하게 이루어지지 않고 손톱과 모발의 발육과 상관성이 깊다.
  - 비타민 B_2군 섭취 식품 : 간, 육류, 장어, 바지락, 고등어 같은 등푸른 생선, 달걀

11. 혈액순환 촉진, 항산화 작용으로 노화를 막는 비타민 E 섭취

- 비타민 E는 혈액순환을 돕고 호르몬 분비와 자율신경을 조절하는 기능
- 비타민 A, 비타민 C와 더불어 강력한 항산화 작용
- 비타민 C는 비타민 E의 항산화 작용을 돕는 기능
- 섭취 식품 : 참기름 등의 식물성 기름, 장어, 명란젓, 대두, 고구마, 시금치 등

12. 피부건강에 필요한 미네랄

- 체내 합성이 불가능하므로 음식물을 통해 섭취하여야만 한다.
- 비타민과 마찬가지로 몸의 기능을 정상적으로 유지하는데 꼭 필요하다.
- 철분 : 부족 시 안색이 좋지 않으며 피부가 칙칙하고 어둡다.
  - 섭취식품 : 간과 바지락, 톳, 푸른 채소
- 아연 : 피부 건조나 잔주름, 기미를 막는다.
  부족 시 피부와 손톱에 문제가 생김
  - 섭취식품 : 굴, 참깨, 호두, 대두 등

CHAPTER 04

한의학적 관점에서 살펴본 탈모

1_ 모발과 오장의 관계

신(腎)은 신장과 방광, 생식기 등을 총괄하는 의미이며, 신기능이 약화되거나 문제가 생기면 탈모와 백발 등 모발의 문제가 발생한다.

2_ 모발은 혈액을 통해 생성

체내에 혈액량이 부족하게 되면 모발이 가늘어지는 원인이 된다.

3_ 탈모의 내적 원인

01 신(腎)기능의 약화 - 신기능을 약화시키는 요인들

(1) 한의학적 관점에서 탈모

① 과다한 염분 & 수분 섭취
② 수면 부족
③ 찬바람
④ 긴장과 스트레스(걱정, 불안, 놀람, 공포) 등의 정서적인 영향

02 혈액 부족

① 급격한 다이어트로 인한 혈액 부족
② 빈혈, 출혈, 저혈압 원인
③ 단백질 부족
④ 중병 후
⑤ 출산 후
⑥ 잘못된 음식습관

03 혈액순환 부진

① 혈액순환이 원활하지 못하면 어혈 및 수독을 형성
  • 어혈 : 생리불순, 임신, 출산에 영향을 줌
② 상열하한으로 머리 부위에는 열이 나고 발은 차갑고 냉한 상태
③ 신장, 방광, 자궁 등의 비뇨생식기관이 냉기를 받아 신허를 일으킴

04 기타

유전적 원인 50%

4 _ 탈모 관리 tip

01 흰머리는 뽑지 말고 자른다.

머리카락 한 가닥은 몸속의 수많은 세포와 연관되어 있으므로 머리카락 한 올을 뽑으면 그 주위의 건강한 모공을 손상시켜 모근의 신경활동에 장애를 초래한다.

02 눈의 피로가 탈모증 유발

① 눈을 과도하게 사용하면 시신경의 피로가 어깨근육을 경직시키고 목 주위 혈관의 혈액이 흐름이 원활하지 않게 되고 이로 인해 두피의 모세혈관들도 순환이 제대로 되지 않는 상황이 지속되면서 탈모 현상을 유발하게 된다.

② 이마 양쪽의 탈모는 눈의 피로가 가장 큰 원인이다.

③ 시신경의 피로와 더불어 정신적 긴장이 뒤 따르면 위와 장의 기능이 원활하지 않아 이로 인해 모발도 충분한 영양분을 공급받지 못해 탈모 등의 증상이 나타난다.

④ 눈의 피로를 예방하기 위해서는 멀리 있는 경치 특히 초록색 산을 많이 보고 눈 운동과 더불어 명상요법이 효과적이다.

03 과도한 운동은 모발 건강을 저해 시킨다.

① 격렬한 운동을 하게 되면 심장의 박동이 빨라지게 되면서 심근에 부담을 느끼게 되어 신체의 각 부위가 필요로 하는 영양분을 몸의 말단 부위인 머리 위까지 공급하지 못하게 되어 머리카락이 가늘어지고 탈모 등의 증상이 나타나게 된다.

② 심장이 약한 사람의 경우 더욱 격렬한 운동을 피해야 하고 두피가 붉은 기운을 나타내면 탈모의 위험 신호이며 반드시 고단백 식품과 비타민 E를 많이 섭취해야 한다.

③ 조깅과 달리기 등 건강을 위해서 운동을 할 때는 체력과 연령을 감안한 몸에 맞는 운동을 해야 한다.

④ 운동을 하기 전에 먼저 에너지를 공급해야 한다.

04 편식과 탈모

편식을 하면 영양의 불균형 상태를 초래하게 되고 머리카락이 가늘어지고 짧아지게 된다.

05 약물과 탈모

약물의 항생물질 속에는 신경을 마비시키는 물질이 있기 때문에 신경섬유 세포의 기능을 약화시켜 영양분을 모발 부위까지 보낼 수 없게 되어 탈모 증상이 나타나고 머리카락이 가늘어지고 짧아지게 된다.

06 근심 걱정이 많은 성격이 탈모를 부른다.

부정적 생각이 많고, 근심 걱정으로 긴장감과 초조, 불안이 있는 성격으로 신경을 계속 쓰게 되면 뇌단백질의 신진대사가 원활하지 않게 되어 혈액 속의 영양분이 부족하게 된다.

07 젊은 층에서의 대머리는 건강의 약화 신호이다.

젊은 층에서 탈모 증상이 나타나는 것은 각종 스트레스 등 환경적인 요소 외에 내부 기관에서 분비되는 호르몬과도 밀접한 관련이 있는데 그 중 생식기 호르몬에 이상이 있을 경우 대머리가 된다.

08 샴푸 선택

① 식물성 성분의 약산성 샴푸와 린스를 선택한다.
② 알칼리성 발포성 합성세정 샴푸의 경우 세정력은 우수하나 모발의 피질 속 흑색소 각질과 영양분을 용해시킬 수 있어 탈모와 머리가 노랗게 되게 한다.
③ 석유화학 계열의 린스는 두피를 막아 모발의 호흡을 억제한다.

09 탈모의 유전적 요인 50%

유전적 요인 외에 음식이나 주거환경 요인과 밀접

10 약물과 탈모

약물에는 항생물질이나 진통제 등 신경을 마비시키는 성분이 들어 있을 경우 신경섬유세포의 기능이 둔화되면서 영양의 흡수력이 떨어지고 영양분이 머리 부분까지 전달이 되지 않아 각종 모발 이상을 빚게 된다.

11 탈모를 감추기 위해 쓰는 가발과 모자

① 가발과 모자는 두피의 혈액순환을 원활하지 못하게 하여 모발이 충분한 영양을 공급받지 못하게 하고 계속 이 상태가 유지될 경우 머리카락이 점점 가늘어지다 탈모가 일어난다.
② 가발과 모자의 사용 횟수와 시간을 줄이고 사용 후 두피를 가볍게 마사지 해주고 청결하게 세발해준다.

12 추위도 탈모에 영향을 미친다.

① 장시간 동안 찬 공기 속에 노출되어 있으면 피부뿐만 아니라 위장도 차갑게 되어 내장의 기능이 쇠약해지고 위장의 소화흡수 활동이 불량하게 되어 체내에 필요한 영양분의 결핍 현상이 초래된다.
② 탈모 예방을 위해서라면 냉방기의 사용에 유의하여 신체 부위에 냉기가 직접 닿지 않도록 하고 내장 기능이 냉해지지 않도록 따뜻한 음료를 마시고 온수 목욕을 하고 여름에 취침 시에도 내장 등 여러 기관이 냉기에 노출되지 않도록 이불을 덮도록 한다.
③ 운동 후, 더위에도 차가운 음료를 단숨에 마시지 않도록 하고, 음식도 따뜻하게 데워서 먹어야 내장의 활동을 정상으로 회복시키고 혈액이 신체의 모든 부분까지 원활하게 순환되어 탈모를 예방하고 모발의 건강을 지킬 수 있다,

13 과도한 난방을 피한다.

① 과도한 난방과 여름날의 뜨거운 열기는 모발의 수분을 상실하고 건조하고 딱딱하게 변하여 모발의 광택이 사라지고 쉽게 끊어지면서 갈라지게 된다.
② 실내 난방의 온도는 적당하게 유지시켜 습기가 증발되지 않도록 하는 것이 모발의 보호하는 방법이다.

14 기타 탈모 유발 요인

① 나일론 머리솔
② 열기를 이용한 미용기구
③ 잘못된 식습관 : 저급 탄수화물 및 동물성 단백질의 과잉섭취 : 빵, 햄버거, 치즈, 피자 등
→ 지방이나 탄수화물의 섭취가 과잉되면 피지의 분비 이상을 유발 → 비듬 유발
→ 탈모증 유발

15 모발 건강에 도움이 되는 식생활법

① 식물성 단백질을 섭취한다.
② 지방과 탄수화물 섭취를 줄인다.
③ 녹황색 채소를 많이 섭취한다.
④ 감자, 토란같은 근채류를 많이 먹는다.
⑤ 밥은 현미를 위주로 해서 섭취한다.
⑥ 염분 섭취량을 줄인다.
⑦ 하루 세끼 식사의 영양을 균형있게 섭취한다.
⑧ 규칙적인 생활을 한다.
⑨ 취미생활을 즐긴다.
⑩ 금연, 절주를 실천한다.

16 탈모

(1) 탈모 건강법

① 긴장과 스트레스 해소 및 정신적인 안정을 유지한다.
② 평소 균형잡힌 식생활을 유지한다.
③ 지압요법
㉠ 눈주변지압법 : 온타월을 눈 위에 올려 놓고 눈 주변을 가볍게 지압하여, 시신경의 피로를 풀어준다.

㉡ 귀지압법 : 양손으로 귀를 잡고 위와 아래, 옆으로 당기며 문지르면 위와 대장 활동을 촉진시켜 소화와 흡수 작용을 도와 모발 건강에 유익하다.

㉢ 발반사요법 : 시신경의 피로를 풀어주고 오장육부의 기능을 높여준다.

㉣ 전신지압법 : 머리의 측부두위(귀 옆부분) 부위와 다리 바깥라인을 지압해 준다.

④ **스트레칭 요법** : 수건이나 막대기 등을 이용하여 간단한 스트레칭을 하여 혈액순환이 원활해지도록 한다.

(2) 명상법

의자에 앉아 양손을 깍지 끼고 머리 뒤쪽을 떠받치고 있으면서 아무 생각도 하지 말고 눈을 감고 마음을 평안하게 하고 시신경의 피로를 풀어준다.

(3) 수면법

베개는 낮게 하고 척추가 휘지 않도록 침대 및 이부자리는 딱딱한 것이 좋다.

(4) 입욕법

입욕법은 혈액순환이 가장 잘 이뤄지게 돕는 방법으로 모발의 생장 촉진에도 도움을 준다.

(5) 물구나무 서기

머리가 발보다 낮게 하는 등 물구나무 서기를 하면 평소 압박을 받고 있던 혈관이 소통되어 혈액순환이 원활해지고 그 결과 모발의 생장에 유익한 작용을 발휘한다.

CHAPTER 05

비만 & 단식

1 _ 비만

01 | 비만이란?

비만이란 주로 체내의 피하에 지방이 많이 쌓여 있는 상태를 말하는데, 일반적으로 에너지 섭취량이 소비량을 초과하여 남은 열량이 지방으로 과다하게 축적되는 것이다.

02 | 비만의 원인

① **일차적(단순성)비만증** : 정상 상태에서 신체대사 및 활동에 사용되는 열량보다 더 많은 열량을 섭취한 결과 생기는 비만증

② **이차적(증후성)비만증** : 내분비 장애등의 질환에 의해 생기는 비만증

③ **남성형 비만증** : 상체에 주로 많은 지방이 분포한다.(중심형, 복부형, 상체형, 사과형 비만증)

④ **식사습관** : 가장 중요한 요인으로 작용함을 알 수 있는데, 이 경우 식사량과 내용 및 섭취 방법 등이 문제가 되면 특히 간식이나 야식을 하는 습관을 가지고 있는 경우가 많다.

⑤ **활동부족** : 정상량의 에너지를 섭취하더라도 활동량이 적어 에너지 소모가 감소하면 비만이 생길 수 있으며 비만인들의 대부분은 움직이지 않으려 하며 운동이 부족한 소극적 생활을 하는 것을 볼 수 있다.

⑥ 유전적 요인 : 비만한 아동의 60~80%에서 부모의 한쪽 또는 모두가 비만함이 통계적으로 알려져 있는데 이러한 발생 현상은 가족의 식생활 방식과도 관련이 있으므로 유전에 의한 영향만을 분리하여 알아보기는 어렵다.
그러나 부모로부터 물려받은 체질적 성향과 그 가족의 식습관이 복합적으로 작용함은 사실일 것이다.

⑦ 중추신경계 이상 : 에너지 섭취의 조절은 자율신경에 의해 조절된다. 이 자율신경의 상호자극과 완화의 조절기능이 무너질 경우 식사에 대한 억제와 조절이 안 되어 영양과잉이 원인이 된다.

⑧ 호르몬 요인 : 갑상성 기능저하증, 쿠싱증후군 등 일부 내분비 질환에서 비만이 동반될 수 있으며, 기전은 확실치 않으나 부신피질호르몬과 생식선 호르몬은 비만과 밀접한 관련이 있다.

⑨ 심리적 장애 : 비만증 환자에게서 감정의 미숙, 부모의 과잉보호로 인한 영향, 열등의식 등을 볼 수 있으며, 사회에의 적응 곤란, 학업 성적 불량 또는 부모의 사랑이 결핍된 경우에도 이 불만을 해소하기 위한 수단으로 음식물을 과잉 섭취하여 비만이 오는 경우를 흔히 보게 된다.

⑩ 사회·문화·경제적 요인 : 경제적 성장과 산업구조의 변화로 말미암아 식생활이 개선되고 활동량이 감소되면서 과체중과 비만 체형의 발생 빈도가 높아지고 있다.

03 비만의 종류

① 여성형 비만증 : 허벅지(대퇴부)와 엉덩이(둔부)에 지방이 분포한다.
(말초성, 둔부형, 배형 비만증)

② 성장기 비만증(증식형) : 성장기에 형성된 비만증으로 지방세포의 크기와 세포수가 증가하는 형태, 체중을 감소시키면 지방세포의 크기는 줄어들지만 세포수는 일생 동안 줄지 않는다. 또한 전신에 균등하게 비만이 일어나고 정도도 심하다.

③ 성인형 비만증(비대증) : 지방세포의 크기는 커지지만 세포수의 증가는 없는 형태이다. 다이어트와 운동으로 성인들의 지방세포의 수를 감소시킬수는 없지만 크기는 축소시킬 수 있다.

04 | 비만의 유해성

(1) 비만이 유해한 이유

비만은 그 자체가 생활에 불편을 주고 미용상 문제가 될 수도 있을 뿐만 아니라 더욱 중요한 것은 신체적·정신적 건강을 해친다는 사실이다.

비만은 여러 가지 성인병이 생길 수 있는 집합체로, 비만한 사람은 정상체중을 가진 사람과 비교 시 고혈압이 발생할 위험이 높고 성인기에 발병하는 인슐린 비의존 당뇨병의 경우 비만과 매우 관련이 높다.

(2) 비만으로 인한 질병

허혈성 심장질환, 고지혈증, 지방간, 담석증, 수면중 무호흡, 통풍, 퇴행성 관절염이 생기기 쉽다.

여성은 월경불순의 원인이 되기도 하고 일부 종류의 암 즉, 자궁내막암, 난소암, 유방암, 전립선암, 대장암, 직장암, 췌장암 등은 비만한 경우 위험도가 높아지는 것으로 알려져 있다.

05 | 비만에 좋은 음식, 피해야 할 음식

(1) 비만에 좋은 음식

① 열량이 적은 음식 : 맑은 고기 국물, 푸른잎 채소, 오이, 김, 미역

② 탄수화물이 적은 음식 : 아스파라거스, 푸른콩, 양배추, 상추, 시금치, 토마토, 딸기, 참외

(2) 비만에 피해야할 음식

① 설탕이나 꿀 같은 단음식, 사탕, 탄산음료

② 간식(생크림케이크, 파운드케이크, 쉐이크, 감자칩, 라면, 핫도그, 햄버거, 피자)

③ 살찌기 쉬운 음식 : 기름기 많은 돼지고기, 맥주, 닭고기, 술

④ 지방이 많은 어·육류 : 초콜릿, 호도, 잣, 참깨

⑤ 중국요리, 튀김 종류

2_ 체중과 비만 관련 지수 환산법

01 비만

① 에너지 섭취에 비해 소비 에너지가 많아 남은 에너지가 체내에 지방으로 과다하게 축적된 상태
② 비만은 뇌졸중, 심장병, 고혈압, 당뇨병을 일으키거나 악화시키고 조기 사망을 유발
③ 유전이나 특별한 질병으로 인한 것 이외에는 대부분의 경우 불규칙한 식사, 수면부족, 운동부족 같은 그릇된 생활습관 때문에 생긴다.

3_ 체질별 비만관리법

01 태양인

폐대간소로 폐장의 기능이 강하고 간장은 약해 간장을 통한 저장보다는 폐장을 통한 소모를 많이 하므로 마르기 쉬워 비만인 경우가 거의 드물다.

02 태음인

간대폐소로 태양인과 반대로 간장의 기능은 강하고 폐장은 약하여 저장흡수 기능이 강하고 식탐이 있고 움직이는 것을 싫어해 비만하기 쉬우므로 식이 및 운동요법을 통해 생활습관병(성인병) 예방에 힘써야 한다.

신체 중 복부비만이 잘 생긴다.

03 | 소양인

비대신약으로 비장이 기능이 강하고 신장은 약한 체질로서 성격이 급하고 비위의 기능이 좋아 폭식하기 쉬우므로 주의해야 한다.

신체 중 상체부위에 살이 찌기 쉽다.

04 | 소음인

신대비약으로 신장의 기능이 강하고 비위기능은 약하여 입이 짧고 소화기능도 약하다.

비교적 살이 찌지 않는 체질이지만 운동 부족과 신진대사의 저하로 인한 체중 증가에 유의 하여야 하며 신체 중 하체 부위에 살이 찌기 쉬운 체질이다.

4 _ 비만 관리에 효과적인 대표식품

율무는 본초강목에 "위장에 이롭고 비장을 튼튼하게 하며 폐장을 보호하며, 열과 풍을 없애주고 습을 이기게 한다"라고 기록되어 있다.

율무차를 마시거나 율무밥이나 경단을 만들어 먹으면 효과적이다.

① 율무의 비만학적 효능

㉠ 식욕 억제

㉡ 부종 억제, 설사 완화

㉢ 이뇨작용

01 | 현대인들의 몸에 지방이 축적되는 이유

첫째, 배고픔을 느끼기 전에 먹는다.

둘째, 먹을 것이 너무 많다.

셋째, 지방이 에너지로 바뀌는 과정에는 미네랄과 비타민에 의해 호르몬과 효소가 활동을 하게 되는데 현대인이 주로 먹고 있는 음식에는 이러한 영양소가 상대적으로 부족하다.

이 때문에 지방이 에너지로 이용되지 못하고 쌓이고, 이것이 오래되면 지방을 분해하는 과정이 퇴화되는 것이다.

02 | 물만 먹어도 살찌는 비만의 원인

주로 만성 스트레스나 만성 염증(알레르기, 관절염, 비염) 등이다. 스트레스를 받으면 많은 에너지가 필요하고 스트레스에 적응해야 하므로 혈당을 올려서 에너지를 공급하는 부신 호르몬이 많이 필요하게 된다.

커피와 도넛에는 코티졸이 다량 들어 있는데 코티졸이란 혈당과 혈압을 일정하게 유지시키고 스트레스를 극복할 때 반드시 필요한 호르몬이다.

과다한 스트레스에 시달리는 현대인들이 피하기 어려운 유혹인 것이다.

코티졸이 많이 함유된 음식을 지나치게 먹으면 여러 가지 위험 신호가 생긴다.

① 커피와 도넛 같이 탄수화물로만 이루어진 단순 식단은 혈당을 상승시켜 뇌에만 에너지를 공급해 필요한 호르몬과 효소를 생성할 수 없기 때문에 저장된 지방을 에너지로 사용하는 기능이 퇴화하여 저장된 지방을 이용할 수 없어 혈당을 단시간에 올릴 수 있는 단순당에만 의존하는 '탄수화물 중독'에 빠진다.

② 스트레스는 이러한 과정을 더욱 악화시키고, 부신의 기능을 점점 저하시킨다.

스트레스를 받게 되면 부신 기능을 남용하게 되고 부신의 기능이 고갈되면 에너지 저하가 받게 에너지 저하가 나타나므로 이를 보상하기 위해 많은 양의 식사를 하게 된다.

03 | 배고픔을 줄이기 위해 혈당의 변화를 줄이는 방법

첫째, 음식을 조금씩 여러 번 먹어야 한다.

둘째, 인슐린의 분비를 자극하는 단순당의 섭취는 가능한 한 줄여야 한다.

셋째, 운동 전후 1시간 전에는 가능하면 적당한 수분 이외에 음식물을 먹지 않는다.

식사 직후 운동을 하면 먹은 음식을 바로 운동 에너지로 사용하므로, 체내에 저장된 에너지를 쓰지 못하고, 운동 후에도 저장된 지방에너지를 태우도록 시간을 두어야 한다.

04 | 배에 가스가 차고 배가 더부룩한 이유

변이 배설되지 않고 장에 오래 머물면 장 운동이 활발하게 이뤄지지 못해 변 속의 독성 물질들이 장으로 흡수된다. 이 독성 물질들은 간을 통해 전신으로 퍼져 면역 반응과 염증 반응을 일으킨다. 이 때문에 몸이 붓고 여기저기 쑤시며 가스가 차는 듯한 증상이 발생하는 데 이를 '숙변'이라고 하며 서양의학에서는 '장내독소'라고 부른다.

아랫배에 가스가 차고 배가 더부룩해도 공복감과 포만감은 뇌와 위장과의 상호 작용에서 느끼게 되는 것이므로 공복감을 느끼는 것이다.

① 기름진 음식을 많이 먹어도 살이 찌지 않는 사람이 있는데 이것은 타고난 체질 때문이다. 같은 양을 섭취하더라도 지방을 더 많이 분해하므로 살이 덜 찌는 것이다.

② 정신적 노동은 주로 당을 에너지로 사용하고 지방은 사용하지 않기 때문에 육체적 노동이나 규칙적인 운동을 하는 것이 좋다.

05 | 배고픔의 정체를 파악하기

많은 사람들이 속쓰림이나 허전함을 배고픔으로 착각해서 불필요하게 음식을 섭취한다.

속쓰림이란 소화성궤양 환자가 아니더라도 위산이 과잉으로 분비돼 위벽을 자극할 때 느끼는 것으로서 위벽에 자극적이지 않은 음식을 먹게 되면 증상이 완화된다.

속쓰림 때문에 음식을 섭취하는 일이 잦은 사람에게는 반드시 정확한 진단이 필요하다.

궤양이나 다른 질환이 있는데 무조건 배고픔을 참다가는 병을 악화시킬수 있기 때문이다.

만일 위궤양이나 위염 등으로 진단되면, 속이 쓰릴 때 음식으로 증상을 완화시키기 보다는 약으로 치료해야 한다.

우리가 음식을 찾는 이유는 허전함 때문이다. 이 허전함은 실제로는 정신적인 감각이다.

식욕은 정서와 감정을 담당하는 뇌와 연결되어 있어서 감정적인 배고픔이 음식 섭취를 자극하는 것이다.

비만과 관련된 스트레스는 육체적인 것보다는 감정적인 것이 많다고 한다.

특히 실패, 좌절, 상실감, 감정적인 스트레스를 먹는 것으로 푸는 사람이 늘고 있다.

허전함 때문에 먹는 습관을 고치려면 생활습관부터 바꾸어야 한다.

허전할 때 먹다보니 버릇처럼 굳어져버린 경우가 많기 때문이다. 스트레스를 받더라도 먹기보다는 걷기 등의 운동이나 노래 부르기, 책 읽기 등 정서적인 방법으로 스트레스를 해소한 뒤 식이요법을 실시하도록 한다.

음식이 가급적 눈에 띄지 않도록 하며, 스트레스의 원인이 무엇인지 파악하고 참고 훈련해서 진짜 배고픔을 느낄 수 있도록 끊임없이 노력해야 한다.

06 | 진정한 배고픔

보통 사람의 경우에는 식사 후 1시간이 지나면 혈당(포도당)이 약 150mg/dl 증가하고 2~3시간 후에는 정상으로 회복되며, 8시간 정도 후에는 60~100mg/dl 정도로 다시 낮아지고 음식을 섭취해야 한다. 하지만 며칠을 굶어도 혈당은 60mg/dl 이하로는 떨어지지 않는다.

이때 탄수화물이 에너지화 되는 과정으로 글리코겐이 쓰이고 글리코겐은 주로 간에서 분해돼 포도당으로 전환되어 뇌와 여러 조직에 공급된다.

이때 간은 근육과는 달리 글리코겐과 당을 에너지로 쓰기보다는 지방을 에너지로 사용한다. 그러므로 지방을 분해하기 위해서는 근육과 함께 간이 건강해야 한다.

글리코겐은 개인차는 있지만 생성되고 나서 약 12~24시간 이후에는 고갈된다.

이후에는 저장된 지방을 사용하게 되는데 근육과 간은 지방을 분해해서 에너지로 쓰는 것이 활발하기 때문에 혈당이 조금 떨어지거나 에너지가 많이 필요할 때 지방을 사용한다.

그러므로 간의 대사가 활발해지고 운동을 해서 근육에 에너지 요구량이 증가하면 지방분해는 촉진된다.

배가 꼬르륵 소리가 나는 것으로 배고픔을 느끼거나 정서적인 허전함 때문에 배고픔을 느껴서는 안 된다는 것이고 지방을 분해하려면 배고픔을 혈당으로 느껴야 한다.

07 | 올바른 다이어트 방법

① 음식물 섭취를 줄인다.

② 행동수정요법 : 다이어트가 성공할 수 있도록 생활습관 변화의 지도가 된다.

③ 체중 문제와 관련된 감정 및 마음이 문제 다루기

08 과식하게 되는 이유?

① 통제할 수 없는 감정이 음식을 먹고자 하는 충동과 직접적인 관계가 있다.
② 외롭다고 느낀다든지, 걱정한다든지, 화가 난다든지, 슬프다던지, 두렵다든지 하는 불쾌하고 부정적인 고통스런 감정을 피하고 잊기 위해 과식을 한다.
③ 음식에 집중하고 그 음식이 자신을 평온하게 만드는 것처럼 느끼면 부정적 감정이 순간적으로는 잊히기 때문이다.
④ 음식을 먹는 동안에는 우울함을 편안하게 만들고 마음을 잠시 달래주는 듯 싶으나, 또다시 우울해지므로 그 감정을 무마시키기 위해 더 많이 먹게 된다.

09 과식에 효과적인 감정풀이 요법

① 설탕, 밀가루, 커피, 알코올 같은 독소가 되는 음식을 피한다.
② 늦은 오후 시간이나 밤 늦은 시간에 특정한 음식에 대한 욕구가 생기면 '성공적으로 살을 빼고 날씬한 상태를 유지하겠다'라는 확언을 하고 신체를 누르고 두드리기를 한다.
③ 가슴 위/손날 옆/손톱 옆/눈썹/눈 옆/눈 밑/코 밑/입술 아래/쇄골/겨드랑이 아래/명치 옆/손톱 옆을 지그시 누르고 두드려서 감정을 다스린다.
④ 몸에 사용하는 샴푸, 화장품 같은 화학물질의 사용을 금지한다.
⑤ 스트레스 같은 감정을 음식으로 대체해서 풀지 않도록 하는 자기 암시를 한다.
⑥ 감정 확언으로 화, 걱정, 실망감, 박탈감, 좌절감, 죄의식, 수치심, 외로움, 슬픔, 지루함, 반항심, 보상받고자 하는 마음에서 벗어나도록 한다.
⑦ 과식을 일으키는 상황 다스리기
⑧ 자기 스스로에 대한 부정적 마음 버리기
⑨ 기존의 식사 방식 바꾸기

10 소식과 조식 폐지

음식량을 평소의 60%만 섭취하면 수명이 30% 연장된다고 한다.
대부분의 장수 노인들은 소식을 하는 분들이다.
소식은 몸의 일꾼인 효소를 절약해, 나이를 먹어서도 젊었을 때 못지 않은 활기와 건강을 누리게 된다.

적게 먹고 완전 소화·완전 배설을 하면, 몸에 노폐물이 덜 쌓이고 항상 맑고 깨끗한 장을 유지할 수가 있다. 장이 깨끗하니까 적게 먹어도 흡수율이 높아 영양 부족이 오지 않는다.

과식은 소화불량의 원인이 되고, 소화가 잘 되지 않은 음식이 위속에 오래 머물러 있으면, 우리 면역계는 이를 이물질로 간주, 히스타민을 분비해 위염을 유발한다.

또, 소화 안 된 음식물은 담낭의 알레르기 물질로 작용, 담낭을 붓게 하고 담즙을 십이지장으로 흘려보내지 못해 농축된 담즙은 콜레스테롤로 변해 담석을 만든다.

소화 안 된 음식물은 췌장도 붓게 만들어 알칼리성인 중탄산염의 분비를 억제하고, 위산과 섞여 강산성인 음식물을 중화시키지 못하고, 그대로 소장으로 내려 보내, 과산 상태의 소장이 되게 해 과민성 장증후군의 원인이 된다.

누수된 장으로 미처 소화되지 못한 음식물들이 혈류에 흡수되어 온몸을 돌아다니며, 알레르기, 자가면역질환, 아토피, 비염, 천식 등을 유발한다.

음식을 적게 먹으면 신진대사 작용이 천천히 일어난다.

이것은 대사의 산물인 활성산소와 여러 가지 대사 노폐물인 독소가 덜 생긴다는 의미이고, 세포분열이 천천히 일어난다는 의미이다.

암, 심혈관계질환, 뇌 위축이 천천히 진행되고 에너지와 활력은 증강되고, 체력, 인지기능, 근골격계가 건강해진다.

즉, 이런 현상들은 노화를 늦춰준다는 의미이자 무병장수의 조건들이다.

적은 양을, 그러나 필수 영양소의 결핍이 없는 식단을 천천히 오래 오래 씹어서 즐거운 마음으로 먹는 것이야말로 건강한 섭생이라고 하겠다.

한끼 식사를 하면 평균 8시간 소화를 해서 대장에 이른다.

하루 세끼 식사를 하면, 하루 종일 소화하는데 인체는 에너지를 다 소진해 버려, 대사 즉 에너지를 만들고, 해독하고, 배설하고, 치료하는 작용을 충분히 할 시간이 없다.

그러면 우리 몸은 많이 먹었는데 에너지가 부족하고, 해독하고 배설하지 못한 노폐물들이 쌓여 비만과 병을 부르고 치료되지 못한 부분은 더욱이 손상을 받아 만성병으로 진행되게 된다.

조식폐지를 하며, 아침은 가볍게 야채·과일이나 효소 주스 한 잔 정도로 하면, 처음에는 기운이 딸리고, 허기가 지고, 머리가 멍한 현상이 나타나겠지만, 적응하고 나면 오히려 뭔가 먹으면 몸과 머리가 무겁고 불편한 상황이 된다.

아침을 꼭 먹으라고 하는 이유가 뇌가 활동하기 위해서는 포도당이 필요하기 때문이라고 하는데, 그 정도는 저녁에 먹은 식사로도 저장이 되어 있고, 부족한 부분은 지방을 분해해서라도 공급을 한다.

조식 폐지는 마이너스보다는 플러스가 더 많기 때문에 권장되는데 소변을 받아 노폐물 농도를 측정해 보면, 세끼를 다 먹은 후 받은 소변은 77%, 두 끼의 식사 후에는 100%, 하루 한 끼만 먹으면 127%라고 한다.

한 끼를 굶으라면, 아침이 배설의 시간이므로 조식을 먹지 않는 것이 유리하다고 하겠다.

아침 한 끼만 굶어도, 부종과 천식, 류머티스 관절염 등이 좋아지고 노폐물이 원활하게 빠져 만병이 호전된다.

주의해야 할 것은, 아침을 굶는 대신 점심과 저녁을 과식해서는 안 된다는 것이다.

※ 아침에 일을 많이 하거나 식욕이 왕성한 사람이라면 아침 식사를 천천히 꼭꼭 씹어서 소량씩 먹는다.

11 | 비만과 다이어트

과도한 지방은 여성호르몬을 과다 분비시켜 유방암, 자궁암, 난소암의 원인이 되기도 하고, 염증을 일으키고, 암세포의 성장을 촉진하는 물질을 분비시키기도 한다.

비만은 생리불순, 배란장애, 불임, 임신중독증, 유산의 원인이 되기도 한다.

지방과 탄수화물 즉, 삼겹살과 공기밥을 먹는 것은 각각 따로 먹었을 때보다 지방 축적을 배가 시킨다.

스트레스를 받으면 달콤한 음식을 찾게 되어 비만의 한 원인으로 작용하며 비만한 사람들 대다수는 신장기능이 좋지 않아, 요산이 차 있어 더 비만하게 보인다.

과도한 지방은 여성호르몬을 과다 분비시켜 유방암, 자궁암, 난소암의 원인이 되기도 하고, 염증을 일으키고, 암세포의 성장을 촉진하는 물질을 분비시키기도 한다.

대부분의 비만인들은 평소의 식습관이 야채를 싫어해서 만성적인 비타민, 미네랄, 효소 부족으로 에너지 생산, 해독, 배설, 자연치유작용이 떨어지고 이런 미량원소들의 부족을 보충하려고 뇌에서는 식욕을 자극해 과식과 폭식을 하게 한다. 즉, 미량원소들의 부족은 식욕을 억제하는 렙틴과 식욕을 부르는 그렐린이라는 호르몬의 분비 교란으로 이어지고, 비만이 된다는 것이다.

1주일간 단식을 하면 위도 많이 축소되어 있어, 음식을 많이 먹지 않아도 금방 배가 부르고, 생채식으로 비타민, 미네랄, 효소, 화이토케미컬, 섬유소 등을 충분히 보충해 주었기 때문에 요요가 오지 않는다.

소금을 먹지 않고 단식을 하면 주로 수분이 빠지며, 탈수로 인해 위험해질 수 있고 소금 속의 미량원소 부족으로 음식을 먹기 시작하면 급격하게 요요가 올 수 있다.

소금과 물을 충분히 먹으면서 단식을 하면, 살이 빠져도 더 탱탱하게 탄력이 생긴다.

스트레스 관리를 하고, 운동으로 근육량을 늘려 기초 대사량을 높이고 충분한 산소로 칼로리 연소가 잘 되게 하는 것도 중요하다.

TIP 비만 측정 방법

* 비만도 = {(현재체중 - 표준체중) / 표준체중} × 100(%)

① 표준 체중에서 10 ~ 20% 체중 증가 : 과체중

② 표준 체중에서 20% 이상 체중 증가 : 비만

③ 표준 체중에서 30% 이상 체중 증가 : 고도비만

* 체질량 지수(BMI) = 체중/신장^2

TIP 주요원리

1. 표준체중 계산법(키 − 100 × 0.9)을 이용하여 표준체중까지 체중을 줄인다.
2. 1일 에너지 권장량보다 적게 500~800kcal 섭취한다.
3. 1일 3회 식사를 지킨다.(거르면 간식으로 더 먹게 됨)
4. 천천히 30회 이상 씹어서 먹는다.(포만감을 줌)
5. TV를 보면서 음식을 먹지 않는다.
6. 비타민 섭취를 철저하게 한다.

TIP 피해야 할 음식

1. 설탕이나 꿀 같은 단 음식, 사탕, 탄산음료
2. 간식(생크림케이크, 파운드케이크, 쉐이크, 감자칩, 라면, 핫도그, 햄버거, 피자)
3. 살찌기 쉬운 음식 : 기름기 많은 돼지고기, 맥주, 닭고기, 술
4. 지방이 많은 어·육류 : 초콜릿, 호두, 잣, 참깨
5. 중국요리, 튀김 종류

TIP 비만증에 좋은 음식

1. 열량이 적은 음식 : 맑은 고기 국물, 푸른잎 채소, 오이, 김, 미역
2. 탄수화물이 적은 음식 : 아스파라거스, 푸른콩, 양배추, 상추, 시금치, 토마토, 딸기, 참외

5_ 성인병(생활습관병)

■ 죽음을 초래하는 질병과 식생활과의 관계(미국의 영양문제위원회)

① 윈더 박사, 암의 90%는 식사와 몸속에 들어가는 화학물질을 원인으로 본다.
② 식생활 개선으로 미국의 심장병을 30% 정도 줄일 수 있다.
③ 섬유질 섭취를 충분히 함으로써, 당뇨병을 고치고 심장병이나 암도 줄일 수 있다.
④ 식생활 개선으로 고혈압이나 콜레스테롤 수치를 내릴 수 있다.
⑤ 오리건 위생대학 의학부 교수인 윌리엄 코너 박사의 연구 논문에서 "EPA와 DHA를 포함하는 바다동물이나 등푸른 생선의 기름에는 혈중 콜레스테롤과 중성지방을 줄이는 효과가 있다"라고 메디컬 월드뉴스지에서 소개됨
⑥ 미국의 10대 사망 요인 중 6대 사인이 식생활과 관련이 있다고 미국의 영양문제위원회에서 결론을 내렸다.

6_ 자연요법

01 채식요법

① 고혈압, 당뇨병, 심장질환 등 만성질병이 있을 경우 채식을 권장한다.
② 채식을 할 경우 콜레스테롤을 낮춘다.
③ 채식 시 섬유질 성분이 소장에서 머무르는 콜레스테롤을 포획하여 배출한다.
④ 섬유소가 혈관의 기름때를 서서히 녹여 혈관을 깨끗하게 청소하여 넓힌다.
⑤ 골다공증 예방이 된다.
(육류, 어류의 단백질은 분해되면서 질소, 유황화합물 같은 산성물질을 생성해 뼈에서 칼슘을 빼앗아 가므로 더불어, 칼슘과 마그네슘이 풍부하고 칼슘과 마그네슘이 같이 들어있는 음식을 섭취한다.)

02 | 영양요법

① 일상적인 식사를 통해 8가지 필수아미노산, 16가지 필수미네랄, 20여 가지 비타민 등 모두 44가지의 필수영양소를 공급받아야 한다.
② 불균형한 식사로 말미암아 이들 가운데서 단 한 가지만이라도 필요 수준 이하로 떨어져도 질병에 걸릴 수 있는 상태가 될 수 있다.
③ 육류의 섭취를 줄이는 반면 신진대사를 촉진하고 세포를 재생시켜 지방의 과도한 축적을 막는 음식물과 영양소를 활용하는 방법
④ 영양학적으로 우수한 음식의 섭취와 운동이 암 환자의 30%, 심장병 환자의 80%, 당뇨병 환자의 90%를 예방한다.

03 | 장수 식사요법

① 동물성 단백질과 식물성 단백질을 골고루 필요한 양만큼 섭취한다.
② 동물성 식품을 과잉 섭취하면 심장병 등의 질병 발생으로 단명하기 쉬우므로 유의한다.
③ 여러 종류의 야채를 골고루 섭취한다.
④ 여러 종류의 잡곡류를 함께 섭취한다.
⑤ 칼로리 과잉 섭취를 방지하기 위해 감자 같은 전분질이 많은 식품을 선택하여 포만감을 얻도록 한다.

04 | 영양불균형과 질병

① 과도한 영양 섭취와 운동 부족으로 인한 질병인 비만, 이상지혈증, 당뇨병 등을 앓는 사람이 지난 10년간 크게 증가한 것으로 나타났다.
   ㉠ 비만은 미네랄 결핍 상태이다.
      ▸ 원인
      • 곡물의 정제과정 시 미네랄 유실
      • 인스턴스 식품 섭취
      • 신체 내 미네랄 고갈
   ㉡ 남는 칼로리를 제거하기 위해서는 칼로리가 체내에서 적재적소에서 영양소로 쓰이고, 에너지로 전환될 수 있도록 노폐물을 순조롭게 배설할 수 있도록 비타민과

미네랄을 충분히 섭취해야 한다.

㉢ 미국 영양문제 위원회의는 "암, 당뇨병, 심근경색 등의 현대병은 물론 정신분열증까지도 잘못된 식생활에 기인하는 식원병이다"라고 발표하며 우리가 앓고 있는 질병의 70% 이상이 영양 불균형으로 인해 발생한다고 강조하였다.

- 설탕과 지방의 과다 섭취로 인한 저혈당 문제
- 과당으로 인한 당뇨병
- 암 : 90%는 인스턴트 등의 화학물질과 식생활의 불균형으로 기인한다. 대부분의 암은 30~40년 전에 먹은 음식이 원인이다.
- 협심증 : 심장에 영양소를 보급하는 관상동맥에 지방 찌꺼기가 쌓여 혈액의 흐름이 원활하지 않아 생기는 질병이다.

05 | 균형잡힌 식사

① 자연에서 직접 난 그대로 조리해서 섭취한다.
② 정제한 곡물제품 즉, 빵, 파스타 등 혈당을 급격하게 올리거나 내리는 음식은 피한다.
③ 과일은 식사 30분 전이나 식사 1~2시간 후에 먹어야 한다.
④ 다양한 종류의 식품을 섭취해야 다양한 영양소를 섭취할 수 있다.
⑤ 되도록 유기농 채소, 성장촉진용 호르몬이 없는 육류를 구매한다.
⑥ 식사 후 디저트를 삼간다.
⑦ 짜고 맵고 단 음식을 줄인다.
⑧ 아침은 왕처럼, 점심은 공주처럼, 저녁은 거지처럼 먹는다.

06 | 면역력을 높이는 6가지 생활습관

① 꼭꼭 씹어 먹는다.
② 위를 보고 똑바로 누워서 잔다.
③ 차가운 음식물을 지나치게 먹거나 마시지 않는다.
④ 규칙적으로 가벼운 운동을 하고 긴장을 푼다.
⑤ 햇볕을 충분히 쬔다.
⑥ 몸과 마음에 온화한 에너지를 받아들인다.

07 스트레스와 질병 원인

① 스트레스는 면역력을 파괴한다.

② 6대 사망요인인 심장질환, 암, 폐질환, 사고, 간경화증, 자살 등 모두 스트레스와 관련

③ 스트레스에 대한 반응으로 분비되는 생화학적 물질이 질병 발생의 원인이 된다.

④ 스트레스가 만병의 원인이다.

예) • 감기 : 스트레스를 받은 사람은 받지 않은 사람에 비해 2.5배 감기에 걸리기 쉬움

• 뇌졸중 : 선천적으로 기형이거나 유전적인 요인도 있지만 주로 지나치게 스트레스를 받아 쓰러진 경우가 많다.

• 류마티즘 : 스트레스는 류마티즘의 원인이 되는 프로락틴 호르몬의 분비를 촉진시킨다.

08 행동수정요법

① 대부분의 만성병은 생활습관병이 대표적이다.

② 심장병, 뇌졸중, 당뇨병, 고혈압, 아토피, 암 등의 공통적인 큰 원인은 잘못된 생활습관이다.

③ 질병을 유발하는 나쁜 생활습관을 바꾸어야 병을 근본적으로 치유할 수 있다.

④ 평소 올바른 생활습관을 갖는 것이 질병을 예방하는 가장 좋은 방법이다.

⑤ 불규칙한 생활습관 즉, 인스턴트 식품으로 적당히 끼니를 때우거나, 과로, 스트레스를 받는 생활을 연속하다 보면 질병이 발생되므로 행동수정요법을 통해 개선하도록 한다.

09 운동요법 - 이완요법, 기공법, 필라테스, 요가, 등산 등

① 집 안에서 할 수 있는 운동 방법

㉠ 책을 읽거나 텔레비전을 보거나 생활을 할 때 이리저리 걸어 다니거나 앉아 있을 경우, 몸을 좌우 전후로 흔들고 발을 주무르거나 발가락 젖히거나 손목돌리기, 발을 쭉펴고 허리 구부리는 운동 등을 한다.

㉡ 복부를 지압을 통해 장의 기능을 활발하고 튼튼하게 한다.

② 걷기 운동 : 가장 이상적이고 효과적인 운동방법이다.

③ **단전호흡법** : 단전호흡을 통해 몸 안에 유해가스를 배출하고, 충분한 산소를 흡입하는 운동이다.

④ **등산** : 신선한 공기를 마셔 유독가스를 배출하는데 효과적이며 근육운동과 관절운동 효과도 좋다.

10 | 노인들의 건강관리

① 노인의 경우 심장박동과 뇌동맥의 경화가 쉽게 일어나고 동맥혈관이 좁아지며 내막이 매끈매끈하지 않고 거칠게 되고 동맥 혈관벽이 굳고 취약해지며 탄력이 저하되어 파열되기 쉽다.

② 노인의 경우 특히, 고혈압과 동맥경화증에 걸린 환자들은 제때에 치료를 받아야 한다.

③ 혈액 점성이 좋아지는 것 같으면 제때에 의사의 지시에 따라 혈액 응고를 막는 약을 적당히 쓰거나 물을 충분히 마셔야 한다.

7 _ 단식

01 | 왜 단식이 필요한가?

병이 들면 자연스럽게 식욕이 없어져 몸은 음식을 받아들이지 않고 굶으라고 몸의 자연치유 의지가 작동한다.

요즘 현대인들은 대부분 화학물질이 뒤범벅인 좋지 않은 먹거리들을 많이 먹고 있는데 내 유전자는 해독, 배설하는 기능에 대한 유전인자는 없어 일부는 해독되고 배설되지만 나머지는 차곡차곡 쌓여 몸의 여기저기를 병들게 해서 잘못된 식습관으로 인한 질병 발생의 원인을 70%로 보고 있다.

몸은 독소에 대한 반응으로 식욕 감퇴, 피로감, 불면증, 소화불량, 변비, 설사, 발열, 발진, 염증, 알레르기 반응 등으로 우리에게 신호를 보내지만 대처를 하지 못하고 면역력이 떨어지고, 흔히 말하는 병으로 진행하게 된다.

면역력을 회복하기 위해서는 평소에 독소를 몸에 들이는 생활습관을 바꾸고, 장·단기 단식이라는 대청소를 통해 면역력을 극대화시키는 것이다.

인체는 음식을 먹고 소화하는 시간 8시간이 지나면 에너지와 몸에 필요한 영양소를 만들고, 이동, 저장, 해독, 배설 등의 대사를 시작한다.

단식을 하면, 소화하는데 쓰이는 모든 역량을 대사하는데 온통 쓸 수 있기 때문에 이 모든 작용이 활발하게 일어나게 된다.

단식 전에 채소를 많이 섭취하여 해독에 필요한 영양소를 많이 확보해 놓고, 점차적으로 음식을 감량해 가며, 단식 1주일 전부터는 기름기를 일체 먹지 않아야 내장기능을 극대화 시킬 수 있다.

단식을 하면 간에 저장된 포도당과 지방이 태워져 에너지원으로 쓰이고, 근육에 비축해 놓은 포도당과 지방이 연소되고 여분의 지방과 각종 독성 노폐물들, 병들고 죽은 조직과 세포들, 염증세포들, 종양 세포들을 태워 에너지원으로 쓰인다.

소변 속의 노폐물 농도가 올라가고, 장에서는 숙변이 제거되기 시작하고, 피부와 호흡을 통해 독가스가 방출되기 시작한다.

이렇게 단식 시행 3일째쯤 되면 숙면을 취하게 되고, 숙변을 빼고 나면 아랫배에 순환이 원활해져 따뜻해지고 끊어졌던 생리가 나오기도 하고, 평생 괴롭혔던 두통이 사라지기도 하고, 관절염이 좋아지고, 아토피 피부가 좋아지고, 혈압과 혈당수치가 정상으로 돌아오고, 어깨를 짓누르던 근육 뭉침이 없어진다.

일주일의 단식을 하게 되면 머리와 몸이 가벼워지고, 피부가 부드럽고 투명해지며, 염증이 가라앉고, 종양이 줄어드는 현상이 나타난다.

단식을 통해 고질병, 만성병, 난치병들이 치유되기 시작하기 때문에 병이 오면 몇일 굶게 되면 웬만한 병은 자연치유된다.

건강한 사람이 단식을 하면 그다지 명현현상이 심하지 않지만 건강 상태가 좋지 않은 사람들은 두통과 나른함, 가려움증, 구토, 소변 색이 진해지는 등의 명현현상을 겪게 되는 과정을 통해 병이 치유된다.

단식을 하는 동안 몸과 마음을 편안하게 쉬면서 치유에 집중할 수 있는 환경을 만드는 것이 중요하며, 단식이 끝난 후에도 한동안 간수치, 요산수치, 콜레스테롤 수치가 올라갈 수 있는데 이는 계속해서 노폐물 분해, 배설이 이루어지고 있다는 증거이다.

단식을 하면 우리 몸은 온통 해독과 배설에 집중하며, 이것에 필요한 효소와 비타민과 미네랄 그리고 소금과 물 등의 영양소가 많이 필요하므로 단식기간 중 효소 음료와 감잎차, 녹즙, 죽염과 물을 마셔가며 단식을 하면 그다지 허기가 지지도 않고 해독에 필요한 영양분도 제공할 수 있어 누구나 무리없이 잘 할 수 있다.

단식을 하면 독소가 한꺼번에 쏟아져 나오기 때문에 그것의 처리를 위해 간과 신장은 평소의 몇 배의 일을 해야 하고, 간장, 신장의 기능이 좋지 않거나 해독에 필요한 영양소가 부족해서 그때 그때 해독이 잘 이루어지지 않으면 독소들이 재유입되어 자가 중독현상이 일어날 수 있다.

그래서 독소배출을 위한 방법없이 굶기만 하는 단식은 위험 할 수도 있다.

빠져나온 독소를 처리해 즉시 배설시킬 수 있는 관장요법, 된장찜질요법, 풍욕, 냉·온욕, 호흡법, 간클리닝 등 단식 보조프로그램을 같이 병행한다면, 굶기만 하는 단식보다 짧은 시간 안에 많은 효과를 볼 수 있다.

7일간 단식하면 면역력이 20배가 올라간다고 한다.

염증성질환, 대사관련질환, 자가 면역질환, 종양 등 거의 모든 이상과 질병에 효과가 있다.

7일 단식을 했을 때는 14일간 보양식을 하고 그 후에 일반 식사를 하거나, 생채식으로 넘어가면 된다.

(1) 단식의 기전

단식을 하면, 에너지가 몸 안으로 공급되지 않기 때문에 자신의 근육이나 내장 속에 있는 영양분을 태우면서 활동하게 된다. 이것은 구석구석에 끼어 있는 여러 가지 독소를 몸 밖으로 배출해서 청소를 하게 되는 효과가 있으며, 위장은 음식물이 들어오지 않기 때문에 자연히 수축되어 위하수 증상이 회복되고, 장관도 마찬가지로 수축해 장벽에 붙어 있는 숙변도 몸 밖으로 배출이 수월해진다.

간장은 비대하거나 경화되어 있는 경우 단식요법에 의해서 과잉 영양과 독소가 빠져나가므로 여과되고 정상조직으로 변하게도 된다.

단식에 의하여 숙변이 없어지면 장시간 수면을 취하지 않아도 두뇌가 맑아지고 판단력이나 결단력이 원활해지며 피로도 느끼지 않게 된다.

02 단식 방법

3일, 5일, 7일 금식 등의 일정을 계획할 수 있는데, 3일 금식의 경우에 금식 전 3일 동안 식사량을 반 정도 줄이면서 유동식을 섭취하는 것이 안전하다.

완전 단식 중에도 수분은 섭취해야 하는데, 생수를 조금씩 나눠 충분히 마시게 되면 숙변을 쉽게 제거할 수 있다. 술·담배를 하지 않고, 미지근한 물로 목욕하며 스트레스 받지 않도록 감정 조절을 한다. 단식 중이라도 하루 3번 양치하고, 일정한 시간에 화장실에 가되, 무리하게 힘을 주지 않는다.

하루에 약 30분~1시간 정도 가볍게 하거나 산보를 하면서 일광욕을 하는 것도 좋다.

단식이 끝난 후에는 집중적으로 처음에 소량의 미음으로 시작해서 점차적으로 죽이나 밥으로 늘리는데 이 기간은 단식 일수보다 긴 것이 부작용을 막을 수 있다.

점심 식사량을 줄이는 준비단계에 점감식, 단식 후 식사량을 점차 늘려가는 점증식은 철저하게 지켜져야 한다. 단식 후 흰 설탕 섭취는 칼슘 흡수를 방해하므로 섭취 시에는 흑설탕으로 한다.

03 단식 주의점

단식은 질병과 비만 치료에 도움이 되지만 정확히 하지 않는 경우 여러 가지 부작용이 나타날 수 있기 때문에 기본사항을 절대적으로 지켜야 한다.

단식요법은 비만과 변비에 효과적이나 원칙을 지키지 않으면 심각한 부작용이 올 수도 있다.

따라서, 단식은 전문지식이 있는 의사의 지도를 받는 것이 안전하고, 기본적인 법칙을 꼭 지켜야 하는데, 단식 전에는 점감식으로 예정한 단식일수와 같은 기간 동안 차츰 식사를 줄여가다가 본 단식에 들어가야 한다.

십이지장궤양, 만성신염의 말기, 중증당뇨병, 간경변의 말기, 진행성 폐결핵, 중증의 심장질환, 악선질환(암, 백혈병), 간질병 등에는 단식을 하면 악화되거나 위험할 수 있다.

TiP 단식

1. 단식 : 비만과 변비에 효과적이다.
2. 숙변 : 만병의 원인
   - 혈액의 산성화와 대장질환의 원인
   - 단식으로 숙변이 제거되는 효과로 체질 개선에 도움
   - 건강한 경우에도 단식을 해 심신을 개조하면 질병을 예방할 수 있을 뿐만 아니라 질병치료에도 도움
3. 단식의 기전
   - 자신의 몸속에 있는 영양분을 태움 → 근육이나 내장의 조직에서 영양을 토해 냄으로써 몸 전체에 피가 순환 → 신체조직 구석구석에 끼어 있는 여러 가지 독소를 몸 밖으로 배출 → 음식 차단으로 위장이 자연히 수축되어 위하수 증상 회복 → 장관이 수축해 장벽에 붙어 있는 숙변도 몸 밖으로 배출 용이
   - 간장은 비대하거나 경화되어 있는 경우 단식요법에 의해서 과잉영양과 독소가 빠져나가므로 여과되고 정상조직으로 변하게도 된다.
   - 위, 십이지장궤양, 만성신염의 말기, 중증당뇨병, 간경변의 말기, 진행성 폐결핵, 중증의 심장질환, 악선질환(암, 백혈병), 간질병 등에는 단식을 하면 악화되거나 위험할 수 있다.

단식은 전문지식이 있는 의사의 지도를 받는 것이 안전하고, 기본적인 법칙을 꼭 지켜야 하는데, 단식 전에는 점감식으로 예정한 단식일수와 같은 기간 동안 차츰 식사를 줄여가다가 본 단식에 들어가야 한다.

단식에 의하여 숙변이 없어지면 장시간 수면을 취하지 않아도 두뇌가 맑아지고 판단력이나 결단력이 원활해지며 피로도 느끼지 않게 된다.

오랜 옛날부터 단식은 여러 가지 동기와 목적 때문에 시행되어 왔다.

단식은 질병과 비만 치료에 도움이 되지만 정확히 하지 않는 경우 여러 가지 부작용이 나타날 수 있기 때문에 기본사항을 절대적으로 지켜야 한다.

04 | 단식을 할 때 특별히 주의해야 할 사항

① 미리 계획표를 작성하고 가능한 한 계획대로 실천해야한다.
② 단식 후 체중 감소에 대한 임상평균치는 0.5kg 정도이므로 너무 심한 체중 감소를 기대하지 않는 것이 좋다.
③ 2~3주부터 짜고 매운 것, 단 것을 너무 많이 섭취하지 않도록 한다.
④ 단식 중에는 깨끗한 내의를 매일 갈아입는다.
⑤ 음주 습관이 있는 사람은 조금씩 줄여 2~3 주안에 모두 끊어야 하며, 단식 실행 중에는 금주 상태에 있어야 한다. 담배도 단식에 들어가기 전에 반드시 끊어야 한다.
⑥ 단식 중 어려운 문제가 돌발해도 가능한 한 단식이 끝난 후에 처리한다.
⑦ 단식 중 목욕은 절대 더운 물로 해서는 안 되고 미지근한 물에서 한다.
⑧ 회복기간 후 3주 정도 금욕 생활을 한다.
⑨ 장소가 집일 경우에는 양지바르며 통풍이 잘 되는 2층이 가장 좋으며 식당에서 떨어진 곳이 좋다.
⑩ 단식 하루전날과 단식 마지막 날 구충제를 먹으면 건강에 도움이 된다.
⑪ 오락성이 있거나 감정적인 책은 피하고 정신수양을 도모할 수 있는 읽을거리를 준비해 두는 것이 좋다.
⑫ 단식 중에 일광욕은 필요하지만 직사광선은 피한다.
⑬ 적어도 하루에 두 번 이상은 미지근한 물로 양치를 해야 한다.
⑭ 변을 보든 안 보든 일정한 시간에 화장실에 가도록 한다. 그러나 통변이 안 될 경우 무리하게 힘을 주어서는 안 된다.
⑮ 커피, 청량음료는 마시지 않는 것이 좋고 생수를 조금씩 계속 마시는 것이 좋다.

⑯ 실내는 항상 청결하고 바람이 잘 통하게 해야 하며 햇볕이 잘 들어오게 한다.

⑰ 처음 단식했을 때 숙변이나 흑색변이 나오는 경우가 있고, 한 달이나 두 달 후에 숙변이 나오는 경우도 있다.

⑱ 단식 중에 배가 아플 경우가 있는데 대부분 준비과정에서 잘못된 점이 있었기 때문이므로 가볍게 마사지를 하도록 한다.

⑲ 단식 후 흰 설탕 섭취는 칼슘 흡수를 방해하므로 섭취 시에는 흑설탕으로 한다.

단식요법 TIP

1. 단식은 신체 조직의 청소요법

① 단식을 통해 각 생명기관에게 완전한 휴식을 제공한다.
② 음식물이 장 내에서 부패되고 인체를 중독시키는 것을 막는다.
③ 장을 비워서 부패 박테리아를 제거한다.
④ 배출기관들에게 적절하게 일할 수 있는 기회를 제공하며 배출을 촉진시킨다.
⑤ 생리적 기능과 분비작용을 정상적으로 회복시킨다.
⑥ 각종 분비물, 저장물질, 질병조직, 비정상적인 성장물의 제거와 흡수를 촉진시킨다.
⑦ 세포와 조직들을 생기 있는 상태로 회복시키며 인체를 회생시킨다.
⑧ 전반적인 인체기능을 향상시켜 자연치유력을 극대화 시킨다.

2. 단식은 신체 활성화를 위한 충격요법이다.

① 인체는 자극을 받으면, 정상으로 돌아가려는 작용이 나타난다.
② 음식물이 공급되지 않으면 정상기능을 유지하기 위해서 위급 상황으로 파악하고 각종 호르몬의 분비가 활성화 되어 인체의 저항력은 강화되고 자연치유력은 극대화 된다.

③ 단식을 통해 오랫동안 축적되어 있던 노폐물은 배출되고 쌓여 있던 영양물은 에너지의 공급을 위해 처리된다.
④ 위장관과 혈관 등에 있던 불순물이 제거되므로 소화기 및 순환기 질환에 효과가 있으며 각종 성인병의 예방과 치료에 좋은 효과가 있다.

3. 단식의 생리적 효과

① 단식 동안 음식이 섭취되지 않으면 소화액은 분비되지 않으며 극히 소량일 뿐이고, 음식을 먹어야 다시 나오기 시작하며 위는 세척되고 휴식을 갖고 위벽을 강화하게 되어 위의 분비

물의 질도 좋아지며 위는 새로운 활기를 띤다.

② 단식을 통해 폐에 있던 모든 노폐물이 빠르게 제거된다.

③ 단식을 통해 간장과 신장에 있던 독소들이 빠르게 제거된다.

④ 단식을 통해 소장, 대장의 고형물질과 가스가 없어지고 휴식을 취하게 된다.

⑤ 단식을 통해 심장을 자극하는 독소와 지방은 제거되고 혈액이 정화되어 심장의 부담이 적어진다.

⑥ 단식을 통해 감각은 더욱 예리해지며 눈은 밝아지고 청각은 훨씬 예민해진다.

⑦ 신경계통이 민감해지고 반작용이 줄어든다.

⑧ 단식을 통해 피부는 젊음을 되찾고 주름, 부스럼, 루지, 기미가 깨끗이 사라지며 피부의 색깔과 결이 좋아질 것이다.

⑨ 단식을 통해 피가 맑아지면 백혈구가 증가되어 식균력이 왕성하게 되어 병원균을 먹어 없애기 때문에 자연치유력이 높아진다.

4. 8일 단식법

① 단식 전날 : 음식의 섭취 줄임 → 요구르트, 과일, 채소 위주의 식사

② 단식 첫날 : 아침에 일어난 직후 공복에 좋은 주스 약 200ml 마심
점심에 요구르트나 채소, 캐모마일, 페퍼민트차등 허브차 마심
저녁에 주스 200ml나 아몬드 먹고 허브차 마심

③ 단식 3일까지 : 공복 시 주스 하루에 7회로 나누어 마심
생수나 약용차를 수시로 원하는 만큼 마심

④ 단식 8일째 날 : 가벼운 식사, 단백질 보충
아침에 보리빵, 달걀 1개, 생채소와 과일
점심에 파슬리, 양파 등을 만든 스프
저녁에 죽, 채소, 과일, 약용차

⑤ 단식 이후 : 채소, 과일로 시작 → 점차 딱딱한 음식으로 전환(하루 3~5등분 나누어 식사)

5. 단식요법에 좋은 채소 즙

① 레몬즙과 메이플 시럽(단풍나무 꿀)

- 비타민 C가 많음
- 시트르산이 신장결석을 효과적으로 용해
- 레몬즙과 메이플 시럽 혼합 시 체중 감소와 정화의 효과

② 혼합채소즙

- 당근, 토마토, 비트, 샐러리, 콩, 오이, 콜리플라워, 양파, 고추 등의 혼합즙

→ 비타민과 미네랄 풍부

③ 블루베리즙

- 타닌산이 많아 장을 튼튼하게 하고 박테리아 감염 막음

④ 당근즙

- 눈의 피로 막고 야맹증 치료(카로틴이 간에서 비타민 A로 전환)

⑤ 샐러리 즙

- 신장을 자극하여 소변 배출을 증가시키고 노폐물 제거에 효과적이다.
- 신경계 영향을 줌 : 우울증에 도움이 되고 소화작용 도움이 된다.
- 순환장애, 류마티스에 효과적이다.
- 탄수화물 함량 높아, 당뇨병 환자는 주의해서 섭취해야 한다.

6. 단식 후 보식

① 단식이 끝난 직후 보식기간이 중요하다.
단식기간 3~4일당 1일로 계산한다. ex) 6일 단식 → 2일 보식기간

② 과식을 삼가고 신선하고 깨끗한 음식을 조금씩 먹는다.

③ 처음에는 가볍게 식사하는 기간을 거쳐 서서히 정상식사로 돌아간다.

④ 첫날, 과일, 채소, 요구르트 등 쉽게 소화할 수 있는 음식부터 섭취한다.

⑤ 첫날 식사에 스프, 죽, 채소 등을 곁들인다.

⑥ 셋째날은 죽이나 무른 밥을 먹기 시작한다.

05 | 주말, 하루 단식으로 내 몸에 놀라운 변화가 일어난다.

단식에는 다이어트 효과 이상으로 젊어지는 효과가 있어 피부와 모발은 물론 모든 체세포를 재생시켜, 기미, 잔주름, 잡티, 흰머리가 까만머리로 바뀌고 생리가 다시 시작되는 등 단식으로 놀랄만큼 젊어진 사람이 많다.

단식을 하면 무엇보다 소변이 잘 나온다. 단식 중에는 음식물이 몸속에 들어오지 않으므로 내장이 잠시 휴식을 취하게 되고, 소화나 흡수에 기울이던 노력을 배설에 모두 쏟기 때문이다.

젊음을 방해하는 것은 결국 노폐물이므로 노폐물의 원활한 배출이 최고의 단식효과라 할 수 있다.

젊어 보이려면 우선 피부에 윤기가 흐르고 혈색이 좋으며 생기가 있어야 하는데, 그러기 위해서는 세포 안에 많은 수분이 함유되어 있어야 한다.

나이가 들수록 대사 능력이 떨어지면서 배설이 원활치 않아 몸속에 노폐물이 쌓이므로 단식을 통해 노폐물이 쌓이는 것은 어쩔 수 없는 일이므로 **단식을 통해 몸속부터 점점 나이를 먹어가는 노화의 고리를 끊어주고 아름다움과 젊음을 지킬수 있는 것이다.**

단식 중에 왕성하게 나오는 소변은 세포 안의 수분이 아니라, 세포와 세포 사이에 차 있던 물이 배설되는 것이다.

'세포와 세포 사이의 물'이야말로 부종을 일으키고 젊음을 저해하는 원인이다.

단식 중에는 노폐물이 연소되어 체온이 올라가기 때문에 혈행이 좋아지고 배설이 촉진되어 피부에 생기가 넘친다.

위장에 음식물이 많이 들어 있으면 대소변 배출이 안 좋아지고 노폐물이 쌓여 살이 찔 뿐만 아니라 피부에도 악영향을 끼친다.

며칠 혹은 일주 단식을 계속하지 않아도 저녁식사 후부터 다음날 아침까지 대략 10여 시간 정도의 짧은 단식으로도 충분히 효과를 얻을 수 있다.

※ 혈당치가 내려가면 배고픔을 느끼므로, 사과와 당근 주스나 꿀이나 흙설탕을 넣은 생강차를 마시면 혈당을 올려주어 단식에 도움을 얻을 수 있다.

(1) 백혈구가 활발해진다.

혈액 속의 백혈구는 살균, 면역 등의 기능을 갖고 있는데 혈액속에 당분이 많으면 활동이 반감되고 단식으로 혈당치가 떨어지면 살균력이 높아지고 혈액속의 노폐물을 제거하는 기능도 활성화되어 세균감염증을 예방해주고 혈액을 깨끗하게 만들어 혈전도 막아준다.

(2) 질병의 요인이 사라진다.

단식 중에는 여분의 지방과 당분이 먼저 사용되고 이어 노폐물, 병든 조직이나 세포 등 필요 없는 것부터 사용된다. 그런 다음 근육이나 내장의 조직이 조금씩 소비된다.

즉, 적절한 단식에 의해 몸에 필요 없는 노폐물이 용해되어 사라지게 된다.

(3) 내장과 피부가 젊어진다.

단식을 하면 피부가 젊어지고 윤기가 난다.

피부 미백효과, 비만의 해소, 시력 회복, 미각 · 후각의 발달, 내장 기능의 회복, 성 기능의 회복

(4) 정신이 안정되어 스트레스가 해소된다.

단식을 하면 모든 장기가 휴식을 취하며 몸 전체가 느긋해짐으로써, 교감신경의 긴장이 가시고 이완효과가 있는 부교감신경이 활발해지면서 기분이 안정된다.

뇌에 신선한 혈액이 공급됨으로써 사고가 맑아져 생각지도 못한 아이디어가 떠오르기도 한다.

CHAPTER 06

만성피로증후군

1_ 만성피로는 질병발생 예고 신호이며 엄연한 질환이다.

01 만성피로증후군의 정의

충분한 수면이나 휴식 후에도 피로가 회복되지 않고 집중력 저하, 기억력 감퇴, 수면장애, 근골격계 통증, 독감 유사증상, 수족냉증, 어지럼증, 식은땀 등을 동반하는 6개월 이상 지속되는 심각한 피로감이 주된 증상인 복합적인 질환이다.

02 만성피로증후군의 원인

만성피로는 우울증 같은 정신질환이 원인이거나, 신체 여러 질환이 원인인 경우 특별한 원인을 찾을 수 없어 스트레스를 그 원인으로 추정하기도 하는데 개인적으로 느끼는 고통은 안팎으로 큰데 비해 원인이 없는 경우 그 근본적인 치료법이 없어 일상생활에 크게 지장을 받는 경우가 많다.

① **정신질환** : 우울증, 불안증 등

② **약물부작용** : 신경안정제, 항우울제, 항고혈압제, 약물 남용에 따른 금단현상

③ **내분비 및 대사질환** : 갑상선 기능 저하, 당뇨, 간기능 부전증, 만성 신부전증 등

④ **악성 종양 및 혈액질환** : 숨겨진 악성 종양(췌장암, 대장암 등), 심한 빈혈

⑤ **감염질환** : 결핵, 간염, 기생충 질환 등

⑥ **수면장애**

⑦ **기타** : 류마티스 관절염, 위식도 역류, 알레르기성 비염, 비만, 심한 체력 저하 등

03 | 만성피로증후군의 주요 증상

① 기억력 혹은 집중력 장애
② 인후통
③ 경부 혹은 액와부 림프선 압통
④ 근육통
⑤ 다발성 관절통
⑥ 새로운 두통
⑦ 잠을 자도 상쾌한 느낌이 없음
⑧ 운동 혹은 힘들여 일을 하고 난 후 나타나는 심한 권태감
⑨ 밝은 빛을 못보는 증세, 일시적으로 눈이 안 보이는 증세

2 _ 만성피로증후군으로 진단하지 않는 경우

① 만성피로를 설명할 수 있는 현재 증상의 모든 기질적 질환 : 갑상선 기능 저하증, 빈혈, 각종 만성질환, 부신피질 저하증, 수면 무호흡증, 기면발작, 약물부작용 등
② 과거에 진단되었지만 회복이 증명되지 않았고 지속되었을 때 만성 피로를 설명할 수 있는 모든 기질적 질환
③ 정신과적인 주요 우울증, 조현병(정신분열증), 망상장애, 치매, 신경성 식욕부진, 대식증
④ 만성피로가 시작되기 2년 전부터 그 이후에 알코올 혹은 기타 약물 남용
⑤ 심한 비만(체질량 지수 45 이상)

01 | 한의학적 관점에서 본 만성피로의 종류

① 만성피로는 한의학적으로 해석하면 신체의 기능적인 부족을 일컫는 허증이라 할 수 있다.
② 허증의 종류
㉠ 기허 : 신체의 각종 기능이 저하된 상태이다.

쉽게 피로, 손발에 힘이 없고 숨이 차고 입맛이 없고 몸이 잘 붓는다.

㉡ 양허 : 기허의 정도가 진행하여 대사 활동이 저하되고 추위를 잘 타는 한증이 같이 나타나는 상태이다.

빈혈이나 어지럼증, 불안 초조, 불면증, 근육의 경련이나 마비감

㉢ 혈허 : 혈액이 부족하거나 영양공급이 저하된 상태이다.

추위를 잘 타고 손발이 차다. 설사, 부종, 남성의 경우 발기부전

㉣ 음허 : 혈허의 정도가 심해져서 체내에 진액이 부족한 상태이다.

체중 감소, 상체 및 얼굴 열, 탈모, 성욕을 항진

02 만성피로 예방수칙

① 만성피로 즉, 허증은 기혈이나 오장육부의 허약 상태를 개선하는 것이다.
② 충분한 영양섭취와 휴식과 숙면
③ 자신만의 스트레스 해소 방안 마련
④ 걷기, 달리기, 자전거 타기 같은 유산소 운동을 1일 30분 이상 주 3회 이상 실시
⑤ 틈틈이 스트레칭 등으로 몸과 마음의 긴장 해소
⑥ 긍정적인 마인드 컨트롤

CHAPTER 07

감기, 알레르기성 질환, 피부병, 건강에 유용한 것들

1 _ 별다른 치료약이 없는 감기

감기는 200여 종이나 되며 우리 몸의 면역력이 약해졌을 때 우리 몸에 침투한 감기 바이러스에 감염되어 발생한다. 감기 바이러스는 계속 변이가 생겨 늘어나는 추세이며, 심각한 합병증상을 초래할 수 있어 생명에 치명적일 수 있기까지 해서 소홀히 생각하면 만병의 근원이 될 수 있다.

감기약은 열을 내리게 하는 해열제와 인후통, 근육통 같은 통증 증상을 경감시켜 주는 진통제로 감기의 원인을 제거하는 약은 아니다.

감기의 증상이 비교적 가벼울 때는 휴식과 섭생에 신경을 쓰고 민간요법을 잘 활용하면 쉽게 나아질 수 있다.

우리나라 교육방송 다큐멘타리에서 다룬 한국, 미국, 네덜란드, 영국, 독일의 감기약 처방에 대한 실험에서 외국에서는 바이러스 감염증인 감기는 시간이 지나면 저절로 낫기 때문에 약의 부작용을 우려해 약을 처방하지 않는데, 우리나라 의사들은 감기로 인한 2차적 세균감염에 따른 합병증인 폐렴, 중이염, 축농증, 기관지염, 뇌막염 등을 우려하여 평균 다섯 가지의 약과 항생제를 처방하는 것으로 나타났으며 이것은 너무 과도한 처방으로 이런 약들로 인한 부작용 및 우리 몸의 면역체계가 흔들리고 있다.

대체로 건강한 성인의 경우, 감기나 독감에 걸렸을 경우 위생적인 환경에서 잘 쉬고 수분 및 영양 섭취에 신경을 쓰면 합병증 없이 치유된다.

하지만 암, 고혈압, 당뇨병, 심장질환 등 여러 가지 질병이 있는 경우와 10세 미만의 어린이, 65세 이상의 노인들은 초기감기와 독감 시에는 적절한 치료를 받음으로써 비염, 중이염등 합병증에 유의하여야 하며 열이 38.5도씨를 넘을 경우에는 병원에 가서 다른 질병의 유무를 체크해 보아야 한다.

01 | 감기 예방법

감기 예방의 첫 번째는 손씻기이며, 손씻기 만으로도 감기의 90%는 예방할 수 있다.

감기는 평소 신체 방어력이나 면역력을 잘 유지함으로써 예방하는 것이 가장 효과적으로 호흡기의 1차 방어막인 코와 기관지의 점막이 마르지 않도록 주변 환경에 가습기나 물수건을 비치해 50~60% 적정 습도를 갖추도록 한다.

면역체계를 튼튼하게 하기 위해서는 평소 영양이 갖춰진 식생활과 규칙적인 운동을 유지하고, 과로하거나 스트레스를 받는 틈틈이 충분한 휴식을 취해야 한다.

일단 감기에 걸리게 되면 몸을 따뜻하게 하는데 힘쓰고 38도씨 이상의 고열이 아니라면 냉습포 등을 사용하지 말고 자연스럽게 열이 내리도록 하고 열로 인해 체내에 부족한 수분을 따뜻한 물을 자주 마셔서 보충해 주어야 한다.

02 | 감기에 효과적인 차

도라지차, 더덕차, 오미자차, 칡차, 유자차, 귤차, 모과차

2_ 알레르기성 질환

전 세계적으로 가장 흔한 만성질환인 알레르기성 질환은 독일어로 '과민반응'이라는 뜻의 '알레르기'는 과민한 면역반응이 장애를 일으키는 현상이다.

꽃가루, 진드기, 곰팡이, 특정 음식 등과 같은 알레르기를 일으키는 항원이 원인인 병적 현상을 알레르기성 질환이라고 하는데 유전적, 체질적 소인이 있으며 기관지천식, 알레르기성비염, 아토피성피부염 등이 대표적인 알레르기성 질환들이다.

보건복지부의 조사에 의하면 기관지 천식 환자는 소아나 청소년기에 장애나 사망에 이를 수 있는 가장 큰 원인 질병인 것으로 조사되었고, 그중 4~10세에 잘 발생하는데 10~20세에 그 중 절반은 치유되고 나머지는 잠복기와 재발을 반복하며 평생 천식환자로 살아가므로 조기 치료와 철저한 관리가 요구된다.

알레르기성 비염은 숙면을 취하지 못하고 코가 막혀 뇌로 산소가 잘 공급되지 않아 집중력이나 기억력이 떨어지고 입으로 호흡을 하게 되면서, 주걱턱이 될 가능성도 커지는 등 신체 성장과 학업에 지대한 영향을 끼친다.

01 | 알레르기 예방법

① 침구류, 카펫, 커튼 등을 자주 세탁하고 햇빛에 말리고 환기를 자주하는 등 주변 환경을 청결히 한다.
② 금연
③ 미세먼지 차단
④ 운동을 통한 체력 단력
⑤ 피부마사지를 통해 혈액순환
⑥ 충분한 수분섭취
⑦ 소아의 경우 우유, 달걀 등 섭취 금지

3 _ 피부병

01 | 종합멀티비타민을 먹어야 하는 이유는?

현대에는 불규칙한 식사와 인스턴트, 가공식품 위주의 식단으로 인해 영양 불균형 상태가 초래되기 쉬워 각종 질병에 대한 면역력 저하로 인한 질병을 막기 위해 멀티(종합)비타민 제품을 섭취하는 것이 필요하다.

요즘 영양과잉 시대라고 하지만 과일이나 채소의 섭취가 적은데다 이들 과일, 채소의 90%가 수분으로 이루어져 있고 10%만이 영양소인데 예전에 비해 과일, 채소의 영양소가 많이 줄었다고 한다. 미국과 영국 정부의 발표에 의하면 10년 전 토마토는 1950년대의 토마토에 비해 비타민 함유량이 현저히 줄어 비타민 A의 경우 11000 IU에서 623 IU로 줄고, 비타민 C는 23에서 19.1로 줄었고 감자의 비타민 A 성분은 아예 없어졌다고 밝혔다.

그 이유는 50년 전에는 1년에 한 번 경작을 했지만 지금은 다작을 하면서 토양에 영양분이 적어 충분한 영양을 빨아들이지 못해 현재 재배되는 대부분의 과일과 채소의 영양은 거의 절반 가까이 떨어져 있다.

하루에 필요한 비타민을 섭취하려면 과거에 먹었던 양보다 2~3배의 양을 늘려야 한다.

또한 노화로 인해 영양의 흡수력이 떨어져서 40대 이후가 되면 위산 분비량이 떨어져 비타민의 흡수율이 줄어든다. 그리고 50~60대가 되면 질병 때문에 약물 복용을 하게 되는데 이 약물이 영양소를 파괴하기도 하므로 내몸에 부족한 비타민을 보충하기 위해 멀티비타민의 도움이 필요하다. 비타민 선택 시 나이와 성별을 구분하여 제품을 선택하여야 연령별로 필요한 영양소가 들어 있어 항산화 효과와 정상적인 면역기능을 관리할 수 있다.

현대에는 규칙한 식사와 인스턴트, 가공식품 위주의 식단으로 인해 영양 불균형 상태가 초래되기 쉬워 각종 질병에 대한 면역력 저하로 인한 질병을 막기 위해 멀티(종합)비타민 제품을 섭취하는 것이 필요하지만, 균형잡힌 식단으로 충분히 영양소를 섭취하고 있는 경우 건강식품으로 특정한 영양소들이 너무 과중되도 문제가 될 수 있으므로 식사로 부족한 영양소를 채운다는 생각으로 섭취하는 것이 좋다.

02 | 건강에 유용한 것들

(1) 천일염

일반 화학염은 99.9%가 나트륨으로 구성된 일종의 화학약품과 같은 것으로 나트륨만 있는 화학염은 물르 세포 밖에서만 머무르게 해, 혈압을 높이고, 세포 탈수를 조장한다.

나트륨의 많이 함유된 인스턴트 음식을 먹으면 목이 마르고 물이 많이 먹게 되는 이유도 그 이유이다.

일본의 오사카 대학 교수의 식염연구회 발표에 따르면, **화학염은 우리 몸을 서서히 죽인다고 발표한 바 있다.**

소금 유해론은 미국에서 유래된 것인데, 미국의 소금은 화학염에 가까운 것이며 최근에는 고혈압의 주범은 소금이 아니라 지방이라는 연구 결과가 지대하다.

영국의 가장 권위 있는 의학 잡지 랜셋에 발표된 '소금 섭취량에 따른 건강분석'이라는 논문에서는 오히려 소금을 충분히 섭취한 실험군에서 생활습관병의 발병이 적고 장수한다고 한다.

소금이 부족한 인체는 살성이 물러지고 근육과 장기가 무력해져 늘 몸이 나른하고 기운이 없다.

위액과 췌장액 등 소화액은 소금(염화나트륨)의 염소가 주원료이다.

소금이 부족하면 위는 연동운동이 약하고, 소화액도 충분히 만들어 내지 못해 소화를 제대로 시키지 못하고, 부족한 소금을 위벽 혈관에서 끌어 오려 하니 위벽에 염증을 일으켜, 만성 위염의 원인이 되고 대장에 소금이 부족하면, 대장이 연동운동을 못해 변을 잘 배설하지 못하고 숙변이 쌓이고, **간과 신장에도 소금기가 부족하면 해독·배설기능에 차질이 생긴다.**

소금으로 양치만 해도 위염이 호전되고 암도 치유된다는 사례도 있다.

천연소금은 혈관의 염증을 잡아주어 피를 맑게 하고 염분을 충분히 머금은 깨끗한 피는 온갖 세포와 조직을 돌며, 세포에 영양분과 산소와 물을 잘 전달하고 노폐물을 잘 끌어내오며, 온갖 염증을 잡아주고 노폐물을 녹이는 역할을 한다.

채식이 좋다고 소금을 기피한 채 야채만 먹는다면 몸은 차가워지고, 위는 만성 염증에 시달릴 것이며, 칼륨 과다, 나트륨 부족으로 몸의 여러 가지 균형이 깨질 것이다.

몸이 차가워지면 위도 차가워지고 뇌로 가는 신경선을 차단해 불면증의 원인이 되기도 한다.

옛날에는 아이가 자다가 오줌을 싸면 키를 씌워서 옆집에 가서 소금을 얻어오게 했는데 이것은 소금 부족으로 신장과 방광의 기능이 원활하지 못해 야뇨증이 있기 때문이었다.

신장이 안 좋은 경우 소금 섭취를 금지하라고 하지만 이것은 잘못된 소금 섭취 때문이다.

신장은 소금과 물을 배설하기도 하고 필요하면 재흡수하기도 하는데, 신장 자체는 염도가 충분해야 신장을 보호하고 원활한 기능을 할 수 있지만, 찌개나, 식사 후 물을 먹으면 짠물이 그대로 신장으로 몰려 가게 되어 신장을 피곤하게 하므로 국은 건더기만 건져 먹고, 물은 식후 1~2시간 후에 마시는 것이 좋다.

요즘 천일염의 경우 간수가 오염되어, 간수 속에 중금속과 비소, 황산마그네슘 등 유해물질이 많이 들어 있으므로 죽염을 이용하는 것이 이러한 유해물질로부터 자유로울 수 있다.

평소에 음식을 짭짤하게 먹고, 죽염도 10그램씩 먹으면서, 보름에 한 번씩 무염일을 갖으며, 일체의 소금, 설탕, 향신료를 넣지 않은 음식을 먹음으로써 평소에 염분이 과잉이었던 사람은 배설하느라 소변을 많이 보게 되고, 소금 부족이 있던 사람은 신장에서 소금을 배설하지 않고 재흡수해서 저장하려는 기능이 작용하여 소금 부족이 해소되어 적은 식염 섭취로도 소금이 부족하지 않은 체액을 유지할 수 있게 된다.

신장병이 있어 자주 붓는 사람은 1주일에 한 번씩 해 주면 좋다.

죽염을 먹으면 구토가 나는 사람은 위가 좋지 않고 냉한 체질로 담이 많은 사람이다. 그러나 꾸준히 먹으면 따뜻한 체질로 바뀌어 담도 없어지고, 위도 좋아진다.

(2) 현미

현미의 섬유질은 백미의 3배, 칼슘은 2배, 철분은 5배 등 거의 모든 비타민과 미네랄이 백미보다 월등히 많다.

현미에 많은 휘친산은 방사성 물질, 화학물질, 중금속, 발암물질을 제거해주며 그밖의 풍부한 비타민, 미네랄, 효소 성분은 대사 작용과 해독작용에 기여한다.

현미에는 단백질이 충분히 함유되어 있어 채식하는 사람들의 단백질 부족을 해소시킨다.

현미에는 모유보다도 칼로리당 단백질 함유량이 높다.

(3) 콩

콩은 쇠고기보다 단백질이 2배 많고, 풍부한 불포화지방산은 콜레스테롤을 낮춰주고, 고혈압, 당뇨, 암 등을 예방하며, 식물성 에스트로겐은 갱년기 장애를 개선시켜 주고 뼈도 튼튼하게 해 준다.

(4) 생채식

요즘 매스컴을 통해 암을 이겨낸 사람들의 밥상을 관찰해 보면 거의 전부 야채이고 산나물이다.

히포크라테스는 '음식으로 못 고치는 병은 약으로도 못 고친다'라고 했다.

우리가 먹고, 입고, 사는 환경이 모두 오염되어, 알고 보면 먹을 것이 없다는 얘기들을 한다.

채소, 과일도 그렇지만 우리 몸을 이롭게 하는 것들이 더 많이 있어 희망이 있다. 바로 효소와 비타민, 미네랄, 화이토케미컬, 섬유질 등이 있어 내 몸의 자연치유력을 회복시켜 가볍게는 감기에서부터 암까지 스스로 이겨낼 힘을 길러준다.

과식, 폭식, 고칼로리 식품 섭취 등은 너무 많은 효소를 소비해야 하고 대사할 효소가 얼마 남지 않아 대사가 원활하지 않아 쌓인 칼로리는 비만으로, 해독, 배설되지 못한 독소들은 조직 내에 남아 병을 일으킨다.

평생 분비되는 인체의 효소의 양은 정해져 있다고 하며, 나이가 들수록 점점 줄어들어 노인이 되면 30%밖에 분비가 안되고, 효소가 다 소진되어 더 이상 나오지 않으면 죽음에 이르게 되므로 몸 속의 효소가 소진되지 않도록 외부에서 효소를 채워주는 것이 좋다.

익힌 음식은 우리 몸의 효소를 써서 소화를 해야 하기 때문에 효소가 많이 소모되고 영양가도 85% 이상 파괴되어 있다.

건강한 밥상은 날 채소와 발효음식, 익힌 채소가 조화롭게 있는 밥상이다.

생채소는 소화가 잘되고 에너지 효율이 높아 익힌 음식보다 훨씬 적게 먹어도 같은 영양을 얻을 수 있으며, 장에 남지 않아 먹은 만큼 거의 다 배설이 된다.

생채소에는 비타민과 미네랄이 풍부하며 이것이 보조효소이다.

면역력을 활성화시키고, 대사증후군을 개선하고, 체질 개선을 하며, 활성산소를 제거하고, 산화된 부분을 항산화, 항노화, 항암의 효과를 발휘한다.

생채소는 장에서 칼로리와 지방의 흡수를 막아 당뇨와 비만을 예방하고, 콜레스테롤을 떨어뜨리고, 각종 화학물질, 중금속의 흡수를 막고, 이러한 것들을 대변과 함께 몸밖으로 배출시킨다.

음식의 양을 늘려 포만감을 느끼게 해주고 장내 유익균의 먹이가 되어, 그들이 증식하게 도와줘 장내 생태계를 건강하게 유지시킨다.

생 채식을 처음에 먹으면, 방귀가 많이 나오고 설사를 할 수도 있고 위염이나 궤양, 구내염이 일시적으로 심해질 수 있다.

(5) 효소음료

매실 등으로 각종 야채, 과일, 약초, 풀 종류로도 효소를 담가 음료로 희석해서 마시기도 하고, 설탕 대용으로 쓰기도 한다.

담근지 3년 정도가 되면 미생물의 수가 최고조에 달하고 원재료의 좋은 영양성분은 액기스로 뽑혀져 나와 있고, 잘 분해되어 있어 소화, 흡수, 배설이 잘 된다.

그리고 미생물이 가지고 있는 효소까지 얻을 수 있어, 공해 시대를 이겨내는 좋은 음료라고 할 수 있다.

효소와 영양이 다량 소모되는 환자들의 치료, 회복식으로 최고의 보약이다.

(6) 좋은 기름

오메가 9, 6, 3을 불포화 지방산이라 하는데 오메가 9은 콜레스테롤 감소, 위산과다 억제, 비만 해소 등에 좋고 주로 올리브유, 홍화씨유, 카놀라유, 해바라기유에 많이 들어 있다.

포도씨유, 대두유, 참기름, 옥수수유에 많은 오메가 6은 세포막을 굳게 만들어 세포에 영양분과 물과 산소가 들어가고, 노폐물은 나오고 하는 대사 작용을 방해해, 각종 알레르기를 유발하고, 세포를 굳게 만들고 살이 찌게 하는 역할을 하므로 많이 먹으면 좋지 않다.

오메가 3는 등푸른 생선, 올리브유, 아마씨유, 들기름 등에 많이 함유되어 있고, 세포막을 부드럽게 해 물질대사가 잘 일어나도록 돕고, 염증을 잡아주고, 콜레스테롤, 중성지방을 녹여주고, 혈관을 깨끗하게 청소해 주고, 치료해 주어 각종 병을 치료하는 기름이다.

오메가 3 섭취에 가장 좋은 들기름은 산폐의 속도가 더 빠르므로, 비교적 산폐가 덜 되는 참기름과 7대 3 비율로 섞어 놓고 먹으면 좋다.

(7) 견과류

견과류는 단백질, 오메가 3, 비타민과 미네랄, 효소가 풍부하게 들어 있는 영양식이라 생채식하는 사람들의 영양간식으로 냉동보관해서 하루에 한 줌씩 먹으면 좋다.

(8) 운동

운동을 하면 체온을 순간적으로 올려 줄뿐만 아니라 우리 몸의 50%의 열을 내고 땀을 흘려 노폐물을 배출시키고 이때 세포에 산소를 공급해 주고 세포 하나하나에 활력을 주고 지방을 태워 칼로리를 다량 소비하고 지방을 태워 비만을 예방해 주는 근육을 만들어 준다.

하지만 지나친 운동은 활성산소를 지나치게 많이 만들어내 득보다는 실이 많으므로, 자신의 체력과 나이에 맞게 해야 하며 운동 30분 후부터 지방연소가 시작되므로 최소 1시간은 해야 한다.

운동 시 칼로리 뿐만 아니라 비타민, 미네랄, 효소도 많이 소모하므로 늘 균형있는 식사와 함께 해야 하며, 유산소 운동과 근육 운동을 조화롭게 해야 더 운동효과를 높일 수 있다.

(9) 휴식

휴식을 하는 동안 인체는 신경을 쉬게 해 이완시키고 효소를 보존, 재생산한다.

건강의 여러 조건 중 푹 잘 자는 것이 기본이며, 잘 자기 위해서는 암막 커튼을 이용하여 깜깜하고 조용해야지만 멜라토닌이라는 물질이 충분히 나와 숙면을 유도한다.

휴일날에는 적당한 육체적인 운동과 즐겁게 할 수 있는 취미활동으로 정신적인 긴장을 이완시키고 기분을 즐겁게 하는 질 높은 휴식이 더 도움이 된다고 할 수 있다.

운동과 휴식, 치유를 위해 숲을 찾는 사람들이 많다.

숲에는 산소와 음이온이 많아 청량감을 느끼게 하고 몸과 마음을 이완시켜, 육체적, 정신적으로 새 힘을 얻게 한다.

<u>숲의 흙은 항생제, 항암제의 원료가 되는 방선균이 만드는 물질이 풍부하고 나무들에서 나오는 피톤치드 성분이 교각신경을 안정시키고 마음을 진정시키고 우울증도 치료한다.</u>

(10) 호흡

호흡법을 하면 내피에 산소공급이 이루어져 꼬였던 장이 풀리며, 뇌에 산소가 들어가 하품이 나고 차단되어 있던 경락이 뚫려 기의 흐름이 원활해지며, 고장난 부위가 스스로 제자리를 찾아가기도 하는 신기한 체험을 하게 된다.

호흡을 통해 몸에 정체되있던 독소들이 배출되며, 그것들의 역겨운 냄새를 풍기기도 하고 호흡법을 일상에서 자주하면, 단전에 힘이 생겨 뱃속이 따뜻해지고 기운이 넘치게 된다.

육체적인 운동이 외공의 힘을 키우는 것이라면, 호흡법은 내공의 힘을 기우는 것으로 반

가부좌 자세로 무릎 사이를 좁혀 엉덩이 폭보다 벌어지지 않게 11자로 앉는다.

허리를 곧게 펴고 턱을 당겨 호흡을 천천히 코로 들이마시며, 처음에는 가슴을 부풀리고 다음은 배를 부풀려서 복식호흡을 하고, 다음은 천천히 길게 내쉬는데, 소변보는 곳으로 힘이 빠져 나가도록 하는 기분으로 배에 힘을 주며, 끝까지 내뱉은 다음 숨을 다시 들이쉬는 것을 30분 정도 반복한다.

처음에는 호흡이 길게 내쉬어지지 않고 중간에 끊기기도 하지만, 반복하다 보면 숨이 길어지고 배가 따뜻해지며, 모든 장기가 활력을 받고, 단전에 힘이 생기고, 정신도 맑아져서 육체와 정신의 조화를 이루게 된다.

03 우리 몸의 노화

우리 몸은 대략 60조 개의 세포로 이루어져 있다. 그 세포들을 모두 싱싱하게 지키려면 세포 내의 수분을 일정량 이상 유지해야 하는데 세포 내에 수분을 충분히 저장해두는 '보수성'이 중요하다.

물을 많이 마신다고 보수성이 좋아지는 것은 아니고 오히려 물을 지나치게 많이 마시면 세포와 세포 사이에 물이 고여 '수독'이 생겨 몸을 차게 만들면서 오히려 젊음을 저해한다.

<u>피부 노화의 3대 원인은 건조함, 자외선, 혈액순환 부진이다.</u>

겨울에 대기의 온도가 내려가고 건조해지면 표피세포와 각질의 수분을 빼앗겨 피부 표면이 유연성을 잃고 건조해지고 주름이 생기는 것이다.

자외선은 피부세포의 유전자를 손상시켜 피부암을 일으키기도 하고 교원섬유(콜라겐)와 탄성섬유(엘라스틴)를 파괴하여 피부의 탄력성을 떨어뜨리며 피부의 혈액순환이 나쁘면 콜라겐 재생에 지장을 주게 된다.

04 피부를 아름답게 가꾸는 방법

(1) 피부의 혈액순환을 좋게 하는 방법

피부세포의 신진대사가 원활하고 콜라겐이 잘 생성되려면 혈액의 흐름이 좋아야 한다.

냉·난방기가 가동되는 실내에만 있으면 피부가 온도의 변화를 제대로 감지하지 못해 혈행도 나빠지므로 밖으로 나가 온도 차이가 있는 신선한 공기가 피부 혈관의 수축과 확장을 촉진하여 혈액순환을 좋게 한다.

운동으로 심박수가 올라가면 피부세포뿐만 아니라 온몸의 세포에 대한 산소나 영양소의 공급이 늘어나 대사도 활발해져서 호르몬을 분비하는 장기를 자극하여 피부의 젊음을 유지시켜준다. 하지만 밖의 활동으로 태양에 지나치게 노출되면 자외선이 피부세포를 손상시켜, 기미나 주름의 원인이 되므로 자외선 차단크림을 꼭 바르고 모자나 양산으로 자외선을 차단해 주어야 한다.

피부의 혈행을 좋게 하는 간단한 방법은 샤워 시 몸을 샤워기를 이용해 온수욕과 냉수욕을 번갈아 반복하고 얼굴은 헹구는 물을 차갑게 해서 패팅을 여러 차례 시행하는 것도 효과적이다.

(2) 피부마사지

마사지는 땀과 피지의 분비를 촉진하여 피부를 매끄럽게 하며 표피 모세혈관의 혈액순환을 좋게 하여 노폐물의 배출을 돕고, NMF(천연보습인자)의 합성을 돕는다.

피부 근육마사지를 통해 혈관이 수축 및 확장됨으로써 혈액순환이 좋아진다.

(3) 주름 예방

피부와 근육, 뼈 등 체내의 모든 조직에서 세포와 세포를 연결하고 그 조직의 강도와 안정성을 유지하는데 필요한 단백질이 콜라겐(교원섬유)이다. 콜라겐의 생성과 활동에는 비타민 A, C, E가 필요하며, 그 중 비타민 C는 콜라겐을 만드는 재료가 되기 때문에 비타민 A, C, E가 함유된 식품 섭취에 힘쓴다.

콜라겐이 감소하면 주름이 생기며 눈꺼풀과 볼이 늘어지고, 나아가 팔과 다리의 피부가 늘어지면서 입술도 얇아진다.

05 혈액이 탁해지는 원인

(1) 냉증

혈액의 흐름이 좋으면 촉촉하고 윤기가 흐르며 혈색 좋은 피부가 되지만 혈액의 흐름이 나쁘면 기미, 주근깨, 검버섯, 피부건조 등의 문제가 발생된다.

혈액의 흐름을 방해하는 것은 어혈인데 냉증은 어혈의 큰 원인이 된다. 특히 하체가 차가우면 혈, 열, 기가 상반신을 향해 상승하여 얼굴이 벌겋게 달아 오르거나, 피부 뾰루지, 구토, 기침, 구내염 등도 일으키고 머리까지 열이 치밀어 오르면 불안감과 초조감이 심해져 불면증의 원인이 되기도 한다.

하체 냉증의 주요 원인으로는 지나친 수분 섭취와 배설 부족과 운동 부족을 들 수 있다.

물의 과잉섭취로 세포와 세포 사이에 수분이 증가해 몸이 차가워진다.

몸의 냉증은 체온 저하와 혈액순환 악화를 가져오고 신진대사가 나빠져서 몸에 물이 쌓이고 점점 더 몸이 차가워진다.

하체에 물이 쌓이면 하체비만, 하지부종을 일으킨다.

우리 몸에서 내는 열의 40%는 운동 등에 의해 근육이 움직임으로써 발생하는데 몸 근육의 70%는 허리 아래에 있으므로 운동이 부족하면 하체 근육의 발열량이 감소하여 하지가 차가워진다.

그러므로 지나친 수분 섭취에 주의하고 적절한 운동을 하는 것이 하반신 냉증을 예방하는 가장 좋은 방법이다.

(2) 과식

식사 때마다 배가 부를 정도로 먹으며 혈중 콜레스테롤이나 중성지방, 당분 등이 필요 이상으로 쌓인다. 또한 세포에서 이용 및 연소되는 과정에서 유산과 요산, 피루브산 등의 노폐물이나 불연소물이 증가해 혈액을 오염시킨다.

고기, 달걀, 우유, 버터, 마요네즈 등의 동물성 식품을 너무 많이 먹는 것도 혈이 탁해지는 원인이다.

동물성 단백질은 장에서 흡수될 때 암모니아, 스카톨, 인돌 같은 맹독 물질을 발생시키고 혈액을 오염시킨다.

(3) 스트레스, 운동부족, 음주, 흡연

스트레스를 받으면 부신피질에서 아드레날린이 분비되어 혈관이 수축하면서 혈압이 상승한다.

이때 혈중 콜레스테롤이나 중성지방, 당, 적혈구, 유산, 피부르산 등이 증가해 혈액이 탁해진다.

운동이 부족하면 체온이 떨어져 혈액순환이 나빠지는 것은 물론, 혈액 오염의 원인이 되기도 한다.

체온이 낮아지면 혈중 노폐물의 연소를 방해해 혈액이 탁해지는 것이다.

과음은 간에 부담을 주어 해독작용을 저하시킴으로써 혈액이 탁해진다.

흡연을 하면 벤조피렌과 니코틴 등의 유해물질이 폐에서 직접 혈액에 흡수되어 혈액을 오염시킨다.

06 | 내 몸을 건강하게 하는 방법

(1) 몸을 따뜻하게 하는 양성식품을 섭취하자

현대인들의 냉증이나 체온 저하는 운동 부족과 근육 운동의 부족뿐만 아니라 음성식품의 과잉 섭취도 큰 원인으로 작용하므로 몸을 따뜻하게 하는 양성 식품을 먹어야 냉증이 해소되고 건강하고 아름다워질 수 있다.

① 근채류 : 우엉, 당근, 연근, 파, 양파, 참마
② 동물성 식품 : 붉은살 고기, 달걀, 치즈, 어패류
③ 색이 진한 식품 : 메밀, 흑설탕, 화과자, 홍차
④ 짠 식품 : 된장, 간장, 명란, 마른 멸치나 뱅어, 조림식품, 채소절임
⑤ 수분이 적은 알코올 : 적포도주, 청주, 브랜디

(2) 배가 덜 부를 때 수저를 놓자

아무리 건강에 좋은 음식이라도 지나치게 많이 먹으면 소화·흡수가 제대로 되지 않아 장 속에 가스나 노폐물이 남게 되며, 이것이 혈액을 오염시켜 질병을 일으키거나 피부를 거칠게 만든다.

동물성 식품이라도 많이만 먹지 않으면 소화·흡수가 제대로 이루어져 혈액을 오염시키지 않는다.

만복감을 느끼는 것은 위장에 음식이 가득 찼기 때문이 아니라 뇌의 시상하부에 있는 만복중추에 신호가 전달되어야 만복감을 느끼게 되어야 하므로 천천히 꼭꼭 씹어 식사하여야 한다.

(3) 꼭꼭 씹어 먹는 것만으로 50킬로그램이 감량된다.

꼭꼭 씹어 먹으면 질병도 예방할 수 있다.

한입에 60번씩 씹어 먹으면 식사의 양이 점점 줄어들고 고기나 기름진 음식을 멀리하게 되고 식단은 주로 채소, 과일 중심으로 바뀐다.

비만으로 생기는 위장이 아프고, 근육과 관절이 아프고, 불면증과 신경쇠약 같은 병도 낫고, 기억력이 돌아오고, 의욕이 되살아나 다시 일을 할 수 있게 된다.

(4) 소식이 장수의 비결이다.

1935년 미국의 생물학자 k. 맥케이는 쥐를 두 그룹으로 나눠 시험을 하였는데 두 그룹 중 한 그룹은 나머지 한 그룹의 60%정도만 적게 먹이를 주는 실험을 했는데, 60%적게 먹이를 먹은 실험 그룹의 쥐들이 오래 살고 출산까지 했다.

즉, 저칼로리 음식을 배가 60~70%정도만 채워지게 가볍게 식사하면 다음과 같은 장점이 있다.

① 노화를 늦춰 수명이 연장된다.
② 피부와 근육이 젊게 유지된다.
③ 혈압이 내려가 심장병의 위험이 적다.
④ 면역력이 높아져 감기, 폐렴, 암 등에 잘 걸리지 않는다.

(5) 변비 없이 깨끗한 장을 유지하면 피부미인이 된다.

노벨상을 수상한 러시아의 의학자 E. 메치니코프(1845~1912)는 '자기중독'이 노화의 원인이라고 한다.

변비야 말로 자기 중독의 전형이라고 할 수 있다. 변비는 다음과 같은 연쇄 반응을 일으켜 노화를 촉진한다.

동물성 단백질이나 정백식품을 과다 섭취하면 장내의 좋은 균(비피더스균, 유산균 등)이 감소하고 나쁜 균(웰치균, 대장균 등)이 증가해 변기가 심해진다. → 장내에 암모니아, 인돌, 스카톨, 페놀, 아민 같은 유독 가스가 다량으로 발생한다. → 이러한 유독가스가 혈액에 흡수되어 혈액을 오염시키며, 우리 몸을 구성하는 60조 개의 세포에 손상을 주어 노화를 촉진하고 각종 질병을 유발한다.

즉, 젊음과 아름다움을 유지하려면 장 내에 좋은 균을 늘리고 나쁜 균을 줄여 변비를 예방하는 것이 중요하다.

변비 해소에 도움이 되는 식품

① 해조류, 콩류, 곤약, 채소 등 식이섬유가 많은 식품을 섭취한다.
② 꿀, 양파, 우엉 등 올리고당을 함유한 식품을 섭취한다.
③ 삶은 팥, 검정깨, 알로에 등 장을 따뜻하게 하는 식품을 섭취한다.
④ 걷기, 스포츠, 복근 운동을 적극적으로 한다.

(6) 젊음과 아름다움 유지에 좋은 식품을 섭취한다.

노화를 방지하고 피부를 윤기있게 만들기 위해서는 원활한 혈액순환이 첫 번째 요건이다.

신체 내 노폐물이 신장이나 폐등의 장기에서 제대로 배출되는 것도 중요하다.

활성산소를 만들지 않는 생활을 해야 하며, 활성산소가 체내에 발생해도 제거할 수 있도록 항산화물질을 섭취해야 한다.

젊음과 아름다움을 유지하는데 효과가 있는 식품은 다음과 같다.

채소

① **샐러리** : 비타민 A, B_1, B_2, C 등의 비타민류와 적혈구의 재료가 되는 철과 마그네슘 등의 미네랄이 풍부하다. 또한 피라진을 함유하고 있어 혈액을 맑게 하고 혈행을 좋게 한다.

② **당근** : 피부 세포를 건강하게 유지하고 피부를 싱싱하게 만드는 베타카로틴(비타민 A)을 많이 함유하고 있다. 비타민 B 군과 비타민 E가 풍부해 세포를 젊게 해 준다. 철도 많아 피부의 혈색을 좋게 하는데 도움이 된다.

③ **시금치** : 철, 망간, 엽산 등 혈액을 만들 때 필요한 미네랄과 비타민 외에도 피부 건강에 도움이 되는 베타카로틴과 비타민 C, 노화를 예방하는 비타민 E 등이 함유되어 있고 뇌하수체 호르몬의 분비를 정상화시켜 체내 호르몬의 균형을 잡아주며 노화를 방지한다.

④ **고구마** : 조리 시 가열해도 비타민 C가 많고 식이섬유인 셀룰로오스가 풍부하고, 아마이드라는 물질이 장 내에 비피더스균이나 유산균의 번식을 촉진한다.
하얗고 끈적한 물질인 '야라핀'은 통변을 좋게 하는 정장작용이 우수하며 노화 방지의 효과도 있다.

해조류

비타민 A, B군(B_1, B_2, B_6), C, E 외에도 철, 망간, 마그네슘 등 조혈에 필요한 미네랄이 많이 들어 있어 피부의 혈색을 좋게 한다.

갑상선호르몬의 구성 성분인 요오드도 풍부하여 신진대사와 비만 예방에도 좋고 피부와 모발을 윤기 있게 해주는 기능도 있다.

식이섬유가 풍부해서 변비 예방에도 도움이 되고 불포화지방산이나 푸코이단이 혈액을 맑게 해 젊음과 아름다움 유지에 도움이 된다.

버섯

살이 많아 포만감이 높지만 칼로리가 낮아 다이어트에 적합한 식품이다.
전체 중량의 약 40%가 식이섬유여서 통변이 좋아지고 장내의 콜레스테롤, 지방, 당분, 노폐물이 배출되어 혈액이 맑아지면서 혈행이 원활해져 아름다운 피부 유지와 노화방지에 도움이 된다.

과일

① 아보카도 : 리놀산과 리놀렌산 등 불포화지방산을 많이 함유하고 있어 혈중 콜레스테롤 수치를 낮추고 피부를 촉촉하게 해주는 리놀산과 리놀렌산 등 불포화지방산을 많이 함유하고 있다. 비타민 B군, C, A, E, 스쿠알렌 등 피부와 모발을 윤기 있게 해주는 성분도 많이 들어 있다. 식이섬유도 풍부해서 장과 혈액을 깨끗하게 효과가 있다.
② 딸기 : 비타민 C와 철을 가장 많이 함유하고 있는 과일 중 하나다.
비타민 C는 피부를 탱탱하게 해주는 콜라겐 생성에 꼭 필요한 영양소이고 철은 빈혈을 개선해 얼굴색을 좋게 해준다. 식이섬유인 펙틴도 풍부해 장과 혈액을 깨끗하게 해준다.
③ 키위 : 키위 1개에는 비타민 C가 114mg이나 들어 있다. 그래서 1개만 먹어도 하루에 필요한 비타민 C가 충족된다.
피부를 탄력 있게 하는 콜라겐의 생성을 억제하여 기미나 주근깨를 엷게 해 준다.
딸기와 마찬가지로 식이섬유인 펙틴을 많이 함유하고 있어 장과 혈액을 깨끗하게 해준다.
④ 레몬 : 항산화물질인 비타민 C와 헤스페리딘이 들어 있어 활성산소를 제거하고 자외선이나 혈중 유해 성분 때문에 피부가 상하는 것을 막아준다. 목욕을 할 때도 레몬 1개를 썰어 넣으면 좋다.

차

녹차의 카테킨과 홍차의 테아플라빈이나 테아루비진은 강한 항산화 작용을 발휘한다.
기미와 주근깨의 원인인 자외선이나 혈중 노화 물질인 리포프스틴으로부터 피부와 내장의 세포를 보호한다.
카테킨은 혈중 콜레스테롤 수치나 중성지방을 낮춰주므로 비만 방지에도 효과가 있다.

콩, 곡물

① **콩** : 콩에 함유된 아이소플라본은 체내에서 여성호르몬과 비슷한 작용을 하여 유방암, 자궁암, 골다골증 예방에 효과적이며 보습기능도 있는 것으로 알려져 있다.

② **참깨** : 리놀산이나 올레산 등의 불포화지방산이 혈중 콜레스테롤 수치를 낮추고 혈액을 맑게 한다.
노화방지 효과가 있는 비타민 E, 강장 작용과 피부를 아름답게 만드는 아연이 많이 들어 있다. 참깨의 세사민에는 강력한 항산화 기능이 있어 자외선이나 유해 물질이 기미와 주근깨를 만들지 못하도록 막아준다.

③ **율무** : 내분비 장기의 활동을 활발하게 하고, 특히 난소호르몬의 분비를 촉진하며 율무에서만 얻을 수 있는 의이인은 사마귀를 없애거나 피부를 곱게 하는데 큰 효과를 발휘한다.

식물성 기름

참기름, 해바라기유, 올리브유, 옥수수유 등의 식물성 기름은 리놀산이나 리놀렌산 같은 불포화지방산을 많이 함유하고 있어 혈중 콜레스테롤 수치를 낮춰주고 혈액순환을 좋게 한다.
비타민 E가 풍부하여 세포분열 횟수를 늘려 노화를 막아주고 항산화 작용으로 피부와 모발이 젊음을 유지할 수 있도록 도와준다.

동물성 기름

① **달걀** : 피부와 내장 등 모든 세포를 구성하는데 필요한 핵심 영양소가 바로 단백질이다. 달걀 흰자는 단백가가 100으로 가장 양질의 단백질이라 할 수 있다. 달걀 노른자에 함유된 인지질은 뇌세포와 신경세포의 구성 성분으로 지능이나 기억력 향상에 도움이 되며, 노화 방지에도 없어서는 안 될 물질이다.
인지질의 하나인 레시틴은 혈중 콜레스테롤 수치를 낮춰 혈액을 맑게 하는 효과가 있다. 피부를 건강하게 지켜 주는 비타민 A나 아연 등의 미량 영양소도 많이 들어 있다.

② **굴** : 비타민 B군과 철, 동, 망간, 요오드, 칼슘, 아연 등의 미네랄이 풍부하며 적혈구의 생성을 촉진해 혈색을 좋게 한다.

③ **뱀장어** : 피부나 점막의 건강 유지에 필요한 비타민 A와 레티놀, 젊음 유지에 필요한 비타민 E, 피부를 곱게 하는 콜라겐, 혈액의 흐름을 좋게 하고, 노화를 방지하는 불포

화지방산이 풍부한 식품이다.

④ 가자미 : 고단백 저칼로리 식품이라 다이어트 식품으로도 적합하다.

⑤ 고등어 : 혈액의 흐름을 좋게 하는 불포화지방산, 피부를 아름답게 하는 비타민 B_2, 조혈에 필요한 철이 다량 함유

(7) 건강한 목욕법으로 내몸을 건강하게 하자.

몸의 이상증세나 노화는 거의 대부분 '냉증'이 원인이므로 몸을 따뜻하게 하면 젊음과 아름다움을 되찾을 수 있다.

※ 목욕의 효과는 다음과 같다.

- 온열이 혈행을 좋게 해서 신장이나 폐를 통한 노폐물의 배설작용도 활발해진다.
- 수압이 혈행을 좋게 해서 배뇨량을 늘려 수독을 개선하며, 부종과 냉증을 해소해 준다.
- 목욕으로 체온이 상승하면 피지선에서 모공을 통해 피지가 분비되고 피부가 촉촉하고 깨끗해진다.
- 미지근한 물에 들어가면 스트레스 해소 호르몬이 분비되어 스트레스가 해소된다.
- 목욕의 온열효과와 이완효과, 혈행촉진 효과로 백혈구의 기능이 향상되어 질병을 예방 및 치료한다.
- 목욕의 온열 효과로 혈전 용해에 필요한 효소가 증가하여, 혈액이 맑아져서 뇌경색, 심근경색 예방과 하지정맥류 개선에 도움이 되고 피부의 잡티, 기미, 주근깨 등이 줄어든다.

약용목욕

약탕에 몸을 담그면 '방향유'의 성분이 비점막을 통해 혈액에 흡수되어 뇌에 전달되면서, 신경의 긴장이 풀리고 내분비(호르몬)계와 면역계를 자극하여 심신의 건강을 증진시킨다.

또한, 물에 녹아든 방향유 성분이나 각종 비타민과 미네랄이 피부 표면에 얇은 막을 형성하여 피부를 아름답게 만든다.

40도 정도의 따뜻한 물에 약탕의 재료를 넣어야 충분히 우러나고 10~15분 정도 몸을 담그는 것이 가장 좋다.

약탕의 종류와 그 효능

① **천연소금** : 천연소금 한 줌을 욕조에 넣는다.
- 효능 : 냉증, 무다리, 감기 예방

② **생강** : 생강 1개를 강판에 갈거나 통째로 욕조에 넣는다.
- 효능 : 냉증, 신경통, 요통, 류머티즘, 불면증, 감기 예방

③ **말린 무잎** : 말린 무잎 5~6장을 삶은 다음 즙을 내어 욕조에 넣는다.
- 효능 : 냉증, 신경통, 생리통, 여성병(대하)

④ **장미** : 꽃잎을 여러 장 욕조에 넣는다.
- 효능 : 스트레스, 숙취

⑤ **쑥** : 생잎이나 말린 잎 10여 장을 욕조에 넣는다.
- 효능 : 냉증, 치질, 월경과다, 자궁근종

⑥ **귤** : 3~4개 분량의 귤껍질을 햇볕에 말려 욕조에 넣는다.
- 효능 : 냉증, 초기감기, 기침, 스트레스

⑦ **레몬** : 1개를 둥글게 썰어 욕조에 넣는다.
- 효능 : 고운 피부, 스트레스, 불면증

반신욕

하반신을 집중적으로 따뜻하게 하는 반신욕은 신장을 포함한 허리 아랫부분의 혈행을 좋게 한다. 그 결과 배뇨량을 늘려주고 세포와 세포 사이의 물이 배출되어, 수독을 없애주기 때문에 몸 전체가 따뜻해진다.

또 하반신 통증이나 부종도 해소된다.

사우나욕

고온의 사우나욕을 하면 온열 자극에 따른 혈관 확장으로 혈액순환이 좋아진다.

내장과 근육으로 영양이 원활히 공급되고, 신장의 혈행도 좋아져 배뇨량이 증가하면서 노폐물이 배출되어 혈액이 깨끗해진다.

고혈압이나 심장병이 있는 사람은 주의가 필요하다.

5~10분의 사우나욕과 30초~1분의 냉수욕을 2~4회 반복하는 것이 가장 이상적이다. 심장이나 순환계 질병이 있는 사람은 사우나욕을 2~3분 정도 하고 냉수욕은 전신 대신 배꼽 아랫부분에 냉수를 끼얹는 정도로 하는 것이 부담을 주지 않는 바람직한 방법이다.

수욕

42도 정도의 따뜻한 물을 대야에 채우고 손목까지 10~15분 정도 담그고 냉수에 1~2분 담그는 식으로 온냉욕을 2~3회 반복하면, 팔꿈치와 어깨에 정체되어 있던 혈액이나 기의 흐름이 원활해져 팔꿈치 통증이나 어깨 결림이 완화되고 몸 전체가 따뜻해진다.

족욕

수욕과 마찬가지로 42도 정도의 따뜻한 물을 대야나 양동이에 채우고 발을 발목까지 10~15분 가량 담근다.

족욕은 발바닥에 온열 자극을 통해 하반신의 혈액순환을 좋게 한다.

전신의 혈행이 원활해져 몸이 후끈후끈해지면서 땀이 난다.

허리와 무릎 통증에 효과가 있는 것은 물론, 신장쪽의 혈행이 좋아져 소변의 양이 늘어나므로 온몸의 부기나 무살 해소에도 효과적이다.

수욕이나 족욕 시 천연소금 한 줌이나 생강 1개를 갈아 거즈에 넣어 사용하면 더욱 시너지 효과를 얻을 수 있다.

CHAPTER 08

간계 주요 특징 및 이상증상, 신장, 심장

1 _ 간계내과 / 간의 주요 질병 및 특징

01 | 간계내과

① 과로한 것도 아닌데 몸이 무겁고 뻐근하다.
② 머리가 멍하고 자꾸만 눕고 싶다.
③ 팔다리에 힘이 없고 일에 능률이 떨어진다.
④ 집중력이 떨어진다.
⑤ 건망증이 생긴다.
⑥ 휴식을 취해도 계속 노곤하다 등으로 표현되는 피로는 크게 나누면 생리적 피로와 병리적 피로 그리고 심리적 피로로 나눌 수 있다.

생리적 피로는 일반적으로 느끼는 피로로서 건강한 사람이 일시적으로 과로했을 때 젖산 등의 피로물질이 분해되지 못하고 세포에 축적되어 두뇌 중에 간뇌의 피로중추와 말초신경계를 자극시켜 전신권태감이나 피로감, 집중력 감퇴, 무력증이 나타나게 된다.

이러한 생리적 피로가 누적되면 질병으로 전이되므로 생리적 피로가 있을 때는 가벼운 운동이나 휴식 등으로 빨리 풀어야 한다.

한방요법으로 구기자차나 결명자차, 쌍화차 등이 도움이 되고, 가벼운 마사지 요법과 부항요법, 침술요법으로도 피로를 없앨 수 있다.

그러므로 병리적 피로는 먼저 원인이 되는 질병을 치료해야만 한다.

검사상 질병이 없는 경우 대부분의 만성피로는 간기능 저하로 나타나는데, 간장은 병리적 변화가 있음에도 불구하고 피로에는 간장 자체의 통증이나 변화를 느끼기 어려운 장기이므로 일반적으로 '침묵의 장기'라 불리운다.

간장기능의 저하증을 자가진단 후 간기능의 이상이 의심되면 의사의 진료에 따른 적극적인 치료만이 만성피로를 없앨 수 있다.

02 | 간의 주요 질병 및 특징 1

(1) 만성피로 증후군과 간질환

체내기관은 마음과 직결한다. 간은 '노여움'의 장기이다. 화를 자주 내거나 스트레스를 많이 받는 사람은 간이 더욱 상하게 된다. 반면에 간이 건강한 사람은 인내심이 강하고 너그러워서 좀처럼 화를 내지 않는다.

콩팥은 '두려움'의 장기라고 할 수 있다. 콩팥의 상태가 나쁘면 경미한 병에 걸려도 큰 불안을 느끼며, 장래는 말할 것도 없고 벌어지지 않은 일에 대해서도 늘 걱정이 태산이다.

폐는 '슬픔'의 장기이고, 심장은 '기쁨'의 장기이고, 비장은 '괴로움'의 장기이다.

(2) 간 기능 저하, 만성피로의 적신호

〈간이 과로 상태에 빠져 기능이 저하되면 건강 상태가 서서히 악화된다.〉

간이 나쁘면 눈썹이나 미간 주위가 메말라 하얀 각질이 일어나며 피부가 벗겨지는 경우가 있다. 이런 증상이 나타나는 것은 밀가루 식품이나 동·식물성 기름을 즐겨 먹으면서 채소는 충분히 먹지 않았기 때문이다.

특히 산모가 지방을 과잉 섭취하면 아기에게 그런 증세가 나타나므로, 임신 중에는 반드시 식사의 균형을 맞추도록 해야 한다.

① 사람마다 제각각 성격이 다르고 사람마다 고유의 특성이 있듯이 장기도 각각 다른 성격을 반영한다.

② 간은 '노여움'의 장기라고 한다.

③ 간의 상태가 좋지 않으면 대부분 화를 잘 내는 성격으로 변하기 때문이다.

④ 화를 자주 내거나 스트레스를 많이 받는 사람은 간이 더욱 상하게 된다. 그야말로 악순환이 반복되는 것이다. 반면에 간이 건강한 사람은 인내심이 강해지고 너그러워서 좀처럼 화를 내지 않는다. 따라서 지방이 풍부한 고기, 술, 그리고 단 음식은 간을 해치는 주범이므로 되도록 삼가야겠다.

간이 나빠진 신호로는 신경이 날카롭다, 눈이 시리다, 햇빛에 약하다, 경련이나 쥐가 일어난다, 손톱이 미워질 수 있다. 간을 보호하는 음식으로는 단백질이 풍부한 것, 비타민이나 미네랄이 풍부한 것, 지방질이나 당분이 적은 것 등이다. 해조류는 미네랄이 풍부하고, 함유된 엽록소가 세포의 재생에 도움이 된다. 삶은 새우나 물오징어는 간 해독에 좋은 타우린 성분이 많고 과일은 비타민이 풍부하다.

(3) 간이 나빠진 신호

① 신경이 날카롭다.

앞에서 '간은 노여움의 장기'라고 했는데 왠지 요즘 들어 신경이 날카로워지고 사소한 일에도 화가 난다면 간의 상태를 점검해 볼 필요가 있다.

② 눈이 시리다.

'눈이 시리고 피곤', '눈꺼풀이 무겁고 눈에 힘이 들어가지 않는다.'

'바람이 조금만 불어도 쉽게 눈물을 흘린다. 어깨가 결리더니 눈이 아프다', '눈이 쉬이 피곤'

③ 햇빛에 약하다.

햇빛을 보면 눈이 시려서 제대로 눈을 뜰 수 없거나, 햇빛 알레르기(햇빛을 쬐면 피부에 발진이 돋는 질환, 자외선이 주원인), 금속 알레르기가 일어나는 것도 간이 약해졌다는 증거이다.

④ 경련이나 쥐가 일어난다.

간은 근육에도 영향을 미치며, 힘줄이나 근육, 관절의 운동에 관여한다.

따라서 관절통 또는 근육 경련이 종종 일어난다면 간에 이상이 있는 건 아닌지 살펴봐야 한다.

⑤ 손톱이 미워진다.

손톱에 나타나는 가로선, 세로선도 간의 상태가 나쁘다는 것을 나타낸다.

세로선 → 탄수화물이나 염분을 과잉 섭취했거나 고기 등의 단백질을 즐겨 먹은 경우 또한 노화가 진행될 때도 손톱에 세로선이 나타난다.

손톱 끝이 갈라지거나 깨져서 보기 싫게 들쑥날쑥해지는 경우도 잘못된 식생활이 원인이다.

과일, 주스, 설탕, 술, 약 등 강한 음성계열 식품이나 음료를 많이 먹으면 손톱이 쉽게 찢어지거나 벗겨진다.

이런 상태가 나타난다면 간 뿐만이 아니라 심장, 콩팥 같은 순환기, 비뇨기, 생식기, 신경계 등에 질병이 진행 중일 가능성이 있으니 주의해야 한다.

특히 고환, 난소의 기능이 신경계의 반응이 표준 이하로 떨어질 염려가 있다.

손톱이 잘 벗겨지는 것도 생리불순, 우울증, 신경증, 불면증 등 이런저런 증세가 고개를 들기 시작한다는 신호이기 때문에 가볍게 지나쳐서는 안 된다.

⑥ 눈썹이나 미간이 나빠진다.

간이 나쁘면 눈썹이나 미간 주위가 메말라 하얀 각질이 일어나며 피부가 벗겨지는 경우가 있다. 이런 증상은 밀가루 식품이나 동·식물성 기름을 즐겨 먹으면서 채소를 충분히 섭취 하지 않았기 때문에 나타난다.

⑦ 뾰루지

빨간 뾰루지는 당분이 주요 원인이고, 하얀 뾰루지는 동·식물성 기름의 과잉 섭취, 노란 뾰루지는 치즈 등 유제품 또는 계란, 생선의 과다 섭취, 거무스름한 뾰루지는 당분과 단백질의 과잉 섭취가 원인이다. 매운 채소나 식초, 무, 생강, 마늘, 양파, 부추 등의 음식을 섭취하는 것이 좋다.

(4) 간에 좋은 음식

간을 보호하는 음식

① 단백질이 풍부한 것

② 비타민이나 미네랄이 풍부한 것

③ 지방질이나 당분이 적은 것

④ 해조류는 미네랄이 풍부하고, 함유된 엽록소가 세포의 재생에 도움이 된다.

⑤ 삶은 새우나 물오징어는 간 해독에 좋은 타우린 성분이 많고 과일은 비타민이 풍부하다.

(5) 간에 도움이 되는 식이요법

① 식초 : 간 기능을 원활하게 해주는 역할을 하므로 간이 안 좋은 사람에게도 효과적이다.

② 칡 : 냉증이 있을 때는 칡을 갈아 식초와 섞어 먹으면 간을 따뜻하게 해주어, 상태가 호전되는 효험을 볼 수 있다.

③ 매운 채소 : 간 기능이 떨어진 사람에게 권하고 싶은 식품이다.

생강, 마늘, 양파, 부추 등도 간이 나쁜 사람에게 추천하는 채소들이다.

TIP

고기를 지나치게 많이 먹어 발생한 양성계열 간질환에는 식초를 사용한 요리나 양파, 무 등의 매운 채소가 좋으며, 술이나 단\ 음식을 즐겨 먹어 생긴 음성계열 간질환에는 매실, 해초, 조개류 등이 좋다.

(6) 피로가 올 때 간 기능 저하를 알 수 있는 자각증상

① 상습적 두통

② 눈의 충혈

③ 유달리 심한 피로

④ 손톱이 부채꼴이나 둥근 모양을 하거나 표면이 까칠한 경우 또는 푸른 경우, 감기의 지속적인 증상처럼 미열이 있는 경우

⑤ 피부가 이유 없이 가렵거나 백반 같은 것이 생긴 경우

⑥ 식욕 부진과 체중 감소가 병행하며 배가 팽창하거나 오른쪽 늑골 밑이 불러오는 피로

⑦ 유두가 딱딱해지거나 갑자기 남자의 가슴이 여성의 유방처럼 커지면서 느끼는 피로

⑧ 근육의 힘이 전보다 갑자기 약해졌다고 생각되는 피로 등

⑨ 간 기능 저하로 오는 피로인 경우에도 충분한 휴식이 필요하고 술, 담배 등 자극성 음식을 삼가야 하고 충분한 수면과 음악 감상 또는 목욕, 따뜻한 차 한잔, 명상이나 체조 등으로 스트레스 해소

⑩ 녹차는 비타민 C, B_1, 나이아신 등 무기염류가 풍부해서 정신을 맑게 하고 기억력과 지구력을 늘려주며 신진대사를 촉진해서 피로회복에 도움이 된다.

⑪ 한방적인 방법으로는 침술요법과 약물요법, 아로마테라피(향기요법) 등 환자에 체질을 구별하여 치료한다.

(7) 간질환을 자가진단 할 수 있는 증상들

간장의 손상 정도에 따라 간의 증상은 다양하게 나타날 수 있기 때문에 다음의 증상 중 여러 가지가 한 번에 나타나고 있다면 간기능 검사를 즉시 받는 것이 좋다.

① **삼초** : 각혈, 구취, 구역질, 잇몸 출혈, 황달

② **중초** : 여성형 유방, 피부소양증, 황달, 혈관종, 복부에 혈관이 드러나는 증상, 복수, 손바닥의 홍반

③ **하초** : 부종, 발바닥의 홍반

(8) 손톱으로 알 수 있는 간질환과 체위에 따른 간의 혈액 변화

손톱 모양으로 간질환을 알 수 있다.

① 손톱에 흰 반점이 생긴다.

② 손톱에 새로운 줄이 보인다.

③ 손톱이 납작해진다.

03 간의 주요 질병 및 특징 2

(1) 바이러스성(A형 간염)

① 증상 : 발열, 식욕 저하, 전신 권태감

② 경로 : 음식물, 음료수

③ 치료 : 저지방 저칼로리 섭취, 안정, 간보호제 복용

(2) 지방간

지방 및 탄수화물 대사와 관련된 효소결핍으로 간에 중성지방이 쌓인다.

① 원인 : 비만(30%), 음주(30%), 당뇨병(25%)

② 증상 : 변비, 식욕부진, 전신권태감, 간 비대증

③ 진단 : 초음파검사, 혈액검사

④ 치료 : 비만이나 당뇨로 인한 경우는 체중을 줄이고 과음에 의할 때는 금주

⑤ 예후 : 간장병 중 가장 경과가 좋은 편이나 방치하면 간경변이 진행될 위험이 있으니 조기 치료가 중요함

(3) 알코올간염

만성적으로 과음함으로써 일어나는 간질환

① 원인 : 과음(정종을 기준으로 할 때 매일 5홉 이상의 술을 마시는 사람의 75%가 알콜성 간염에 걸릴 가능성이 있음)

② 증상 : 초기 증세로 피로, 발열, 땀을 잘 흘림, 식욕부진 호소, 남성의 경우 여성형 유방, 성기능 장애

③ 치료 : 금주, 충분한 영양섭취, 안정, 간장약 복용, 정신요법 병행

④ 예후 : 바이러스성 간염에 비해 좋은 편임

(4) 간경화(간 경변)

오랜 시간 동안 진행된 간세포의 경화성 변성으로 간 기능이 상실됨(일단 손상된 간세포는 원상태로 돌아가기 힘듦)

① 원인 : 치료하지 않은 바이러스성 간염, 알코올성 간염, 만성간염

② 증상 : 빈혈, 출혈경향, 황달, 복수, 여성형 유방 등(간세포는 재생력이 강할 뿐만 아니라 이 부분으로도 그 역할을 해내므로 세포 손상이 상당히 진행되어도 증상이 없기도 함)

③ 진단 : 혈액검사, 백혈구나 혈소판 감소, 복강경 검사, 초음파 검사 등
④ 치료 : 균형 잡힌 식사와 안정

(5) 간암

간세포의 자체 이상 혹은 폐나 유방에서 생긴 암이 전이되어 암이 된다.

① 원인 : 간경변증 남성인 경우 암 유발의 가능성 큼
② 증상 : 간경변과 관련된 증상이 많이 나타나면 저혈당증, 저혈구증, 혈액응고 장애를 느끼는 경우가 많으므로 초기 진단이 중요
③ 치료 : 간암 초기인 경우 약물요법보다 암세포 제거 수술이 더욱 효과적이다.

04 | 간암을 의심해야 하는 증상들

① 전신 권태
② 성욕 감퇴
③ 손바닥 홍반 증세
④ 우측 상복부 통증
⑤ 구토 증세
⑥ 식욕이 없고, 음식 냄새조차 거슬린다.
⑦ 술맛이 떨어진다.
⑧ 혈관종
⑨ 발열
⑩ 황달
⑪ 배가 부풀어 마치 복수로 가득 찬 기분이 든다.
⑫ 남자의 유방이 불룩해지고, 누르면 아프다.

05 | 만성간염의 식이요법

(1) 기본요법

① 고단백 탄수화물, 비타민 등 충분히 칼로리를 섭취
② 지방을 섭취하되 설사가 있는 경우 금하고 튀긴 음식 삼가

③ 부종이 있는 경우 소금 섭취를 제한
④ 식사 후 오른쪽으로 누워 안정 취함
⑤ 술, 담배 등 자극적인 음식 금함

(2) 피해야 할 음식

① 인스턴트 음식 : 햄, 베이컨, 소세지 등
② 돼지비계, 내장, 정어리, 장어, 초콜릿, 호도, 잣 등 지방이 많은 음식
③ 소금, 간장, 고추장, 케찹, 마요네즈
④ 통조림, 짱아치, 조개, 게, 새우, 젓갈 등 소금이 많이 들어간 음식

(3) 좋은 음식

① 계란, 두부, 된장, 비지, 소, 돼지고기 등심, 닭고기 등 고단백
② 쌀밥, 감자, 고구마 등 고탄수화물
③ 고비타민 : 쇠고기, 귤, 땅콩 등 비타민 B가 많은 음식, 녹색채소, 감자, 양배추, 토마토, 딸기 등

(4) 간염에 좋은 민간요법

① 모시조개
- 예부터 간장에 좋은 음식으로 사용되어 왔다.
- 모시조개를 같은 양의 물로 한 시간쯤 끓인 후 모시조개를 꺼낸다.
- 남은 모시조개 국물은 다시 500cc 정도가 되도록 졸여 하루 세 번에 나누어 마신다.
- 황달 증상에도 매우 효과적이다.

② 당근
- 급성간염으로 황달이 있는 사람에게 효과적이다.
- 건조시킨 당근 120g를 달여서 하루에 두 번 마신다.

③ 잉어의 담낭
- 잉어(자연산)의 담낭은 예부터 간장병에 특효

④ 표고버섯
- A형 간염에는 신선한 표고버섯을 사용

⑤ 양배추
- 간장의 기능을 강화하는 것이 비타민 K
- 양배추 등 비타민이 풍부히 포함된 채소를 많이 섭취하는 것이 중요

⑥ 사과

- 황달이 나타나면 사과와 꿀이 효과적이다.
- 사과 한 개를 갈아 꿀을 큰 수저로 한 숟가락 넣어 먹는다. 그리고 그 뒤에 아무것도 먹지 않는다.
- 하루 5회 섭취하면 황달이 빨리 치료된다.

(5) 간 경변에 좋은 민간요법

① 생강탕 온습포(찜질)

- 묵은 생강 50g을 껍질째로 갈아 무명보자기에 넣는다.
- 이것을 1리터 물에 넣어 삶아 뜨거운 생강즙을 만든다.
- 타올을 적셔 가볍게 짜내고 간장 부위에 대고 따뜻하게 한다.
- 식으면 20~30분 간격으로 바꾸는데 간 경변에 효과를 발휘한다.
- 간장 부위는 오른쪽 늑골 밑에 댄다.

② 감초

- 진하게 쪄서 차 대신에 마시면 효과적이다.

③ 구기자 나무

- 뿌리 껍질을 쪄서 마시면 간장의 열이 떨어진다.

④ 비파차

- 차같이 넣어 하루 몇 번을 마신다.
- 이것을 계속하면 간기능을 약간 높일 수 있다.

⑤ 사철쑥(인진)

- 잎과 줄기를 쪄서 차 대신에 마시면 간장의 운동을 돕는다.

2_콩팥

콩팥은 '두려움'의 장기라고 할 수 있다. 콩팥의 기능이 떨어진 사람은 작은 일에도 전전긍긍하며 노심초사하는 모습을 보인다.

01 콩팥의 상태에 따른 증상

콩팥의 상태가 나쁘면 경미한 병에 걸려도 큰 불안을 느끼며, 장래는 말할 것도 없고 벌어지지 않은 일에 대해서도 늘 걱정이 태산이며 걱정이 많고 심약한 성격이다.

콩팥에 이상이 생겨 병증이 진행 중일 때 신경계 증상으로 꼽는 것이 이러한 불안감, 두통과 우울증, 집중력 저하가 생긴다.

거의 모든 병의 근원은 콩팥에 있다고 해도 과언이 아니라 할 수 있는데, 이것은 콩팥이 심장, 폐, 췌장, 간 등 주요 장기와 깊은 연관을 맺고 있기 때문이며 이 장기들에 생겨난 대부분의 질환은 콩팥의 기능이 떨어지면서 시작되곤 하는 것이다. 콩팥은 체내 수분량과 혈압을 조절하고 혈액 속의 노폐물을 제거하는 기능을 하기 때문에 다른 장기에 많은 영향을 주게 되는 것이라 할 수 있으며, 콩팥은 체내 수분량과 혈압을 조절하고 혈액 속의 노폐물을 제거하는 역할을 하기 때문에 콩팥의 상태가 나빠지면 몸속에 쌓인 노폐물을 정상적으로 배출하지 못해 유해 물질이 축적되게 된다.

이렇게 되면 요독증이 생기거나 심한 경우 목숨을 잃을 수도 있다. 콩팥에서 내보낸 노폐물을 배출하는 방광의 경락은 얼굴, 머리, 등, 허리, 다리 등 전신을 지나가기 때문에 더욱 주의가 필요하다.

02 콩팥의 기능을 떨어뜨리는 음식은 술, 단 음식이다.

당분을 지나치게 많이 섭취하면 칼슘이 부족해져서 쉽게 골절되고, 지방을 과다 섭취하면 치매의 주된 원인이라 일컫는 동맥경화에 걸리게 된다. 콩팥의 기능이 떨어지면 우리의 얼굴이나 몸에서 그런 상황이 발생할 수 있다는 사실을 살필 수 있는 신체의 변화로서는 눈 주위 변화로는 눈 밑이 툭 불거지는 것이 대표적인데 이것은 몸의 수분이 제대로 배출되지 않거나 지방을 과다 섭취했을 때 생기는 증상이다.

음료, 과일, 주스, 맥주 등 수분을 지나치게 섭취하면 몸이 차가워져 콩팥이 원활하게 기능하지 못하고, 빈뇨에 걸릴 염려가 있다.

지방을 과다 섭취하면 콩팥 조직에 지방이 축적되어, 콩팥 결석이나 요로 결석에 걸릴 가능성이 높아진다.

요컨대 눈 밑이 붉어지는 것은 콩팥과 방광이 제 역할을 못하고 있는 상황을 의미한다.

몸에 피로가 쌓여 콩팥의 기능이 저하되면 눈 밑에 거무스름한 기미가 생긴다.

피곤하면 체내에 젖산이 쌓이면서 세포의 염분 농도가 진해지는데 그것이 기미가 되어 눈 밑에 나타나는 것이다.

동양의학에서는 콩팥의 기능이 저하되면 검은색으로 나타난다고 한다.

만성적으로 눈 밑에 검은 기미가 나타난다면 염분을 삼가 할 필요가 있다.

03 콩팥에 도움을 주는 식이요법

무말랭이, 배추, 참마, 다시마, 표고버섯 등을 즐겨 먹음으로써 몸에 축적된 염분을 제거해야 한다.

04 눈 주변이 적보라색

① 단음식, 과일, 약, 청량음료 등을 과잉 섭취하고 있지는 않은지 점검해 보자.

② 눈 주변이 적보라색인 사람의 경우 칸디다균(여자의 질 감염 / 소아의 구내염)에 감염되거나 세균성 신우신염(신장의 세균감염, 요통의 원인이 된다.) 등에 걸리기 쉬움

③ 지방이 축적되어도 눈 구석이 적보라색으로 변하기 쉬운데, 이럴 때는 유제품, 고기, 당분, 흰 밀가루 등을 삼가는 편이 좋다. 단, 유전적인 영향도 있기 때문에 완전하게 회복되려면 시간이 걸린다.

3 _ 위장과 비장

01 위장

위장이 약한 사람의 식사법으로는 탄산음료, 카페인, 튀김, 기름기 많은 음식을 피해야 한다. 그리고 조금씩 여러 번 먹는 식사 습관을 가져야 하며 양배추, 키위, 파인애플, 무, 배 등을 요리에 이용해 먹는 것도 도움이 된다.

02 비장

비장은 수분대사와 관련이 있는 장기이기 때문에 복부 팽만이나 부종을 유발하며 설사를 하게 된다.

코 뿌리 부분은 췌장·비장과 연관이 있다.

동양의학에서 비장은 '의지와 지혜'에 영향을 미치는 장기라고 한다.

비장이 약해지면 피부가 노란색을 띠게 되는 것은 물론, 의지력이 약해지며, 끈기가 없어지고, 머리가 둔해지고, 기억력이 감퇴한다.

또한 비장은 수분대사와 관련이 있는 장기이기에 비장의 상태가 나빠지면 복부팽만이나 부종을 유발하며, 설사를 하게 되고, 소변도 시원하게 볼 수 없게 된다.

피부에 습기가 많아지고 입안이 텁텁해지며, 손발이나 얼굴이 붓기도 한다.

이것을 몸속에서 생겨나는 액체인 진액이 배출되지 못하고 정체된 상태인 수체(水滯)라고 한다.

동양의학에서 '비'는 비장 외에 췌장이나 위 등 소화기관까지 포함된다.

췌장, 비장의 상태는 관자놀이에도 나타나는데, 혈관이 불거지거나 핏줄이 서는 식이다.

또한 여드름이나 기미 등 피부 트러블을 통해 췌장과 비장의 상태를 알리기도 한다.

① **빨간 뾰루지** : 소프트 드링크나 주스, 단 과자 등을 즐겨 먹으면 생긴다.

② **노란색이나 흰색 뾰루지** : 치즈나 우유, 크림, 요구르트 등의 유제품 또는 두유 같은 콩 제품을 과잉 섭취했을 때 나타난다.

③ **검은 기미** : 유제품이나 당분 외에 커피나 허브티 등 향이 강한 음료를 즐겨 먹었기 때문이다. 관자놀이 외에 등의 한가운데나 다리에 기미가 생기는 경우도 있다.

④ **갈색이나 거무스름한 기미** : 위나 췌장에 종양 및 궤양이 생길 가능성이 높다는 사실을 알려주고 있는 것이니 주의해야 한다.

동양의학에서는 비장이 수분을 조절한다고 본다.

실제로 비장의 상태가 나빠지면 사소한 일에도 깊은 고민에 빠지고 우울해진다.

적절한 당분은 비장의 기능을 활성화시키지만, 지나치게 많이 섭취하면 정신적으로 불안정한 상태에 빠지기 쉬우니 주의하자.

03 비장에 이상이 생기면 신경이 예민해질 수 있다.

알레르기 환자는 비장을 강화시키는 것이 좋다.

비장은 면역기능을 관할하는 곳이라고 하는데 암이나 알레르기와도 밀접한 관련이 있다고 알려져 있다.

수분대사는 폐, 콩팥, 대장, 비장 등에서 이루어지는데, 양의 중에도 '알레르기'는 수분대사가 원활하게 이루어지지 않기 때문에 생긴다.

4_ 폐

01 폐의 상태

폐의 상태를 회복하려면 먼저 피부를 단련시키고 깊게 호흡하며 적당한 운동을 하고 음식을 꼭꼭 씹어 먹는다.

폐의 상태는 볼을 보면 알 수 있다.

볼은 보면 폐의 상태를 알 수 있다.

① **볼이 통통한 사람** : 태어날 때부터 폐가 튼튼한 사람

② **볼이 홀쭉한 사람** : 폐가 약한 편

③ **볼에 세로 주름이 있는 사람** : 생선이나 건제품 또는 염분이 많은 음식을 과잉 섭취

④ 볼이 건성피부가 되어 하얀 각질, 볼에 모세혈관이 두드러진 사람, 춥지도 않은데 빨갛게 되는 경우 : 염분을 과잉 섭취하여 혈액의 흐름이 좋지 않게 된 것.

폐를 비롯한 호흡기질환에는 천식, 폐렴, 폐암, 수면 시 무호흡증 등

볼에 윤택이 없어지거나 기미, 주름, 점이 생기는 것은 케이크 등 단 과자나 과일, 꿀을 과잉 섭취한 것이 원인

뾰루지가 나는 것은 기름기 있는 음식과 설탕, 유제품 등을 즐겨 먹었기 때문

볼에 쇠버짐 등 하얀 반점이 생기는 경우도 있는데, 이때는 유제품이나 크림 또는 콩제품을 과다섭취한 결과이다.

기름기 있는 음식이나 고단백질 식품은 점액질을 만들어내기 때문에 혈액이 끈적끈적해지고, 술이나 단 음식, 과일을 지나치게 먹으면 기도나 인두가 늘어난다.

→ 천식을 유발하거나 코골이, 수면 시 무호흡 증후군으로 연결될 수 있음

02 폐의 상태를 회복시키는 방법

(1) 피부를 단련시킨다.

동양의학에서는 폐와 피부가 밀접한 관계에 있다고 본다.

건포마사지나 뜨거운 물에 적신 수건을 가볍게 짠 뒤 피부를 문지르는 마사지는 피부를 단련시키는데 매우 효과적이다.

폐암 / 유방암 / 천식 등 흉부질환에 효과적이다.

(2) 깊게 호흡한다.

폐가 약한 사람은 여러 가지 호흡법을 시도하고 큰소리로 노래를 부르는 것이 좋다.

책을 크게 소리 내어 읽는 것도 효과적인 방법이다.

계속 소리를 내면서 호흡하면 스트레스도 해소되고 폐도 단련된다.

(3) 적당하게 운동을 한다.

운동을 하면 폐와 근육이 활발히 움직이고, 체온도 높아진다.

산책이든 수영이든 댄스든 즐겁게 할 수 있는 운동이라면 무엇이든지 시도하는 것이 좋다.

(4) 꼭꼭 씹어 먹는다.

음식을 꼭꼭 씹어 먹으면 폐활량이 늘어나고 근력이 강해진다.

음식은 씹으면 씹을수록 맛이 나며, 씹을 때 나오는 침에는 젊어지는 호르몬과 항암요소까지 들어 있다.

5 _ 심장관련 질환

심장은 '기쁨'의 장기이다.

기쁨은 긍정적인 감정이지만 도를 넘으면 이 역시 병이다.

심장의 기능이 떨어지면 감정이 상승하여 쉽게 흥분하고, 때로는 이유 없이 큰소리로 웃기도 한다.

자신도 모르게 감정의 조절이 어려워지는 상황이 벌어지므로 늘 심장의 상태에 주의를 기울여야 한다.

'괴로움'의 장기로는 비장을 들 수 있는데 비장이 약해지면, 너무 깊이 생각하여 쉽게 고민에 빠지는 경향이 있다.

정서가 불안정해져서 사람을 쉽게 의심하게 되고, 상태가 심해지면 정신질환으로 발전하기도 한다. 반대로 비장의 기능이 좋아지면 작은 일에도 행복을 느끼게 된다.

이처럼 체내 기관의 상태에 따라 단지 몸의 건강뿐만 아니라 기분 및 성격도 좌우된다.

몸이 건강해야 정신도 건강해지고, 정신이 건강해야 몸도 건강해지므로 무엇 하나 소홀할 수 없는 것이다.

01 | 심장의 구조와 기능

심장은 가슴 중앙에서 약간 좌측에 위치하고 있으며 크기는 자기 주먹 정도이다.

심장은 우리 몸의 혈액을 하루 10만 번 이상의 펌프질을 통해 계속 순환시켜 신진대사를 원활하게 유지시키는 작용을 한다.

전신을 돌고 난 혈액은 우심방, 우심실을 거쳐 폐에서 이산화탄소와 산소가 교환되어 깨끗한 혈액이 된다.

다시 온몸에 구석구석으로 퍼져 우리 몸에 필요한 산소와 영양분을 쉬지 않고 수축이완을 통해 공급한다.

다음과 같은 증상이 자주 나타나면 저혈압의 정기적인 관리가 중요하고 주기적인 운동과 육식 섭취 등 영양관리가 필요하다.

① 체형이 야위고 마른편이다.

② 신경질적이고 정서불안정이라고 생각한다.

③ 불면증이 있다.

④ 나른하고 쉽게 피로를 느낀다.
⑤ 현기증이나 귀울림이 있다.
⑥ 갑자기 일어서면 현기증이 생긴다.
⑦ 머리가 아프거나 무겁다.
⑧ 어깨가 몹시 뻐근하다.
⑨ 손발이 자주 차다.
⑩ 식은땀이 자주 난다.
⑪ 목욕을 오래하면 기분이 나빠진다.
⑫ 심장이 두근거리거나 압박을 느낀다.
⑬ 가슴이 쓰리거나 트림이 많이 나온다.
⑭ 음식을 먹으면 체한 듯한 느낌이 나고 구역질이 난다.
⑮ 뇌변혈을 일으킨 일이 있다.

TiP 체크리스트

다음 사항 중 두 가지 이상 해당되면 심장병 예방에 힘써야 함

1. 고혈압 진단을 받은 경우
2. 맥박이 15초 내에 23회 이상
3. 하루 한 갑 이상의 흡연
4. 비만(표준체중의 20% 이상)
5. 부모 중 한 사람이 심장병, 뇌졸중, 고혈압으로 60세 전에 사망한 경우
6. 스트레스 과잉
7. 운동 부족

02 심근경색 및 협심증의 민간요법

협심증·심근경색의 발작은 언제라도 일어날 수 있다.

특히, 식사 후나 겨울에 급히 찬 공기를 쐰 후 몸이 떨릴 때 일어나기 때문에 과식, 지나친 흡연, 한기 등에 주의하여야 한다.

심장의 강한 아픔은 말기적 증상이기 때문에 전문적인 진료와 치료가 필요하다.

(1) 삼백초

① 한방에서 중약이라 하여 구충제로 쓰임

② 건조시킨 삼백초를 하루 10~20g을 삶아 차 대신에 마신다.

③ 협심증의 통증에도 효과가 있고 고혈압 등에도 좋고 동맥경화, 뇌출혈의 예방도 된다.

(2) 표고버섯

① 혈액 중의 콜레스테롤을 줄이고 콜레스테롤을 흡수하는 것을 막는 작용이 있기 때문에 고혈압증이나 동맥경화증의 예방도 된다.

② 생표고버섯이나 비타민 D가 풍부한 말린 표고버섯을 늘상 먹는 것이 좋다. 또는 끓인 국물을 계속 마신다.

(3) 토마토

토마토에 포함되어 있는 팩틴이 셀룰로스와 합쳐져 간장에서 간장산으로 변화된 혈액 중의 콜레스테롤을 재흡수시키지 않고 체외로 배출시킨다.

03 고혈압 환자가 지켜야 할 것

고혈압 환자는 중풍(뇌졸중) 예방을 위하여 전문 의료인의 지도관리를 계속해서 정기적으로 받는 것이 좋고 치료를 중단해서는 안 된다.

① 수시로 혈압을 체크한다.
(본인의 평상시(평소) 혈압과 환경에 따른 혈압 변화를 인지)

② 스트레스를 피하는 생활을 하여 정신적 안정 유지

③ 정신적·육체적 과로나 급격한 감정적 변화를 피한다.

④ 운동은 적절하게 가볍게, 규칙적으로 한다.(최소 2일에 1회 이상)

⑤ 급격한 환경 변화를 피한다.(뜨거운 목욕, 사우나, 추운 날씨에 외출)

⑥ 변비를 피한다.(규칙적인 배변 생활)

⑦ 염분 섭취를 줄인다.

⑧ 동물성 지방질이나 당분 섭취를 최소로 한다.

⑨ 과도하거나 과격한 성생활은 피한다.

⑩ 자극성 음식 피한다.(담배, 술, 커피, 설탕이 많이 든 음식, 짜게 절인 어물 등)

CHAPTER 09

심계내과(중풍 전조증상, 구안와사), 소화기계, 당뇨

1 _ 심계내과건강 살피기

01 | 중풍과 전조증상

중풍 전조증상으로 들 수 있는 일과성 뇌허혈 발작의 증세로는 손발 저림, 두통, 머리가 무거움을 뜻하는 두중, 일어설 때 어지러움을 뜻하는 현훈증, 불면증, 흥분, 불쾌감, 부정확한 발음, 보행 시 비틀거림, 어깨결림, 눈이 침침해짐을 뜻하는 안훈, 대화 도중 갑자기 멍해지는 때가 있는 등이 있다.

이런 모든 요소들이 불쾌감, 가슴이나 뒷목의 뻐근한 감, 가슴 두근거림, 손발 저림 또는 시림 등의 증상을 일으키는데 고혈압이 있는 경우와 위의 증상 중 3가지 이상의 증상이 있을 때를 한방에서는 '중풍 전조증'이라 한다.

02 | 중풍

중풍은 스트레스로 인해 오는 경우가 대부분이다. 이런 중풍은 예방이 가능한데 스트레스가 오는 이유는 여러 가지로 개인과 사회가 주는 스트레스, 국가에서 주는 스트레스 등 기후의 기온 변화로 다들 초조해지고 예민해져 있어 스트레스를 많이 받게 된다.

중풍은 '뇌졸중'이라고도 하며 크게 뇌출혈, 뇌경색, 지주막출혈 등으로 구분 가능하다.

이 중에서 뇌졸중은 뇌혈관이 터지는 것으로 가장 안 좋은 질병이다.

03 뇌출혈

뇌출혈은 얼굴 한쪽이 늘어지면서 발음이 둔해지고 더욱 심해지면 실어증이 되기도 하고, 사지의 힘이 빠진다던지 눈이 한쪽으로 쏠리는 현상이 생기기도 한다.

뇌출혈 환자의 70% 정도는 한 달 이내에 사망할 확률이 높고 만약 혼수상태가 하루 이상 계속되거나 의식이 점차 나빠진다면 그 상태가 매우 심각하다고 볼 수 있다. 회복된 경우에는 별 무리 없이 생활할 수도 있지만 회복되지 못할 경우 사망에 이를 수 있다.

선천적으로 고혈압이 있는 경우의 예방요법은 맵고 짠 음식, 기름진 음식, 과음, 갑자기 화를 내거나 심한 스트레스, 무리한 일로 인해 지나친 피로가 쌓이게 하는 것을 피해야 한다. 과도한 육식을 피하고 야채와 곁들이며 김, 미역 등 해초류를 섭취하고 규칙적인 식사와 운동을 하는 것이 좋다.

04 중풍 · 졸증 발작 시 응급처치법

중풍·뇌졸중 발작 시 환자를 조용한 곳으로 옮겨 머리가 절대 움직이지 않게 4~5명이 이동시킨다. 질식하지 않도록 아래턱을 쑥 내밀어 기도를 열고 넥타이나 벨트 등 몸을 꽉 조르는 것을 풀어주며 의사나 구급차에 연락을 취한다. 여름은 25°, 겨울은 20° 정도로 실온을 유지해야 한다.

05 고혈압

고혈압의 식이요법으로는 기본적으로 균형적인 음식 섭취와 단백질 음식을 주로 섭취하고 마른 체형의 사람은 표준 체중으로 끌어올려 유지하도록 노력하고 비만 체형의 사람은 과식을 피하고 표준 체중을 유지하도록 노력한다. 소금을 제한하고 칼슘을 적당히 섭취하며 소금 대신 식초나 깨소금 등을 사용한다.

인스턴트 식품, 소금이 많이 들어있는 식품, 조미료, 살찌는 음식, 콜레스테롤이 많은 음식, 지방이 많은 음식은 피하고, 지방이 적은 단백질 음식, 체질에 맞는 음식을 섭취한다.

목이 뻣뻣한 증상인 항강증은 목각도가 35~45°가 적당하며 척추 일직선을 유지해야 한다. 너무 높거나 낮으면 목 관절, 근육 등에 손상이 가기 때문이다.

06 | 구안와사

구안와사는 얼굴의 신경이 마비되어 눈과 입이 어긋나고 얼굴이 삐뚤어지는 것을 말한다. 흔히 찬 바람을 오래 쏘이거나, 정신적인 충격이나 스트레스 누적, 과로, 뇌상 등으로 오기도 하고 뇌출혈 등 중풍에 의해서 오기도 한다.

감기나 치과, 이비인후과 질환 후유증으로 오기도 하며 와사풍은 인중 부위가 한 쪽으로 삐뚤어지는 것을 말하는데 말초성 안면신경마비 80%와 중추성 안면신경마비 20%로 나뉜다. 일반적으로 구안와사는 마비가 오기 전에 보통 귀 뒤쪽 부위나 마비된 쪽의 얼굴에 뻐근함을 느끼기도 한다.

이러한 증상이 있을 때는 외출을 삼가고 초기에 치료하도록 해야 한다. 장시간 동안 얼굴을 찬 곳에 노출하는 것을 피하고 딱딱한 곳에서의 잠자리를 하지 않도록 하는 것이 예방법이다.

요즘은 주로 수면부족으로 발생하는 경우가 월등히 많다. 질병 부위를 마사지하거나 표정운동을 자주하는 것이 바람직하다. 구안와사는 침구치료와 신경근치료, 물리치료, 전기침, 약물치료를 병행하여 경락의 기를 소통시키고 내부 장부의 세력 간 평형을 유도하는 치료법을 사용하여 치료한다.

말초신경이 손상된 경우 즉 말초신경 안면마비는 아직까지 원인불명인 경우가 주류를 이루고 있으나 이외의 여러 요인에 의해서 발생되기도 한다.

중추신경이 손상된 경우 즉 중추신경 안면마비는 뇌졸중, 뇌손상, 뇌종양 등 중추신경 뇌조직을 파괴시키는 질병은 대개 팔, 다리가 마비되나 눈과 입이 돌아가기도 한다.

말초신경 안면마비와는 달리 중추신경 안면마비는 이마가 돌아가지 않는 것이 특징이다. 구안와사의 증상은 종종 갑자기 발병하거나 수면 후 안검이 닫히지 않거나 입이 삐뚤어진다. 발병 전 귀 뒤에 불쾌감이 생기는 경우도 있으며 두통이 있기도 하다.

안면에 표정이 사라지거나 눈이 감기지 않고 눈물이 나며, 이마의 주름이 생기지 않는다. 때로는 미각이 감퇴되고 청각이 과민해지고 상태가 장기화 되면 안면근이 경련하고 입이 반대로 기울어진다.

2 _ 소화기계 건강 살피기

01 | 소화기내과 증상

소화기 내과의 질병 부위와 주요 질환을 보면 명치 부위에 통증이 올 경우 위염, 위·십이지장궤양, 협심증, 트림의 유무에 따라서도 같은 질환이 발생하고, 식욕부진의 증상에는 위장 질환의 초기라고 판단할 수 있고, 입에서 불쾌한 냄새가 나는 경우에는 위장병이나 치과 질환이 있는 경우이며, 과음, 과식의 경우에는 위하수, 위확장이 특징이다. 소화불량, 복부의 답답함에는 위의 기능조절에 이상이 있는 것이고 설사, 변비는 장 질환이나 위장 질환이 특징이다.

구토 날 때 의심할 수 있는 질병은 뇌막염, 녹내장, 백일해, 성홍열, 췌장염이나 췌장암, 위염, 위궤양, 위암, 신장염, 선천성 유문협착, 장폐색 급성장염, 충수염, 임신이 있다.

맵고 짠 음식을 좋아하거나 구취가 나는 경우, 식욕이 갑자기 왕성해진 경우, 여드름이 생긴 경우, 전에 비해 잠이 많아지거나 불규칙적인 식사를 하는 사람, 걱정이 많은 사람, 신경이 예민하고 자만심이 강한 사람, 화를 많이 내는 사람, 늘 피로하다고 느끼는 사람, 중년이 되면서 살이 빠지는 사람은 위장 진단이 필요하다. 위·십이지장궤양 식이요법으로는 기본적으로 음식을 골고루 섭취하고 자극성 음식을 피한다.

식후 30분간 휴식을 취하고 식사의 양을 줄이고 횟수를 늘린다. 식물성 단백질 등의 단백질을 섭취한다. 그리고 섬유질·지방질이 많은 음식, 위산분비 촉진 음식, 향신료, 자극성 음료는 피하고 생선, 닭고기, 우유, 삶은 채소, 무, 요구르트, 치즈, 버터, 달걀반숙, 연하고 신맛이 없는 과일을 섭취하는 것이 좋다.

02 | 설사

설사에는 날 음식은 피하고 장을 안정시키면서 기본적인 영양을 섭취하고 쌀 미음 등 유동식을 기본적으로 섭취하는 것이 좋다. 심한 경우에는 금식이 필요하다. 그리고 자극성 강한 음식, 장에 자극이 강한 콜라, 사이다 등의 음식, 섬유질이 많은 음식은 피하고 연한 채소류, 연한 닭고기, 도미, 넙치, 두부, 달걀, 요구르트를 섭취하는 것이 좋다.

설사는 설사를 일으키는 세균, 독소 등을 배설하고 손상된 장세포를 재생시키는 정장제 투여, 유·소아들의 설사는 전문의 진단을 요한다. 민간요법으로는 국화, 마늘, 보리, 강낭콩이 있다.

03 변비

변비는 복부의 불쾌감을 일으킬 뿐만 아니라 두통까지 유발하는 것으로 알려져 있다. 따라서 정신질환을 앓고 있는 사람은 우선 쾌변을 볼 수 있도록 노력해야 한다. 장을 고치면 차츰 뇌가 건강해지는데, 장의 상태를 좋게 하기 위해서는 변을 잘 봐야 하는 것이다. 변을 제대로 보면 소장의 기능이 활발해져 질병의 상태가 빠르게 호전된다.

변비를 예방할 수 있는 방법으로는 아침 공복에 찬물을 한 잔 마신다. 냉 우유 한 병을 마시거나 장운동을 촉진시키는 섬유질이 풍부한 야채를 섭취하고 규칙적인 식사를 한다.

그리고 쇠고기, 돼지고기, 자극이 강한 음식을 피하고 우유, 섬유질 음식을 섭취하는 것이 좋다. 식이요법으로는 알로에, 감자, 들장미, 호두, 참깨가 있다.

TiP 변비에 효과적인 마사지법

변비에는 배의 우측에서 좌측으로 30번씩, 손바닥으로 문질러주는 마사지가 효과적이다.
아랫배부터 마사지를 시작해, 윗배로 옮겨 가도록 하자.
마지막으로 배꼽부터 시작해서 시계방향으로 마사지를 30번 정도 해주면 된다.
아침식사 30분 전에 하는 것이 가장 효과가 좋다.

04 장과 정신건강

변비를 앓거나 무른 대변이 나오는 등 변을 시원하게 보지 못하는 것은 지방이나 당분을 과잉 섭취했기 때문이다.

지방과 당분을 삼가고, 아침에 적당한 운동을 하면 장이 활기를 띠게 되고 체내의 노폐물을 활발히 배출시킨다.

아침에 운동을 해서 하루를 활기차게 시작하면 몸에 새로운 에너지가 채워지고, 이 에너지가 몸과 마음에 축적된 가스를 내보낸다.

큰소리로 노래를 부르고, 자주 웃고, 괴로운 일을 숨기지 말고 밖으로 털어놓으면 몸과 마음에 신선한 에너지가 충전된다.

정신적으로 큰 고민을 안고 있는 사람은 먼저 장의 상태를 좋게 해야 한다. 뇌와 장은 직결되어 있다. 그리고 설탕이나 초콜릿 등이 일시적으로 기분을 좋아지게 할 수는 있지만, 시간이 지나면 더 피곤함을 느끼고 우울해진다는 보고가 있다. 특히, 단 음식을 계속 먹으면 장의 활동을 멈추게 하여 변비를 일으키게 된다.

3 _ 당뇨

당뇨는 신인류 문화병으로 당대사 이상으로 발생한다. 적절한 운동이 가장 좋은 치료제이며 유전적 성향이 강하다. 유전적 성향은 물론 이에 환경적 요인이 복합적으로 작용한다. 당뇨병은 우리 몸 세포에서 혈당을 이용하여 생명활동 및 유지에 필요한 에너지를 만드는 과정이 원활하지 못하게 되는 질환으로 인슐린이 부족하거나 인슐린 작용에 이상이 생겨서 혈당이 세포 속으로 들어가 제대로 이용되지 못하고 결국 배설되는 것을 말한다.

그리고 당뇨병은 충분히 치유될 수 있는 질환으로 합병증과 후유증을 철저히 예방한다면 크게 신경 쓸 필요가 없다.

합병증으로는 신장질환과 신경질환, 안질환으로 구분 가능하다. 조절방법으로는 식이요법, 운동요법, 약물요법의 3요소가 있는데 식이요법으로는 짜장, 고구마, 사탕, 튀긴 음식, 통조림, 술, 메밀 등의 음식을 삼가고 골고루 영양을 섭취하는 것이 합병증 예방에도 도움이 된다.

보리밥, 율무, 쌀밥, 콩, 김, 미역, 시금치, 두부 등의 음식은 당뇨에 좋다. 운동요법은 당뇨에 가장 중요한 요법이고 자신의 체력에 맞는 운동을 꾸준히 하는 것이 매우 중요하다.

당뇨는 크게 상초, 중초, 하초로 나뉘는데 상초는 의식불명, 시력 저하, 치아의 약화, 기침, 담 등의 증상으로 인한 당뇨병성 혼수, 뇌혈관장애, 망막증, 백내장, 치주염과 같은 합병증이 발생하고, 중초는 숨이 가쁜 증상, 앞가슴의 통증, 설사, 변비, 부종, 빈뇨의 증상에는 심근경색, 협심증, 간, 당질환, 위장질환, 신우염, 신증과 같은 합병증이 발생한다.

하초는 다뇨, 빈뇨, 종기, 피부 가려움증, 저리고 통증, 쥐, 발가락 통증과 같은 증상으로 방광염, 무월경, 성기능 장애, 화농창, 습진, 피부염, 관절, 관질환, 신경장애, 동맥경화, 수족혈관, 썩어 들어간다는 괴저와 같은 합병증이 발생한다.

당뇨는 기본적으로 영양의 균형적인 섭취와 규칙적인 식사, 가공식품을 피하고 자연식품을 섭취, 섬유소가 많은 음식 섭취, 설탕 대신 식초, 겨자, 생강 등을 이용하고 고기류는 기름을 제거한 후 섭취해야 한다.

그리고 음료수, 과일, 설탕이 많이 들어 있는 음식, 주류, 채소를 피하고 푸른 잎 채소, 해조류, 맑은 고기국, 맑은 채소국, 향신료를 섭취하는 것이 좋다. 당뇨 약은 오래 사용해도 내성이 없어야 하고 동맥경화를 예방치료 해야 하며 미세순환 혈류를 개선시켜야 한다.

그리고 저혈당을 일으키지 말아야 한다. 민간요법으로는 두릅나무, 식초, 호박, 콩, 율무가 있다. 저혈당의 증세로는 떨림, 허약감, 메스꺼움, 공복감, 심계항진, 식은땀, 어지러움, 시력장애, 성격 변화, 무의식이 있다.

CHAPTER

10 음식이 우리 몸 구석구석에 미치는 영향

1 _ 얼굴을 보고 건강을 체크하는 방법(망진법)

망진법이란 얼굴을 보고 몸의 이상상태를 미리 체크할 수 있는 방법으로 눈, 코, 입술, 손톱과 같은 각 부위를 통해 전체 몸의 상태를 파악하고, 허약해진 부위를 찾아내어 병을 예방하는 진단법이다.(문제의 원인과 문제 해결의 방법 제시)

태어날 때부터 약한 장기가 있다고 하더라도, 절망하거나 포기하지 말고 약한 부위를 어떻게 보완할지를 생각해야 한다.

후천적인 요인으로 약해진 경우도 미리 조짐을 찾아내어 예방하면 병을 피해갈 수 있다. 이러한 일을 가능케 하는 것이 바로 망진법이다. 약한 부위를 찾아내어 병을 예방하는 데 가장 효과적인 진단법이다.

망진법의 기본 토대인 음양오행에서는 계절과 장기를 다음과 같이 연결한다. 봄은 목, 간, 쓸개, 여름에는 화, 심장, 소장, 토용은 토, 입춘, 입하, 입추, 입동 전 18일간을 말하며 비장(췌장), 위, 가을은 금, 폐, 대장, 겨울은 수, 콩팥, 방광이다.

- 눈이 심하게 피로하거나 시야가 흐려져 사물이 뚜렷하게 보이지 않을 때, 대부분의 사람들은 그저 눈에 이상이 생긴 것은 아닌지 의심하여 안과에 가봐야겠다고 생각하지만 눈에 이상이 생긴 경우보다는 잘못된 식생활로 인하여 간이 손상되었기 때문인 경우가 더 많다.
  → 왜 눈의 상태가 안 좋아졌는지 궁극적인 원인을 따지지 않으면 즉, 몸이 보내는 신호의 의미를 정확히 파악하지 못하면 올바른 해결책을 찾을 수 없고, 결국 병도 치료할 수 없다. 반대로 몸이 발신하는 신호를 체크하여 예방하면 큰 병에 걸리는 일을 피할 수 있을뿐더러 오래도록 건강한 생활을 영위할 수 있다.

01 제거 건강법

병을 바로 낫게 하는 약은 대부분 일시적인 것이므로, 평상시에 식사를 할 때도 먹어서 도움이 되는 음식과 먹으면 안 되는 음식을 가리는 등 지속적인 건강관리가 필요하다.

증상을 일으키는 원인을 없애고, 지나치게 축적된 물질을 배출하는 것이 최선이다. 즉 필요 없는 것을 제거하는 '제거건강법'을 실시하면 병을 예방하고, 건강한 삶을 살 수 있다.

일례로 감기에 걸렸을 경우, 약을 많이 먹는다고 해서 더 빨리 낫는 것은 아니다.

오히려 약의 부작용 때문에 고생하는 경우도 있다. 약은 적게 먹고, 대신에 휴식을 충분히 취하며 비타민과 미네랄이 풍부한 음식과 수분을 많이 섭취하는 편이 좋다.

바르는 약도 아토피 피부염에 바르는 스테로이드크림을 처음 발랐을 때는 증상이 금방 호전되는 것처럼 보이지만, 그렇다고 남용하면 피부에 이상이 생기며, 약을 줄이면 상태가 급격히 악화된다.

아토피 피부염 환자는 '알레르겐 검사'를 통해 자신에게 맞지 않는 음식을 알아낸 후, 그 음식을 가려 먹으며 면역치료를 받는 편이 훨씬 효과적이다.

02 자신의 약한 신체부위를 알고 관리해주면 무병장수 할 수 있다.

몸 어딘가에서 경고 신호를 보내기 마련이니, 그 신호를 확실하게 인지하고 어디가 허약해졌는지 파악하는 것이 중요하며, 음식을 조절하고 생활을 개선하는 것만으로도 큰 병에 걸리는 일을 얼마든지 피해갈 수 있다는 사실을 잊지 말아야 하겠다.

즉, 큰 병 이전에 몸 어딘가에서 경고신호를 보내기 마련이므로, 그 신호를 확실하게 인지하고 허약해졌는지 파악하는 것이 중요하다. 그리고 음식을 조절하고 생활을 개선하는 것만으로도 큰 병에 걸리는 일을 얼마든지 피해갈 수 있다는 사실을 잊지 말자.

간이든 콩팥이든 심장이든 태어날 때부터 약한 장기가 있다고 하더라도 절망하거나 포기하지 말고 약한 부위를 어떻게 보완할지를 생각해야 한다.

또한 후천적인 요인으로 대표적인 것이 과식이며 현대병의 대부분이 과식이 원인이라 봐도 무방하다.

이러한 일을 가능케 하는 것이 바로 망진법이다. 망진법이야말로 약한 부위를 찾아내어 병을 예방하는데 가장 효과적인 진단법인 것이다.

2_ 신체 증상별 건강 상태

01 코 끝의 모공이 커진 상태 & 건강

코 끝의 모공이 눈에 띄게 확 커진 상태가 장기간 지속된다면, 술이나 맵거나 단 음식을 과잉 섭취하여 심장 부분에 부담을 줄 확률이 높다. 심장병에 걸릴 위험이 있다는 사실을 모공이 미리 알려주고 있는 것이다.

02 변비 & 건강

피부가 거칠어지는 원인으로 변비로 인한 경우가 많으며, 피부색이 변하는 것은 건강의 적신호를 뜻한다.

03 자기 커진 모공 & 건강상태

간혹 얼굴의 모공이 여느 때보다 커질 때가 있다. 가끔 그렇다면 크게 걱정할 필요는 없다. 그런데 모공이 커진 상태가 계속된다면 그때는 몸에 이상이 없는지 의심해 봐야 한다. 예를 들어, 코 끝의 모공이 눈에 띄게 커진 상태가 장기간 지속된다면 술이나 맵거나 단 음식을 과잉 섭취하여 심장 부분에 부담을 줄 확률이 높다. 심장병에 걸릴 위험이 있다는 사실을 모공이 미리 알려주고 있는 것이다.

04 뾰루지 & 건강상태

체내기관의 상태가 나쁘면 기미나 뾰루지가 나타나기 마련이다.

뾰루지가 생겼을 때 대수롭지 않게 넘기지 말고 원인이 무엇인지 곰곰이 생각해보도록 하자.

그래야 자신의 몸과 생활을 되돌아보고 잘못된 점을 바로 잡을 수 있다.

눈밑에 검은 기미가 자주 생기면 콩팥이 허약해진 것이다. 볼에 붉은 발진이 생기는 것은 폐에 문제가 있기 때문일 수 있으며 아랫입술이 갈라질 때는 대장에 이상이 발생한 것이다.

크기가 큰 뾰루지나 코 주위의 삼각지대의 난 뾰루지는 함부로 건드려서는 절대 안 된다.

코 주위의 혈관은 뇌와 직접 연결되어 있기 때문에 이 부분을 잘못 건드려서 뇌속의 혈관해면체에 염증이 생기면 뇌막염, 심한 두통, 구역질, 목이 뻣뻣해지는 증상) 등을 유발할 수 있다.

3 _ 음식이 우리 몸 구석구석에 미치는 영향

01 | 과식

과식은 비만을 일으키고, 각종 고혈압 등 성인병을 유발하며 암의 발생률도 증가시킨다.

특히 대장암, 유방암, 난소암 등이 잘 생긴다.

또한 과식은 노화를 촉진시키고 암의 원인인 활성산소(몸 속에서 산화작용을 일으키는 산소, 노화 및 암, 동맥경화, 성인병의 근원이 된다)도 증가하게 만드는데, 과도한 활성산소는 우리 몸을 녹슬게 만든다.

우리들의 신체는 머리부터 발끝까지 혈관 및 신경, 림프액 등으로 연결되어 있다.

이러한 연유로 허리에 추간판탈출증(디스크)이 생겼는데 다리까지 아프고, 간염에 걸리면 다른 내장기관도 같이 '고장'을 일으키는 것이다.

따라서 몸의 면역력이 떨어지면 감기뿐 아니라 암까지도 걸릴 수 있다.

간혹 얼굴의 모공이 여느 때보다 커질 때가 있다. 가끔 그렇다면 크게 걱정할 필요는 없다. 그런데 모공이 커진 상태가 계속된다면 그때는 몸에 이상이 없는지 의심해 봐야 한다.

02 | 음식과 피부의 나타나는 증상

분명 몸이 아프고 불편한 증상이 있는데 병으로 진단되지 않는 것을 동양의학에서는 '미병'이라고 명명하지만 서양의학에서는 검사 수치가 비정상으로 나오지 않는 한 여간해서는 병으로 인정하기 힘들다 할 수 있다.

동양의학에서는 병이 진행되기 전의 상태, 즉 증세가 나타나기 전에 보이는 다양한 '가벼운 증세'를 보고 진단한다.

과자나 사탕 같은 입에 단 음식을 많이 먹으면 얼굴 윗부분에 뾰루지가 생겨나고 치즈나 버터 등의 유제품을 많이 섭취하면 얼굴 중앙과 아랫부분에 뾰루지가 나기 쉽다.

음식에 따라 문제가 생기는 것은 체내기관도 마찬가지다.

식물성 기름, 설탕, 술 등을 과잉 섭취하면 몸의 윗부분, 즉 유방, 폐, 심장 등에 문제가 생긴다.

몸의 아랫부분인 자궁, 난소, 전립선들에 이상이 생겼다면, 버터 같은 동물성 기름이나 고기, 계란 등을 많이 먹었기 때문이다.

(1) 먹는 음식에 따라서 각자 몸의 음성 체질과 양성 체질로 구분

자신이 음성 체질인지 양성 체질인지 잘 모를 때 쉽게 판별할 수 있는 법은 소금을 이용한 간단한 테스트다.

며칠 동안 소금을 섭취하지 않을 경우 소금 섭취를 못하는 것이 매우 힘든 사람은 음성, 2~3일 정도 섭취하지 않아도 별다른 반응이 나타나지 않는 사람은 양성이다.

또한 추위에 강한 사람은 양성, 추위에 약한 사람은 음성이라고 할 수 있다.

색으로 말하면 따뜻한 색 계열은 양성이며 차가운 색 계열은 음성이다. 방 안의 색깔을 빨갛게 칠하기만 해도 체온이 올라간다는 실험결과도 있다.

과일이나 채소를 즐겨먹는 편인지 육식을 선호하는 편인지에 따라 즉, 먹는 음식에 따라 그 사람의 체질(근원적인 체질이 아닌, 정상의 체질이 문제성 체질로 바뀌거나 문제성 체질이 개선이 되는 쪽으로 바뀐다는 의미)이 바뀔 수 있을 뿐 아니라 사람의 성향까지도 변화시킬 수 있다는 것이다.

염분이나 고기 등 양성 계열 음식을 즐겨 먹는 사람은 활동력이 왕성하고 실천력이 강해서 성취욕이 있다는 평을 받으며 물질적인 것을 중시하는 편이다.

본인의 몸의 체질이 양성인 사람은 과일이나 채소를 자주자주 섭취하여 몸속에 필요 이상으로 쌓여있는 염분을 배출할 필요가 있다. 또한 몸을 많이 움직이고 운동을 하여 과잉 축적된 물질들을 태우고 땀을 흘려 몸 밖으로 내보내는 것이 건강에 좋다.

음성이 좋은지 양성이 좋은지는 쉽게 판가름할 수 있는 문제가 아니지만 굳이 따지자면 사람은 약간 활동적인 양성인 편이 좋다.

(2) 음성 체질과 양성 체질 판별법

자신이 양성인지 음성인지 알고 싶다면 손이나 발을 만져보라.

일반적으로 손발이 뜨거운 편인 사람은 양성, 차가운 편인 사람은 음성이다.

손에 유난히 땀이 많이 나는 사람은 음료를 많이 마시거나 단 음식을 과잉 섭취하여 몸속에 수분이 넘쳐흐르는 것이다. 이렇게 몸 속에 수분이 많으면 콩팥에 부담을 주기 쉬우므로 주의해야 한다.

입술색을 보고도 음성인지 양성인지 판단할 수 있다. 간단하게 말하자면, 입술색이 진할 때는 몸 상태가 양성, 옅을 때는 음성이다.

한편 오줌이 잘 나오지 않거나, 소변을 보는데 시간이 걸린다면 몸 상태가 음성에 가까운 것이다.

술처럼 음성이 강한 음료를 많이 마시면 이렇게 되기 쉽다. 반대로 몸이 차가운 사람 중에 오히려 오줌이 너무 자주 마려워서 고통스러워하는 사람도 있다.

음성, 양성을 떠나 몸 상태가 나쁠 때는 냄새가 지독한 오줌이 나오니, 소변을 보고 냄새나 색을 확인하는 습관을 들이도록 하자.

03 | 우리 몸과 피부의 건강

우리 몸의 노폐물은 대변, 소변, 땀, 호흡을 통해서 배출된다. 이 중 하나만 제대로 이루어지지 않아도 병에 걸릴 수 있다.

예를 들어 변비가 생기면, 대변 속의 발암 물질과 유해 물질이 서로 변이를 일으켜 대장에 용종(사마귀 모양의 돌기)이 생기거나 심한 경우 대장암에 걸릴 수 있다.

소변을 제대로 못 보면 신장기능이 손상되어 혈액투석이나 복막투석을 하는 경우가 생기고 혹은 요독증(몸 안으로 노폐물이 오줌으로 빠져나오지 못하고 피 속에 들어가 중독을 일으키는 병증)에 걸리게 되어 결국 심장마비로 사망할 수도 있다.

피부각화증(각질층이 두꺼워지는 질환)으로 땀구멍 등이 막히면 체온조절이 잘 안 되고, 기관지가 나쁘면 호흡이 제대로 이루어지지 않아 몸에 생긴 이산화탄소를 제거하기가 힘들어진다.

이렇듯 노폐물이 제대로 배출되지 않고 체내에 쌓이게 되면 두통, 피로, 피부병뿐 아니라 암도 발생할 수 있다.

몸이 차가운 사람은 커피나 열대과일, 단 과자 등 음성계열 식품을 자제하고, 몸을 따뜻하게 해주는 매실차를 마시는 것이 좋다.

이런 작은 노력만으로도 냉증이나 여러 가지 음성계열 질병(대표적으로 저혈압을 들 수 있다)을 예방하고 치료할 수 있다.

부모 중 한 분이 암에 걸려 돌아가셨거나 가족력이 있어 자신이 그 체질을 이어 받았다고 해도, 식생활을 개선하면 암을 피해갈 수 있다.

화장품의 효과는 일시적일 뿐 근본적인 문제를 해결해주지는 못한다. 균형 잡힌 식사와 규칙적인 생활이 뒷받침되지 않는다면 진정 건강하고 아름다운 피부를 가질 수 없는 것이다.

몸이 건강해야 피부도 매끄럽고 탄력이 생기는 것이다.

고급 화장품을 쓰는 것도 좋지만, 피부에 좋은 식사, 충분한 수면과 적당한 운동이 함께 이루어져야 제대로 된 효과를 볼 수 있다.

평소에 자신과 가족의 얼굴을 유심히 관찰하고 체내기관이 얼굴에 발신하는 신호를 살펴보면서 식생활을 개선한다.

몸이 건강한 사람은 피부도 건강하다.

바꿔 말해 몸 상태가 좋지 않으면 황달이 생겨서 눈과 피부색이 노래지고, 신장이 약해지면 피부가 시커멓게 변하며, 빈혈이 생기면 입술이 창백해진다.

(1) 까칠까칠한 건성피부

채소나 수분을 적게 섭취한 사람이 건성피부가 될 확률이 높긴 하지만, 지나치게 기름을 많이 섭취한 사람도 건성피부가 되기 쉽다.

피부 밑에 생긴 지방층이 수분 공급을 막기 때문에 건성피부가 되는 것이다.

그러므로 '피부가 건성이니 기름을 좀 더 많이 섭취 해야겠다'고 생각해서 육류나 지방을 많이 섭취하면, 오히려 역효과가 나기 쉬우므로 주의하기 바란다.

건성피부인 사람은 혈액 속에 지방이나 콜레스테롤이 생각보다 많이 함유되어 있으므로, 식사를 조절하지 않으면 동맥경화에 걸릴 수 있다.

심장, 간, 폐, 전립선, 자궁 등에 이상이 생길 가능성도 높다. 이런 질병을 막기 위해서는 당분과 고기, 계란 등의 유제품을 되도록 피하고 양파, 무, 마늘, 부추 등 매운 채소를 즐겨 먹어야 한다.

몸 속 곳곳에 과잉 축적된 기름을 배출해주는 식품으로는 버섯, 귤, 사과 등이 있다.

건성피부나 아기처럼 약한 피부는 아토피용 비누를 사용하되, 거품을 많이 내서 세안하고 물로 충분히 헹구는 것이 좋다. 즉 비누는 적게, 물은 많이 사용하는 것이 포인트이다.

지성피부는 지질성분이 땀구멍을 막을 수 있으므로, 비누 거품을 충분히 내서 2~3번 정도 씻어내는 것이 좋다.

피부를 열심히 관리하는데도 윤기를 잃고 거칠어진다면 단백질과 지방, 당분, 과일, 주스, 약 등을 과다 섭취했기 때문일 가능성이 높다.

특히 단 음식이나 과일은 지나치게 많이 먹으면 순환기나 콩팥, 대장 등의 소화기 또는 신경기능에 장애가 생기기 쉽다.

부정맥, 빈뇨, 설사, 현기증, 과민증 및 정신적인 불안, 우울증 등이 생길 수 있으니 식습관에 각별한 주의가 필요하다.

이런 질병은 주로 체질이 음성인 사람에게 많이 나타나는데 뿌리채소류나 해초를 푹 삶아 먹고, 매실차, 현미 커피 등을 마시는 것으로 증상을 완화할 수 있다.

또한 노래를 부르거나 음악에 맞춰 춤을 추는 등 몸을 많이 움직이는 것도 좋은 방법이다.

항상 운동을 생활화하고 깊이 호흡하기를 몸에 익히면 증상을 완화하는데 크게 도움이 될 것이다.

밥이나 채소는 적게 먹으면서 지방이 풍부한 고기나 계란 등을 즐겨 먹으면 혈액이 끈적끈적해져 동맥경화가 생길 수 있으며 장기 주위에 기름이나 콜레스테롤이 축적되어 성인병에 걸리기 쉬우며, 단백뇨(단백질이 포함되어 있는 오줌), 장 장애, 근육 뭉침 또는 관절통, 어깨 결림, 피로 등과 같은 증세도 나타난다.

이러한 증세는 곡물을 주로 섭취하고 녹색채소나 무, 감자 등을 즐겨 먹으면 쉽게 개선할 수 있다.

(2) 지방과 당분은 피부의 적

① 피부가 거칠어지는 원인은 변비

② 현미 채식을 일정기간 실행하면 쾌변을 하게 되고, 따라서 피부가 투명하고 깨끗해지기 때문

③ 운동 병행

④ 단 음식 삼가

⑤ 피부색이 변하는 것은 건강의 적신호

⑥ 몸 상태가 좋지 않거나 병에 걸리면 피부색이 여느 때와는 다르게 변하곤 한다.

⑦ 피부 표면뿐만 아니라 머리카락, 눈, 입술, 손톱, 발톱 등 각 신체 부위의 색이 변한다.

(3) 피부색에 따른 건강 상태

① 불그스름한 피부

달콤한 음료, 술, 단 과자, 향신료, 카페인 등 음성계열 음식을 즐겨먹으면 피부가 붉은빛을 띠게 된다.

술을 마시면 얼굴이 빨갛게 달아오르는 것이 한 예이다.

음성 계열 음식은 모세혈관을 확장시키기 때문에 심장을 비롯한 순환기, 호흡기의 상태가 나빠진다. 또는 칼슘 부족으로 감정이 불안정해지며 정신적인 장애가 일어나기 쉬워진다.

② 노르스름한 피부

육류, 계란, 생선, 해산물들의 음성 계열 식품, 당근, 단호박 등 카로틴을 함유하고 있는 채소를 과잉 섭취하면 피부가 노란빛을 띠게 된다.

하지만 이는 섭취하는 음식 중에서 녹색채소가 부족해서 생기는 현상이라고 설명할

수도 있다.

이 경우 간, 담낭, 췌장에 이상이 생길 수 있으며, 췌장에 이상이 생기면 감정이 불안정해져서 괜한 일로도 고민에 빠지는 일이 많으니 주의하자.

③ 보랏빛 피부

코끝이나 몸 여기저기에 실지렁이 같은 보랏빛이 나타나는 경우가 있다.

이는 과일, 단 음식, 약물 등 극단적인 음성 계열 음식을 너무 많이 먹었기 때문이다. 이렇게 되면 대장을 비롯한 소화기, 심장, 신경, 갑상선 등 호르몬과 관계된 부위에 장애가 올 수 있으므로 조심해야 한다.

④ 흰 피부

우유나 치즈 등의 유제품, 기름이 많은 동물성 식품을 즐겨 먹었기 때문이다. 이 경우 폐, 콩팥, 췌장에 병이 들기 쉽고, 림프병에 걸릴 가능성도 높다.

⑤ 파르스름한 피부

양성 계열 음식인 동물성 식품이나 염분, 그리고 음성 계열 음식인 설탕이나 술을 너무 많이 섭취했기 때문이다. 특히 육류에 포함되어 있는 포화지방을 지나치게 많이 먹으면, 간, 췌장에 기능장애가 일어나기 쉽다.

간은 감정을 주관하는 장기이기 때문에, 간에 장애가 발생하면 성격이 급해지는 등의 정신적인 변화가 나타난다.

⑥ 갈색 피부

영업직에 근무하여 접대가 많거나 외식이 잦은 사람에게서 많이 볼 수 있는 피부색이다. 양성 계열 음식인 동물성 식품과 음성계열 음식인 채소, 기름, 술 등이 원인이다. 피부가 갈색인 사람은 주로 간 등의 소화기 또는 콩팥, 대장 같은 배출계에 장애가 발생한다.

⑦ 검은 피부

단 음식, 과일, 약물 등 음성 계열 식품이 주요 원인이다. 선천적으로 피부색이 검을 수도 있겠지만, 염분을 과다 섭취해도 피부가 검어진다. 주로 신장과 같은 배출계나 호르몬에 장애가 일어나기 쉬운 상태다.

⑧ 초록색 피부

이마, 손, 팔, 다리 등에 초록색이 도드라져 보일 때가 있는데, 이러한 상태가 나타났다면 단백질, 기름, 설탕, 술 등을 과잉 섭취했을 가능성이 높다.

체내 조직이나 세포가 파괴될 수 있고 낭포나 종양이 생길 수도 있으니 주의해야 한다.

갑상선은 신진대사의 속도 조절계라고 할 수 있다. 갑상선 기능이 항진되면 신진대사가 빨라져서 심장박동수가 빨라지고 열과 땀이 나며 살이 빠지고 설사가 생긴다. 반대로 갑상선 기능이 저하되면 신진대사가 느려져서 피부가 두꺼워지고 변비가 생기고 추위를 쉽게 타며 살이 찌게 된다.

04 | 기미나 점은 잘못된 식사습관

탄수화물, 백설탕, 꿀, 과당, 기름 등 위로 올라가 퍼지는 작용을 하는 음성 계열 식품인데, 이러한 식품을 많이 섭취하면 그것이 축적되어 몸 밖으로 나타나는 것이다.

주로 얼굴, 팔, 어깨 등 몸 주변부나 윗부분에 기미가 생긴다.

과자나 유당, 과일은 섭취하는 양이 적더라도 매일 꾸준히 먹으면 기미나 주근깨가 생기기 쉽다. 무엇보다 여성미의 적인 기미나 주근깨는 식생활의 개선만으로도 막을 수 있는 것이다.

백설탕 대신 쌀엿 등의 다당류는 바꿔서 당분을 섭취하도록 하며, 피할 수 없다면 먹는 날을 정해놓는 식으로 조절을 하자.

그러면 기미나 주근깨는 서서히 사라질 수 있다. 기미와 주근깨가 경락을 따라 나타나는 경우도 있는데, 이런 경우에는 해당 장기에 이상이 생겼으며 상태가 악화되고 있다는 신호이므로 잘 살펴보도록 하자.

기미는 대부분 후천적으로 생기는 것이라고 볼 수 있으며 표피에 생기는 표피형은 치료가 대부분 쉬운 편이나, 진피와 피하진피에 생기는 진피형은 치료가 어렵다.

임신, 폐경, 경구피임약, 스트레스 등이 기미가 생기는 주요 원인들이 될 수 있지만 주근깨는 유전적인 경향이 많다.

자외선에 많이 노출되어 멜라닌 세포가 활성화되어서 생기는 경우도 있는데, 이때는 햇빛을 덜 쪼이면 주근깨의 색이 엷어진다.

(1) 기미

기미치료는 복합적이다. 음식을 조절하고 비타민을 충분히 섭취하며 호르몬의 균형을 맞춰야 하며 필요에 따라 IPL(Intense Plused Light : 레이저 치료법의 일종)을 시행하거나 멜라닌 색소 생성 억제제를 복용할 필요도 있다.

집에서 시도할 수 있는 치료법은 비타민 C와 함께 항산화 물질인 리코비타민이나 코엔자임을 복용하면 도움이 된다. 그 외의 치료는 의사의 지시에 따라 행하는 것이 좋다.

뾰루지는 기름, 백설탕, 밀가루, 콩 등을 과잉 섭취할 때 생겨나곤 한다. 특히 기름은 상승하여 퍼지는 성질이 있다. 이런 성질을 음성이라 하는데 뾰루지는 몸 위쪽 표면에 주로 나타나니 음성 계열 음식이 원인이라는 사실을 알 수 있다.

단 음식을 즐겨 먹으면 모세혈관이 확장하여 빨갛게 되고, 기름이나 콩을 많이 먹었을 때는 흰 뾰루지가 나온다.

일반적으로 뾰루지는 볼, 이마, 코, 입, 턱, 어깨, 가슴 등에 나타나며 뾰루지가 생기는 부위를 살펴보면 어느 장기에 이상이 있는지 알 수 있다.

이처럼 뾰루지가 생겨나는 부위를 보면 자신이 과잉 섭취한 음식이 무엇인지, 그 음식 때문에 괴로움을 겪고 있는 장기가 어디인지를 알 수 있다.

그러므로 이러한 상황을 파악하고, 원인이 되는 음식을 삼가면 상태를 호전시킬 수 있는 것이다.

아토피를 치료할 때도 원인이 되는 음식을 염두에 두면 매우 도움이 된다.

(2) 점

동양의학에서는 점의 원인을 '악혈(惡血 : 더러워진 피)'로 보는데 과잉 축적된 탄수화물이나 단백질, 지방이 연소하여 점이 생겨난다고 판단한다.

점은 기미나 주근깨와 마찬가지로 경락에 따라 나타나기 때문에 경락에 대해 알아두면 어느 장기의 상태가 나쁜지 짐작할 수 있다.

가령 폐 경락에 점이 생기면 과거에 폐렴이나 기관지염에 걸린 적이 있든지 아니면 현재 폐의 상태가 좋지 않은 것이다.

대부분의 점은 몸의 상태에 따라 후천적으로 생겨나므로 어떤 부위에 태어날 때부터 점이 있다면 어머니가 임신했을 때 해당 장기의 상태가 나빴다고 볼 수 있다. 즉, 아기가 어머니의 몸 상태를 그대로 이어받은 셈이다.

(3) 사마귀

사마귀는 단백질과 기름을 과잉 섭취했을 때 나타나곤 한다. 사마귀 역시 기미나 주근깨처럼 음성의 성질을 지니고 있기에 주로 상반신이나 손 주변부에 생긴다.

기미·주근깨가 경락을 따라 생기는 것과는 달리, 사마귀는 경락과는 관계없이 불규칙적으로 나타난다.

사마귀가 생겼다는 것은 위장, 심장, 대장의 상태가 좋지 않다는 것을 뜻하는데 특히 대장에 이상이 생겼거나 변비를 앓는 경우에 많이 나타난다.

(4) 굳은살 · 티눈

굳은살이나 티눈처럼 피부의 일부가 단단해지거나 두꺼워지는 경우도 단백질의 과다 섭취가 주요 원인이다.

(5) 백반

백반은 쇠버짐, 백선, 어루러기라고도 불리며 피부의 빛깔이 변하면서 하얀 얼룩이 지는 질환을 뜻한다. 자가 항체가 생겨 멜라닌세포를 파괴시킨다는 면역설이 이 질환의 유력한 원인으로 꼽히지만 식습관도 무시할 수 없는 요인이라 할 수 있겠다.

(6) 백반증

백반증은 크게 곰팡이로 인한 어루러기와 멜라닌색소가 없어져서 생기는 알비니즘으로 나눌 수 있다. 둘 다 피부암과는 상관이 없다.

어루러기는 항진균제 등으로 어느 정도 치료가 가능하지만, 알비니즘은 일종의 자가면역질환(자신의 단백질에 대한 항체가 생겨 항원 반응이 일어나는 질환)으로 치료가 어렵지만 면역치료 등을 시도해 볼 수는 있다.

유제품, 특히 우유, 케이크 등의 크림 종류를 많이 먹었을 때 백반이 생기고, 때로는 콩 종류를 지나치게 섭취했을 때, 지방이 폐나 생식기에 축적되어 백반증으로 표출될 수도 있는데 이는 갑상선, 췌장, 생식기능 등에 호르몬 불균형이 일어난 것이므로 호르몬의 균형을 맞추는 식사를 해야 한다.

(7) 정맥류

주로 서서 장시간 일하는 사람들이나 임신한 여성에게 잘 나타나지만, 소화 기능과 배설 기능이 약해진 사람에게도 발생한다. 정맥류를 앓는 사람 대부분이 변비로 고통 받는다. 즉, 정맥류가 생겼다는 것은 심장, 간, 담낭, 췌장의 상태가 좋지 않다는 사실을 의미한다.

과일이나 단 음식, 술, 향신료 등 음성 계열 음식을 과다 섭취한 것이 원인이므로 이런 음식을 줄이고 환부를 따뜻하게 하여 혈액이 순조롭게 흐르게 해주면 서서히 상태가 나아진다.

정맥류는 대부분 하지에 생기는데 판막에 이상이 발생했거나 순환장애 때문이다.

심한 정맥류는 수술이 필요할 수 있지만 경미한 상태라면 마사지나 운동으로 증상을 완화할 수 있다.

손바닥으로 다리 아래부터 위를 천천히 문지르거나 서서 발뒤꿈치를 들었다 놨다 하는 운동이 효과적이다.

(8) 습진

습진은 증상이 아토피성 피부염과 비슷한데 피부가 하얗거나 노란빛 혹은 불그스름한 빛을 띠며 수포가 생기게 된다.

원인도 아토피성 피부염과 비슷하다. 고단백·고지방 식품의 과다 섭취가 주요 원인이 것이다. 또한 단 음식이나 과일에 있는 당분을 많이 섭취하는 것도 습진의 원인이 된다.

동물성 음식 특히, 유제품을 많이 먹는 사람이나 육류뿐 아니라 계란, 콩, 보리를 즐겨먹는 사람도 걸리기 쉽다.

고단백·고지방 음식을 피하며, 당분을 삼가야 한다. 특히 고단백·고지방 위주의 식습관은 심장, 간, 췌장, 콩팥에 좋지 않은 영향을 미친다. 습진뿐 아니라 동맥경화, 비듬, 건성피부, 불면증 등이 나타날 수 있으며 감정도 불안정해진다.

예를 들어 체내기관이나 분비선(내분비선, 외분비선 등)의 상태가 좋지 않으면 그 징후가 피부에 나타날 수 있으며 혈액이나 림프 등 체액의 상태 또한 피부에 그대로 드러난다.

05 | 얼굴 부위별 건강 상태

(1) 코

코는 주로 순환기와 소화기의 상태를 나타내고 있으니, 이점을 유의해야 한다.

① 코 끝이 부어오르는 이유

코 끝은 심장을 나타낸다. 코 끝이 부어오르는 이유는 단 음식, 과일, 기름 등을 즐겨 먹었기 때문일 수 있다.

심장 등 순환기 계통과 콩팥, 방광 같은 배설기 계통이 나쁘거나 나빠지고 있다는 뜻이므로 주의해야 한다.

② 오똑한 콧날

오똑한 콧날이 건강해 보이고 예뻐 보이지만 의외로 딱딱하다면 고기나 계란, 치즈 등의 유제품, 그리고 참치, 가다랑어, 방어와 같은 기름기가 많은 생선을 과다하게 먹었기 때문이다.

동맥경화가 일어날 위험이 높다는 의미이며, 간, 콩팥, 전립선 등 양성 계열 장기에 지방이 축적되어 있다는 사실을 의미한다. 코끝이 부어 있는데 딱딱하기까지 한 사람은 심장발작을 일으킬 수 있으니 늘 조심해야 한다.

③ 코 끝이 갈라진 사람

코 끝이 갈라진 사람은 어머니가 임신 중에 과일, 주스 혹은 흰쌀, 흰빵, 백설탕의 정백식품, 청량음료, 꿀, 약 등을 과다 섭취했기 때문인데 이런 사람은 십중팔구 심장이 약하다.

④ 코 색깔이 하얗게 되는 경우

코 색깔이 하얗게 되는 것은 염분이 많은 음식이나 육류를 과다하게 섭취하였고, 신선한 채소가 부족하여 심장이나 모세혈관이 수축되어 있다는 사실을 나타낸다.

코 끝이 하얗게 되는 데에는 손끝이나 손톱 등 몸의 주변 부분뿐만 아니라 전신에 순환장애가 있다는 것을 나타내므로 평소에 주의를 기울여야 한다.

⑤ 콧망울과 성격

콧망울은 기관지와 폐를 나타낸다. 콧방울의 크기에 따라 성격을 짐작할 수도 있다.

㉠ 콧망울이 크고 두둑한 사람 : 콧망울이 크고 두둑한 사람은 주로 결단력이 강하고 용기가 있는 등 남성적인 특징을 지닌다.

㉡ 콧망울이 작은 사람 : 콧망울이 작은 사람은 풍부한 감수성의 소유자로 상냥하고 두려움을 가지고 있는 여성적인 특징을 지닌 경우가 많다.

(2) 입술 색깔에 따른 건강 상태

① 선명한 빨강

입술 색깔이 지나치게 진한 빨간색일 때는 과도하게 팽창한 모세혈관으로 인해 호흡기에 이상이 생긴 상태이다. 감기에 걸렸을 때도 입술이 빨갛게 된다.

② 검붉은 입술

짠 음식, 고단백질의 기름기가 많은 음식을 즐겨 먹으면 검붉은색을 띠게 된다. 심장 등 순환기나 폐를 비롯한 호흡기 또는 간이나 췌장에 질환이 있거나, 앞으로 질환이 생기기 쉬운 상태를 나타낸다. 즉 체내 기관 전체가 약한 상태이니 조심해야 한다는 뜻이다.

③ 옅은 분홍빛 입술

유제품, 단 음식, 과일 등을 과다 섭취하면 입술이 옅은 분홍빛으로 변한다. 이 경우에는 림프계 질환이나 호르몬 계통의 질환에 주의해야 한다. 어린 아이 중에서 아토피 피부염에 걸렸거나 천식을 앓는 경우에도 입술이 이런 색깔을 띠곤 한다.

④ 하얀 입술

입술 색깔이 하얗게 되는 이유는 혈액순환이 원활하게 이루어지지 않기 때문이다.

비정상적으로 혈관이 수축되거나 빈혈, 백혈병을 앓고 있을 때 주로 흰색이 나타난다.

체온 조절이 제대로 되지 않아도 입술이 하얗게 되기 쉽다. 아토피, 천식 등 알레르기를 앓고 있는 아이들은 저체온인 경우가 많은데, 체온 조절이 잘 되지 않기 때문에 수영장에 들어가면 입술이 하얗게 변하곤 한다.

⑤ 거무스름한 입술

짠 음식이나 기름기 있는 음식을 즐겨 먹어 혈액순환이 원활하지 않다는 것을 나타낸다. 우리 몸 속에서 염분은 콩팥이나 방광의 기능을 나쁘게 하며, 기름은 간이나 담낭의 기능을 떨어뜨린다.

⑥ 자색 입술

밥을 거의 먹지 않고, 고기나 기름기 많은 생선 또는 술 등을 자주 먹으면 장·간·콩팥과 같은 장기의 기능이 나빠진다. 따라서 자색 입술은 접대가 잦은 영업사원에게서 흔히 볼 수 있다.

아무래도 술을 자주 마시게 되고 고기 등을 많이 먹는 등 양성에 치우친 식생활을 하기 때문이다. 그러므로 입술이 자색인 사람은 특히 심장 등의 순환기에 질환이 생기지 않도록 조심할 필요가 있다. 입술에 기미나 점이 생긴 사람도 마찬가지다.

⑦ 하얀 기미

입술에 하얀 반점이나 뾰루지가 생겨나는 것은 유제품의 지방분을 과다섭취했기 때문이다. 그리고 위장, 간, 폐, 림프선의 상태가 나쁘다는 것을 뜻한다.

⑧ 검은 기미

입술에 생긴 검은 기미나 점은 단 과자, 꿀 등을 즐겨 먹어 콩팥, 방광의 기능이 약해졌다는 사실을 나타낸다. 빨간살 생선이나 육류에 함유된 지방이 체내에 축적되어 있을때도 기미나 점이 생겨난다.

(3) 입술 두께

코가 막혀 입으로 호흡을 하는 것인데, 단 음식이나 유제품을 과잉 섭취했을 가능성이 높다.

이처럼 잘못된 식생활로 코가 막히면 머리에 산소가 충분히 공급되지 않아 기억력이 감퇴한다. 신기한 사실은 이런 사람들은 대부분 입술이 두툼하다는 것이다.

두툼한 입술은 소화기나 호흡기, 대장이 제대로 기능하지 못하고 있다는 사실을 뜻한다. 알레르기 질환을 앓고 있는 이들의 입술이 두툼한 이유도 여기에 있다.

- 채소, 과일, 주스, 또는 단 음식이나 술 등의 음성 계열 음식을 과잉 섭취한 것이 원인이다.
- 음성계열 음식이나 음료는 '느슨하게 만들고 넓히는 작용'을 하기 때문에 입술이 붓거나 입이 벌어지게 되는 것이다.

• 편의점 도시락이나 빵 등으로 식사를 대충 때우는 사람은 영양을 충분히 섭취하지 못하여 소화불량, 가스, 변비 또는 설사 등의 장 질환에 걸리기 쉬우며 피부가 거칠어지기 쉽다.

또한 진한 맛과 기름기 있는 음식을 즐겨 먹으면 혈액의 흐름이 나빠지고 기가 정체되어 악혈을 생성시킨다. 이런 모든 상황이 입술에 나타나는 것이다.

① 입술이 두툼한 경우

음성계열 음식을 과잉 섭취하면 장 기능이 약해져 입술이 두툼하게 부어오르는 것이 한 예이다.

② 입술이 얇은 경우

입술이 얇고 꾹 다물어져 있으면, 짠 음식 또는 육류, 계란 등의 동물성 음식을 과다 섭취하고 있다는 증거이다. 이처럼 꽉 다물어진 얇은 입술을 갖고 있는 사람은 간, 콩팥, 담낭의 기능이 나빠질 수 있으니 주의해야 한다.

더운 지방인 아프리카에 사는 사람들은 감자, 고구마, 과일 등 음성 계열 음식을 많이 먹기 때문에 입술이 두툼하고, 기후가 추운 지방에 사는 사람들은 장시간 삶은 조림요리, 짠 음식, 육류, 생선 등 양성 계열 음식을 즐겨 먹기에 입술이 얇다.

(4) 이마의 색깔로 살펴볼 수 있는 건강 상태

① 빨간색

미간과 눈썹 위에 빨간 색깔이 나타나는 것은 동물성, 식물성 기름, 과일, 주스, 단 음식, 술 등 음성 계열 식품이나 음료를 과잉 섭취했기 때문이다. 음성 계열 식품은 조직을 느슨하고 차갑게 만드는 역할을 한다. 따라서 이런 식품을 즐겨 먹으면 위나 장이 팽창하고 소화기 기능이 약해지는 것이다.

② 거무스름한 색

주로 육류나 계란, 버터에 함유된 지방과 염분을 과잉 섭취하고 빵, 쿠키, 비스킷 등 오븐으로 구운 밀가루 식품을 즐겨 먹으면 이런 색이 나타난다. 호흡기나 소화기의 기능이 약해져 있음을 의미한다.

③ 녹색

녹색은 유제품 등 동물성 지방이나 과일, 단 음식 또는 극단적인 음성계열 식품인 약품·화학약품을 매일 먹으면 나타나게 된다. 소화기나 폐 등의 호흡기에 종양이 생기거나 암을 유발하는 산화물질과 지방이 쌓여가고 있다는 신호이기 때문에 각별한 주의를 기울여야 한다.

CHAPTER

11 마음이 편안해야 얼굴도 예뻐지고 건강해진다.

1 _ 마음이 편안해야 얼굴도 예뻐지고 건강해진다

01 | 얼굴

신체적 건강에 못지 않게 중요한 것은 마음의 건강과 편안함이다.

얼굴은 그 사람의 내면적인 모든 것이 그대로 나타나는 '마음의 거울'이기도 한다.

마음의 상태를 항상 편안하고 즐겁게 가져야 한다.

마음이 편안하고 긍정적인 사고방식을 가진 사람은 얼굴도 늘 편안하고 여유 있으며 피부도 부드럽고 윤기가 돌아, 보는 사람의 마음까지도 푸근하게 만든다.

마음이 편안하다는 것은 곧 심장이 편안한 것이고, 심장이 편안하면 우리 몸의 혈액순환이 원활하게 되어 얼굴 또한 좋아지지 않을 수 없다.

마음이 불안하고 초조하면 피가 흘러가는 속도도 달라지고 피의 양도 일정하게 공급되지 못하기 때문이다.

우리의 마음이 지극히 편안해지면 몸속의 피는 마치 물이 가득 찬 강의 흐름과 같은 상태로 우리 몸을 흐르게 된다.

02 | 주름

노화현상의 하나라고 볼 수 있는데, 여러 가지 원인으로 주름이 생기기도 한다.

표정주름은 우리 얼굴에 있는 약 40개의 표정근육에 의해 만들어지는데 이 표정 근육이 항상 일정한 방향으로 움직이면서 주름을 만들게 된다.

처진 주름은 그야말로 노화현상으로 인해 생기는 주름으로 피부의 수분이 마르거나 콜라겐 섬유가 파괴되어 생기는 주름이다.

보톡스는 일종의 독소로서 시술받은 부위의 근육을 마비시켜서 늘어나게 만드는 것이다.

같은 면적에서 근육이 늘어나면서 펴지게 되기 때문에 그 위에 있는 피부도 펴지게 되어 주름이 없어지는 것처럼 보일뿐이다.

따라서 보톡스의 효과가 떨어지면 다시 주름이 생기게 된다. 아주 굵은 주름이나 눈에 매우 가깝게 있는 주름은 보톡스 시술로도 다 없어지지 않는다.

두꺼운 주름은 필러나 엔도 리포리스 레이저 등의 도움이 더 필요하고, 눈 가까이에 있는 주름은 특수고주파, 메조테라피, 주름제거 레이저 등의 도움을 받는 것이 좋다.

유독 턱이나 입 주변에 뾰루지가 자주 나는 사람이 있다. 턱이나 입 주변에 생겨나는 뾰루지는 방광이나 생식기의 상태가 썩 좋지 않다는 것을 뜻한다.

하얀 반점이 생겨나는 것은, 생식선 호르몬의 균형이 무너지고 있는 것을 나타내며, 그것이 한층 더 진행되면 생식기에 암이 생겨나기 쉽다.

치즈나 버터 등 유제품을 과잉 섭취하는 것이 주요 원인이므로 축적된 지방을 배출해야 암을 예방할 수 있다.

지방을 배출하는데 좋은 음식으로 곡류나 채소를 들 수 있다. 이런 음식을 즐겨 먹으면 서서히 정상적인 상태로 돌아갈 수 있으므로, 꾸준히 섭취하도록 한다.

(1) 미간의 주름

눈썹과 눈썹 사이에 나타나는 세로 주름은 기름기 많은 음식을 즐겨 먹어 간이 부었거나 혹은 간이 굳어지고 있다는 사실을 알려주고 있는 것이다.

만약 한두 개의 주름이 분명하고 깊고 길게 생겼다면 상태가 보다 약화되었다는 것을 뜻한다.

사실 보통은 성격과 건강상태를 연결지어 생각하지 못하지만 잘 따지고 보면 성격과 건강상태는 아주 밀접한 관계가 있다.

건강한 사람들은 표정이 밝고 사물이나 사람을 대할 때도 긍정적이지만, 건강하지 못한 사람은 표정도 어둡고 매사를 한없이 비관적으로 생각하거나 여유가 없어진다.

말 그대로 급한 성질이 화를 불러일으키는 것이다. 한편 기름, 특히 동물성 기름을 과잉 섭취하면 미간과 눈썹 위쪽이 붓기 쉽게 된다. 동물성 기름은 주로 육류, 계란, 치즈, 버터 그리고 참치나 가다랑어 등 빨간살 생선에 함유되어 있다.

이런 음식을 매일 같이 먹으면 미간이 부어올라 세로 주름이 생길 수 있으며 술 또는 단 음식을 자주 먹거나 강한 약을 습관적으로 복용하면 이마가 빨갛게 되는 경우가 있다.

버릇처럼 인상을 쓰고 있는 사람들은 잘 살펴보면 몸속 어딘가에 이상이 있는 경우가 있다. 이마에 생기는 세로 주름을 단지 성격 탓이라고 보기는 어렵지만 우리 몸이 보내는 경고 신호일 수 있다는 것이며 이 신호를 무시해서는 안 될 것이며, 옛날부터 관상학에서는 이 세로 주름을 '재난의 상'이라 하여, 이것이 얼굴에 나타나면 사소한 논쟁이나 다툼에 주의해야 한다고 경계했었다.

03 뾰루지

생리가 시작되면 여성 호르몬이 급작스럽게 증가하고, 생리가 끝나면 또 급격히 감소한다. 이러한 호르몬의 변화로 뾰루지가 생기는 것이다.

생리 때 스트레스로 면역력이 떨어지는 것도 뾰루지의 원인이 된다. 숙면을 취하고, 기름진 음식이나 인스턴트 식품을 피하며, 수분을 자주 섭취하면 뾰루지를 줄일 수 있다.

04 얼굴형으로 알 수 있는 성격

(1) 길쭉한 얼굴형

느긋한 성격에 속하는데 부모가 채소와 콩 종류를 주로 먹는 식생활을 영위해 왔을 가능성이 높다.

동그란 얼굴형은 성격이 급한 경우가 많으며, 부모가 짠맛이 도는 조림요리나 생선, 고기 중심의 식생활을 해왔다는 것을 나타낸다.

(2) 눈으로 알 수 있는 성격

① 눈과 눈 사이가 좁은 사람

성격이 급하고 다소 공격적이다. 완고하지만 감정이 풍부하여 지적인 면도 있다.

② 눈과 눈 사이가 넓은 사람

느긋한 면이 있으며 우유부단하고 온화한 성격에 동작은 느린 편이다.

③ 바깥쪽이 조금씩 올라가 있는 눈

분명한 성격이다.

④ 눈초리가 내려가 있는 사람

온화하며 주변 상황에 적응하기 쉬운 성격이다.

⑤ 눈이 작은 사람

강인한 육체, 활력, 인내력이 있으며, 강한 의지와 자신감이 넘쳐 흐르는데, 너무 눈이 작으면 성격이 날카롭고 공격적인 면도 있다.

⑥ 눈이 큰 사람

섬세하고 상냥하지만 너무 눈이 큰 사람은 유별나게 감수성이 풍부하고 성격이 급하며 신경이 예민하다. 겁이 많고 사람을 신뢰하지 못하는 등 불안정한 정신 상태에 빠지기 쉽다.

⑦ 쌍꺼풀이 없는 사람

어머니가 임신 중에 익힌 곡물과 채소를 즐겨먹은 경우로, 대부분 성격이 밝다.

05 | 귀로 알 수 있는 성격

① 귓바퀴 한가운데(대이륜)는 신경계를 의미, 그곳이 크게 튀어나온 사람

집요하고 완고하지만 적극적이고 긍정적인 성격이다.

② 귀가 작은 사람

불투명한 미래보다 현재를 중심으로 생각하며, 생각보다 행동이 빠른 유형이다. 세상을 넓게 보지 못하는 경향이 있다.

③ 귀가 두꺼운 사람

건전한 마음과 육체를 가지고 있으며, 귀가 얇은 사람은 정신적·육체적으로 연약한 구석이 있고, 편견을 가지고 세상을 보는 경향이 있다.

2 _ 심계건강

01 | 식사량

(1) 너무 적게 먹어서는 안 된다.

식사량이 너무 적으면 오장육부, 인체의 키, 피, 물 등의 자양분을 잃어 활발히 활동할 수 없게 된다. 육체적·정신적으로 기능이 원활히 이루어지지 않게 되는 것이다.

소식(小食)이 좋다고들 하지만, 정도를 벗어난 소식은 오히려 우리 몸의 상태를 나쁘게 만든다.

특히 다이어트를 하는 사람은 조심해야 한다. 무조건 안 먹거나 식사량을 줄이기보다는 식단에 주의를 기울여 영양소를 골고루 섭취할 수 있도록 한다.

(2) 너무 많이 먹어서도 안 된다.

지나치게 많은 양을 먹고 마시면 췌장이나 위장이 음식을 전부 소화시키기가 힘들다.

그 결과 췌장과 위장의 기능이 떨어지고, 변비나 치질에 걸리기 쉬워진다.

천식·기침·설사·두통·토혈(피를 토함) 등도 과식이 원인인 경우가 많다.

과식이 만병의 근원이라고 해도 과언은 아닐 것이다.

노인이나 유아, 회복기에 접어든 환자는 영양을 충분히 섭취하기 위한 명목으로 과식을 하는 경우가 있는데, 도리어 건강을 해칠 수 있으니 주의하자.

02 식사 균형

(1) 차고 시원한 음식에 치우쳐서는 안 된다.

수박처럼 수분이 많은 여름 과일은 차고 시원한 성질을 가지고 있다.

즉, 몸을 차게 만들기에 이런 음식을 즐겨 먹으면 위장이 냉해져 기능이 약해지고, 더불어 소화기능과 호흡기능이 떨어진다. 결국 위장 장애를 앓게 되고 나중에는 오장 전체가 차가워지며 통증, 부종(몸이 붓는 증상) 등 한습(寒濕 : 찬 기운이 몸에 돌아서 나타나는 증상, 찬 음식을 먹으면 체하기 쉽고 설사를 하게 된다) 증상이 나타나게 된다.

(2) 뜨겁고 매운 음식에 치우쳐서는 안 된다.

파, 생강, 고추, 후추, 마늘과 같은 매운 재료를 즐겨 먹거나 굽고 볶고 튀기는 요리, 즉 몸을 따뜻하게 만드는 요리를 매일같이 먹으면 위나 비장에 열이 생긴다. 이렇게 생긴 열은 장기에 안 좋은 영향을 미쳐 궤양이나 종양을 일으킬 수 있으므로 식생활을 점검하여 개선해야 한다.

(3) 진한 맛에 치우쳐서도 안 된다.

맛이 진하고 기름기가 있는 음식을 지나치게 자주 먹으면 혈액이 끈적끈적해져, 심장이나 순환기가 병에 걸리기 쉽다. 혈액이 끈적끈적해지면 주로 복부팽만(배에 가스가 차고 빠근한 증상), 소화불량, 미각장애(신경의 말초나 중추에 이상이 생겨 맛을 느낄 수 없는 상태), 설사, 장내 미생물이 발암물질을 만들고 있을 가능성이 있어 생겨나는 변에 악취가 심하게 나는 악취변 등과 같은 증세가 나타나므로 세심한 주의가 필요하다.

03 피로회복

- 몸속의 노폐물을 없애주거나 피로를 풀어주는 비타민 B군이 풍부한 음식, 간해독을 돕는 음식을 먹으면 피로회복에 효과적이다.
- 비타민 B가 많은 오렌지와 귤, 유기산이 많은 사과, 유자, 타우린이 많은 새우, 조개, 물오징어 등이 좋다.
- 가벼운 체조나 스트레칭, 줄 없이 하는 줄넘기도 피로를 푸는데 효과적인 운동이다.
- 수면 중에는 우리 몸의 면역력의 증가와 노화방지를 도와주는 성장호르몬과 멜라토닌이 분비된다. 따라서 숙면을 취하지 못하거나 수면시간이 부족하면 노화가 빨리 오고 면역력이 떨어진다. 이로 인해 피부에도 노화가 오고 주름과 기미, 주근깨가 잘 생기게 된다.

04 손톱

(1) 손톱과 건강

① 하얀색

빈혈이나 동맥경화가 발생하거나 발생하기 쉬운 상태를 뜻한다.

② 검은색

콩팥 기능에 장애가 생긴 경우에 나타난다. 방사선 치료나 항암제 등 강력한 약물 치료 또는 장기간에 걸친 약물 투여가 주원인이다.

③ 노란색

황달에 걸렸거나, 간과 췌장의 상태가 나쁜 경우에 손톱이 노란색으로 변하곤 한다.

④ 빨간색

단 음식의 과잉 섭취가 원인이며 발열(체온이 높아지는 증상, 세균 감염에 의한 염증이 있을 때 흔히 나타난다), 내열(몸 안에서 빠지지 않는 악성열)이 있다.

⑤ 적백색이 드문드문 있고 바깥쪽에 적갈색

지방과 당분의 과잉 섭취로 뇌나 간 기능에 이상이 생긴 것이다.

⑥ 파란색

냉증과 간질환에 걸릴 염려가 있다. 오랫동안 병을 앓고 있는 사람은 특히 주의해야 한다.

(2) 손톱의 형태에 따라

① 하얀 반점이 생긴다.

설탕이나 과일 등 단 음식을 과잉 섭취한 경우이다.

② 반달에 평행으로 하얀선이 나타난다.

콩팥 기능이 저하되고, 저단백 증상이 나타날 가능성이 높고, 정신적으로도 불안정한 상태다.

③ 손톱이 안쪽으로 구부러져 있다.

체내에 지방이 많아 관절 류머티즘에 걸리거나, 갑상선 기능이 저하될 우려가 있다.

④ 검은선

간과 콩팥의 기능 저하 혹은 방사선 치료로 약물이 배출될 때 주로 이런 현상이 나타난다.

⑤ 손톱끝이 갈색, 중심부는 투명

간경화(간의 염증이 오래 지속된 결과, 간의 표면이 울통불퉁해지는 것, 바이러스 감염이 주 원인), 간 기능 장애가 발생한 것이다.

⑥ 손톱이 뒤로 젖혀진다.

빈혈이 있으며 간이 약해져 있다.

⑦ 손톱이 얇아진다.

음성계열 식품의 과잉섭취가 원인이며, 기혈이 허약하고 비타민이 부족한 상태다.

⑧ 손톱이 쉽게 갈라진다.

음성 계열 식품을 과잉 섭취한 경우 내분비계의 기능 저하, 간 기능 장애 등의 증상이 나타나기 쉽다.

TIP 빈혈에 좋은 음식

- 철분이 많은 시금치, 미역, 수육 등이 빈혈에 좋다. 비타민 B_{12}나 엽산이 부족하면 악성빈혈이 잘 생기므로 현미, 키위 등을 자주 먹도록 하자.
- 구리가 부족해도 빈혈이 생기기 때문에 철분과 구리가 풍부한 조개류도 빈혈의 예방 및 치료에 도움이 된다.

05 위장

(1) 위장이 약한 사람의 식사법

위장이 약한 사람은 탄산음료, 카페인, 튀김, 기름기 많은 음식을 피해야 한다.

세끼를 꼬박 챙겨서 먹기보다는 네끼나 다섯끼로 나누어서 조금씩 자주 먹는 것이 좋다.

소화를 도와주는 효소가 많은 양배추, 키위, 파인애플, 무, 배 등을 요리에 이용해 먹는 것도 도움이 된다.

윗입술은 위의 상태, 아랫입술은 대장의 상태

(2) 위에 좋은 음식

위의 상태를 좋게 해주는 음식으로는 양배추, 조리한 양파, 호박처럼 단맛이 도는 채소와 순무, 우엉, 차조기(꿀풀과의 한해살이풀, 살균효과의 항암, 항알레르기 효과가 있다), 샐러리, 그리고 다시마 등의 해초류, 모시조개, 재첩이 있다.

단 음식, 과일, 기름, 매운 음식, 술 등을 과잉 섭취하거나 매일 먹으면 아랫입술이 붓는다.

입이 크고 윗입술, 아랫입술이 모두 두툼한 사람은 성장기에 탄수화물이나 지방, 하얀 곡물, 밀가루, 과자, 과일, 설탕, 식물성 기름, 또는 열대성 기후의 음식을 즐겨 먹는 것이다. 이런 사람은 심장, 간, 췌장 등이 약해지기 쉽다.

입이 그리 크지 않은데 위아래 입술이 두툼한 사람은 하얀 곡물, 밀가루, 과일, 설탕, 지방, 기름, 청량음료, 그리고 소금, 미네랄 유제품 등을 즐겨 먹었다는 것을 뜻한다.

이런 유형의 사람은 만성적으로 소화기가 약한 경향이 있다.

(3) 장과 정신건강

정신적으로 큰 고민을 안고 있는 사람은 먼저 장의 상태를 좋게 해야 한다.

뇌와 장은 직결되어 있음.

정신질환을 앓는 사람 중에는 단 음식을 좋아하는 사람이 많다.

설탕이나 초콜릿 등이 일시적으로 기분을 좋아지게 할 수는 있지만, 시간이 지나면 더 피곤함을 느끼고 우울해진다는 보고가 있었다. 특히 단 음식을 계속 먹으면 장의 활동을 멈추게 하여 변비를 일으키게 된다.

06 | 심장과 코의 모공과 혀의 상태

망진법의 기본 토대인 음양오행에서는 계절과 장기를 다음과 같이 연결한다.

① 봄 : 목, 간, 쓸개

② 여름 : 화, 심장, 소장

③ 토용(土用) : 토, 입춘, 입하, 입추, 입동 전 18일간 / 비장(췌장), 위

④ 가을 : 금, 폐, 대장

⑤ 겨울 : 수, 콩팥, 방광

(1) 심장은 코의 모공과 혀의 상태로 진단

심장에 이상이 생기면 기침이 나오는 경우가 있다.

백설탕은 흡수가 잘 되기에 먹으면 바로 혈액 속으로 들어간다.

그러면 혈액이 끈적끈적해져 심장에 부담을 주게 되므로 단 음식을 삼가는 것이 좋다.

(2) 기온과 피부의 적응

피부는 우리 몸에서 체온을 조절하는 가장 중요한 기관

기온이 올라가면 피부 모세혈관이 확장되어 더 많은 혈액이 통과하면서 몸 속의 열을 내보낸다.

반대로 추위가 오면 모세혈관이 좁아져서 체온을 뺏기지 않게 한다.

아토피성 피부염 등 피부병 환자는 이러한 체온 조절이 안 되기 때문에 추위나 더위를 많이 타게 되는 것이다.

(3) 기침에 좋은 음식

기침이나 기관지에 좋은 음식은 기관지 점막을 보호해주는 비타민 A나 베타카로틴 성분이 많은 음식이다.

호박, 토마토, 당근 등 주황색 계열의 식품의 베타 카로틴이 많고 장어, 수육 등에 비타민 A가 많다.

복숭아, 배 등은 만성기침과 가래에 도움이 된다.

07 생식기 관련 질환

생리통 등 생식기 관련 질환은 간이나 방광계 장기와 연결되어 있으며 이들 장기는 냉증에 매우 약하다.

몸을 차갑게 만드는 음성 계열 식품인 아이스크림이나 케이크, 그리고 과일이나 향신료, 커피 등은 반드시 삼가야 한다.

간에 좋은 식품은 뿌리채소류나 콩으로 이것들을 짜지 않게 조리해서 먹으면 효과적이다. 단, 콩은 과잉 섭취하면 피부가 약해지거나 생식기의 상태가 나빠지기 때문에 주의해야 한다.

단 음식을 비롯한 산성식품(백미 등)을 즐겨 먹으면 체액이 산성화되어, 병에 걸리기 쉬운 상태가 된다.

인체기능은 불가사의해서 체액이 산성화될 것 같으면 체내의 칼슘이 그것을 중화시키려고 한다. 그런데 그런 상태가 계속되면 칼슘을 비롯한 미네랄이 부족해져 정신적으로 불안정해지고 신경이 날카로워진다. 그리고 쉽게 피로를 느끼게 되는 것이다.

간이 과로 상태에 빠져 기능이 저하되면 건강 상태가 서서히 악화된다.

08 기초체온

36.5℃ 이상이면 냉증이 없고 병도 좀처럼 걸리지 않은 상태다.

하지만 요즘에는 평균 체온이 낮은 사람들이 늘고 있다. 예를 들어 평균 체온이 36~36.5℃인 사람은 추위를 잘 탄다. 그 정도라면 그래도 괜찮은 편인데 35℃대에 머무르는 사람들도 꽤 있다.

이렇게 되면 자율신경실조증(현기증, 발한, 설사, 구토, 성적불능 증 등의 증상)이 되어 배변이나 배뇨기능에 이상이 생긴다.

건강한 사람의 경우, 남성이 하루에 3~4회, 여성이 하루에 4~5회 배뇨를 한다. 그런데 냉증이 있으면 8~9회로 횟수가 늘어나게 되어 고통을 겪게 되며 무른 변이나 설사를 자주 하게 된다.

체온이 내려가면 병에 걸리기 쉬워지기 때문에 '병을 고치는 방법은 체온을 올리는 것'이라 해도 과언이 아니다.

3 _ 보완대체의학의 진단법

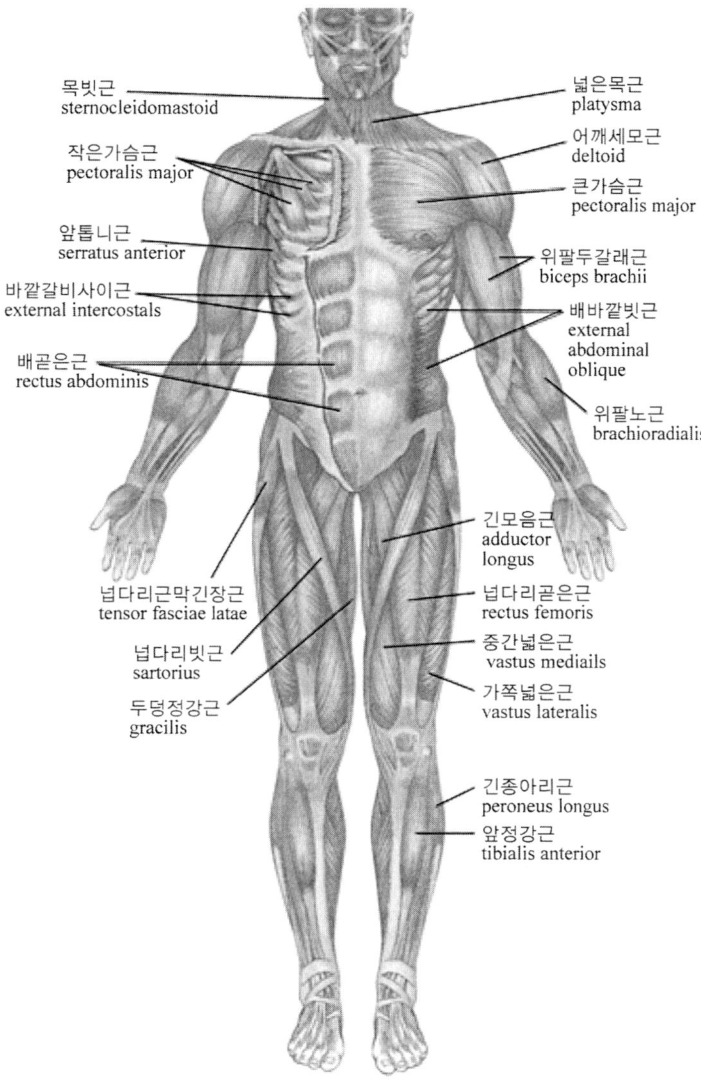

전신의 근육 (전면)

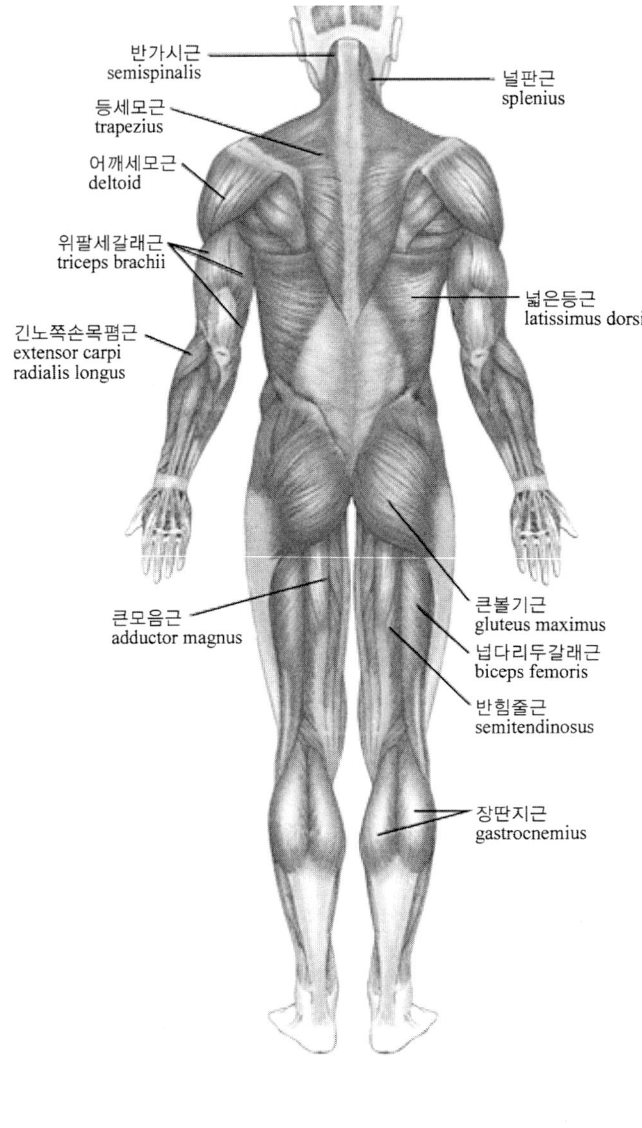
반가시근
semispinalis
널판근
splenius
등세모근
trapezius
어깨세모근
deltoid
위팔세갈래근
triceps brachii
넓은등근
latissimus dorsi
긴노쪽손목폄근
extensor carpi
radialis longus
큰볼기근
gluteus maximus
큰모음근
adductor magnus
넙다리두갈래근
biceps femoris
반힘줄근
semitendinosus
장딴지근
gastrocnemius

전신의 근육(후면)

01 스트레스 및 불안감 반응검사

① 진단방법 : 똑바로 서 있는 상태에서 팔을 15도 정도 벌린 후 검진자가 팔을 밀어낸다. 힘없이 밀리면 스트레스와 불안감 지수 높음

② 관리부위 : 극상근 관리

③ 관리방법 : 극상근 부위 근육을 문질러준다.

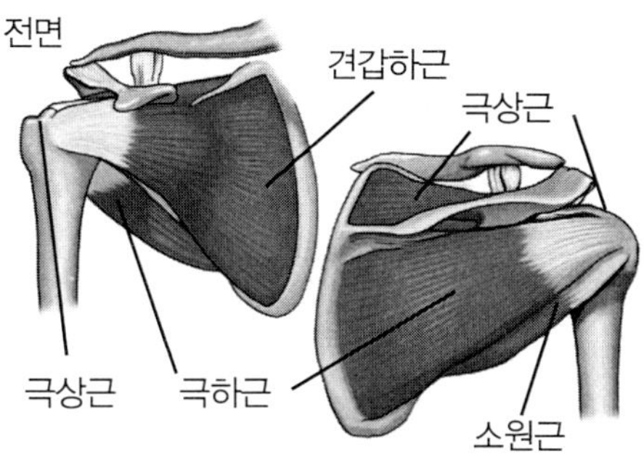

02 위장기능검사

① 진단방법 : 팔을 어깨선 위치까지 들어 올려 밖으로 뻗게 하고, 뻗은 팔을 밑으로 내리도록 힘을 주고 그것에 저항하게 한다.

② 관리부위 : 가슴근

③ 관리방법 : 가슴부위 깊게 마사지, 척추뼈 5번 째와 6번 째 눌러 마사지
쇄골 아래와 겨드랑이 윗부분 눌러 마사지

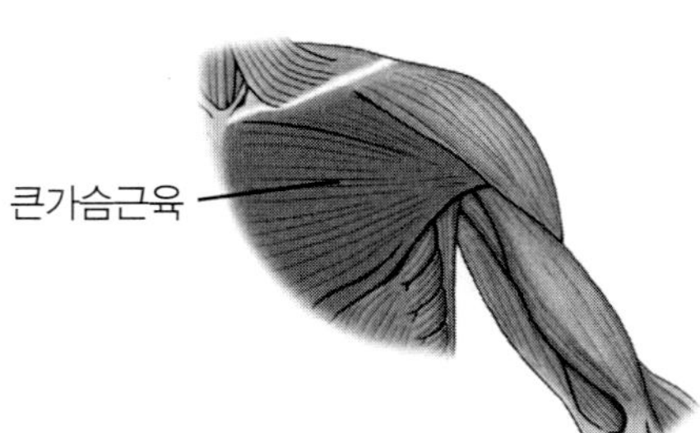

큰가슴근육(대흉근)

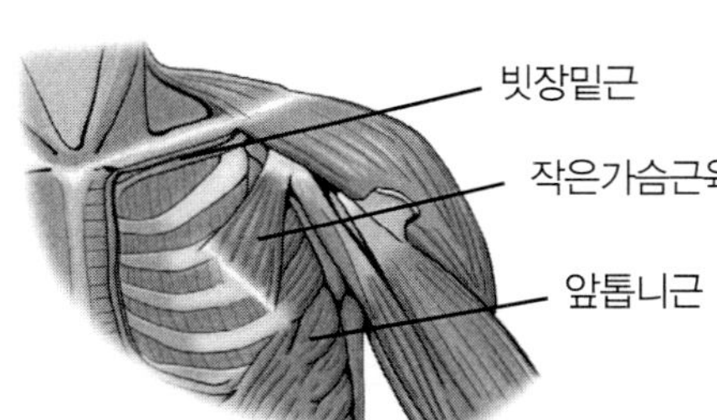

작은가슴근(소흉근)과 그 외 가슴근육

03 | 췌장기능검사

① **진단방법** : 팔을 겨드랑이에 꽉 붙이고 서 있도록 한 다음 팔을 떼어내 벌리도록 한다.

② **관리부위** : 장모지근, 등배근

③ **관리방법** : 엄지손가락과 새끼손가락을 모아 붙여 링 모양을 만들고, 검사자가 링 사이에 손가락을 걸어 붙어 있는 손가락 사이를 떨어지게 한다.
등뼈 6번 째를 깊게 마사지하고 겨드랑이 뒤쪽 마사지

04 | 심장기능검사

① **진단방법** : 팔꿈치를 구부린 상태로 있게 하고 구부린 팔을 안쪽으로 밀어내는 힘에 대항하는 힘 테스트

② **관리부위** : 견갑하근

③ **관리방법** : 앞가슴과 뒷등의 2~3번 째 척추를 깊게 눌러주거나 오른쪽 쇄골 바깥쪽과 오른쪽 겨드랑이 윗부분을 깊게 마사지

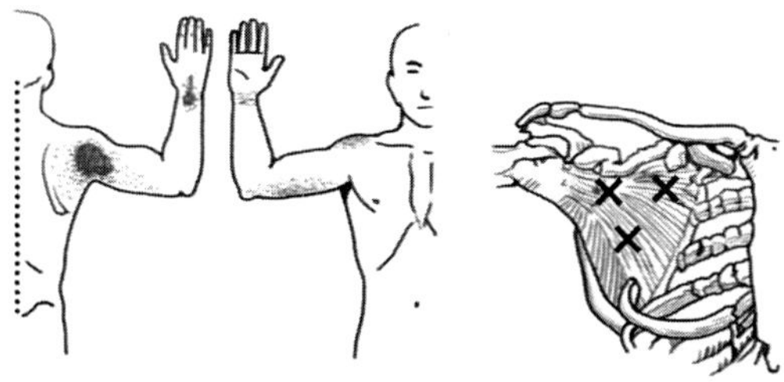

견갑하근의 통증유발점(TrPs, X)와 전이동 부위들

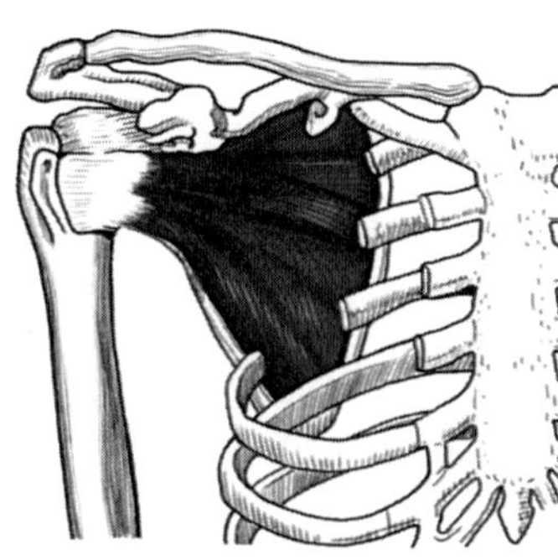

견갑하근의 해부도 : 늑골 2-5번 제거, 상완 소결절에 정지

05 소장기능검사

① **진단방법** : 누운 상태에서 무릎을 구부리고 검사자가 구부린 무릎을 펴도록 압력을 가하는 검사방법

② **관리부위** : 대퇴사두근

③ **관리방법** : 늑골 8~11번 째를 늑골선을 따라 깊게 눌러주면서 마사지하거나 등쪽 8~12번 째 척추를 마사지

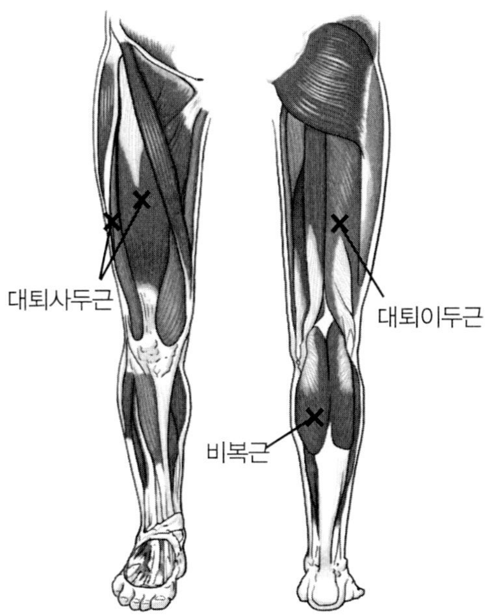

06 방광기능검사

① **진단방법** : 누운 상태에서 발을 바깥으로 틀어서 벌리게 하고 검사자가 발꿈치를 잡고 안쪽으로 밀어본다.

② **관리부위** : 비골근

③ **관리방법** : 요추 5번 째를 깊게 마사지하거나 치골 윗부분을 마사지, 장딴지 무릎 뒤쪽이나 발꿈치 뒤쪽 마사지

07 신장기능검사

① 진단방법 : 반듯하게 누운 상태에서 다리를 땅에서 45도 정도 들어올린 상태를 유지하게 하고 검사자는 다리를 밑으로 내리는 압력을 가한다.

② 관리부위 : 요근

③ 관리방법 : 척추 12번 째와 요추 1번 깊게 마사지, 오른쪽 엉덩이 외측 부위를 마사지 해주거나 배꼽 상부 2.5cm 정도 되는 부위를 눌러준다.

08 순환 및 성기능 검사

① 진단방법 : 반듯이 누운 상태에서 양쪽 다리를 바깥쪽으로 벌리게 하고 검사자가 벌린 다리를 안쪽으로 모으려고 시도한다.

② 관리부위 : 둔근

③ 관리방법 : 치골 윗부분이나 요추 5번 째를 눌러준다.

09 내분비 검사

① 진단방법 : 서 있는 상태에서 팔꿈치를 위로 90도 되게 굽힌 다음, 굽힌 팔꿈치를 안쪽으로 밀어넣어 90도 각도를 좁히려고 시도한다.

② 관리부위 : 소원근

③ 관리방법 : 경추 2~3번 째 늑골 부위와 흉골 부위 지압, 어깨 바깥쪽과 어깨뼈가 척추와 만나는 부위를 눌러준다.

10 담낭기능검사

① 진단방법 : 팔을 모으고 반듯이 누운 상태에서 오른쪽 팔을 45도 각도 위로 올리고 있으면 검사자가 그 팔을 밑으로 밀어 내리려고 시도한다.

② 관리부위 : 전삼각근

③ 관리방법 : 흉추 3~5번 째 부위를 눌러주거나 늑골 3,4,5번을 지압해 준다.

쇄골 바깥쪽 1/3 부위를 눌러주고, 어깨선에서 팔쪽으로 1/3쯤 내려온 부위 눌러준다.

11 간기능검사

① 진단방법 : 팔을 위로 똑바로 들어 올린 상태에서 검사자는 팔을 위쪽 방향으로 젖히려고 시도한다.

② 관리부위 : 대흉근

③ 관리방법 : 흉추 5번, 6번, 늑골 5번, 6번, 가슴뼈 7번 째 늑골 부위와 어깨와 팔의 근육이 만나는 부위 지압

12 폐기능 검사

① 진단방법 : 서 있는 상태에서 팔을 앞으로 뻗어 45도 각도로 위를 향하게 하고, 검사자는 이 팔을 내려뜨리려고 시도한다.

② 관리부위 : 전거근

③ 관리방법 : 흉추 3번, 4번, 5번 부위, 늑골 3번, 4번, 5번 부위를 지압

13 대장기능 검사

① 진단방법 : 반듯이 누운 상태에서 위로 오른쪽 다리를 45도 각도로 올리면 검사자가 이를 아래로 밀어내는 시도를 한다.

② 관리부위 : 대퇴근막

③ 관리방법 : 요추 2번, 4번과 골반이 만나는 3각형 부위를 마사지 하거나 양쪽 왼쪽 허벅지 근육을 허리 부분에서 무릎까지 깊게 마사지 한다.

CHAPTER

12 몸에 꼭 필요한 영양소 알아보기

1_몸에 꼭 필요한 미네랄 영양소

01 필수 영양소

① 크롬 : 탄수화물과 지방대사에 관여
인슐린의 작용 강화
혈액 중의 콜레스테롤이나 중성지방을 정상 범위로 유지

② 셀렌 : 혈관의 노화를 촉진하는 과산화지방을 분해하는 효과

③ 아연 : 세포의 분열과 생성에 관여

④ 망간 : 에너지 생성과 단백질과 뼈를 만드는데 관여

⑤ 몰리브덴 : 간장이나 신장 내의 효소 활동과 철의 이용을 도움
신진대사 촉진 역할

⑥ 코발트 : 비타민 B_{12}에 들어 있음
조혈기능과 신경기능을 원활하게 함
동물성 식품에만 들어 있음

⑦ 요오드 : 요산, 발육이나 에너지 생성에 관여
해초류에 포함

⑧ 초미량미네랄의 작용 : 과다 섭취 시 유해물질로 변하기 때문에 주의 요망

⑨ 규소 : 콜라겐을 튼튼하게 함

⑩ 니켈 : 유전자 세포를 재생하는데 필요

⑪ 바다듐 : 지방대사에 관계하며 부족하면 동맥경화가 되기 쉬움

⑫ 불소 : 뼈를 튼튼하게 하고, 충치를 예방(에나멜층을 강화)한다.

⑬ 납 : 철의 흡수를 촉진

02 | 칼슘

① 미네랄의 일종 = 뼈나 치아를 형성하는 영양소
② 신경의 흥분을 억제
③ 심장의 고동을 일정하게 유지
④ 호르몬 분비를 원활하게 함
⑤ 근육의 흥분을 조절
⑥ 피를 응고시키는 역할
⑦ 하루 필요량은 60mg
⑧ 비타민 D 부족, 운동 부족, 음주, 흡연이 칼슘 부족의 원인

03 | 철

① 부족 시 : 혈색이 나빠지고 어깨와 관절이 결림, 목덜미가 뻐근함, 현기증, 빈혈 증상
비타민 C는 철의 흡수를 촉진시킨다.
커피나 녹차의 탄닌이나 식이섬유 → 철의 흡수 방해
동물성 식품의 철은 흡수가 빠르지만, 식물성 식품의 철은 흡수가 어렵다.
성인 남자의 하루 필요량은 10mg이고, 여성은 12mg이다.

04 | 그 외의 미네랄

① 나트륨(하루 목표섭취량 10g) : 신경의 전달, 근육의 수축 작용, 체액의 삼투압을 유지하며 부족 시 식욕 부진, 권태, 근육통이 온다.
② 마그네슘(하루 목표 섭취량 300mg) : 근육과 신경이 정상적으로 작용하도록 하고, 체액을 조절, 부족 시 근육경련, 허약체질, 심장 이상, 신경과민증이 나타난다.
③ 칼륨(하루 유지 섭취량 3g) : 체액의 삼투압 유지, 근육의 수축작용, 부족 시 식욕부진, 허탈감, 정신장애, 저혈압의 증상
④ 인(하루 목표 섭취량 1.3g 이하) : 생식이나 유전에 관여, 핵산(DNA, RNA)의 주성분, 부족 시 뼈가 약해지고 골절이 생기기 쉬움

05 비타민 A

① 점막 및 피부와 모발의 건강을 유지
② 시력을 지켜주고 암을 예방
③ 부족현상으로는 야맹증, 각막건조증, 각막연화증, 피부 건조, 여드름, 발육기의 성장 정지, 기능장애 등의 증상
④ 성장기의 어린이, 쉽게 피로해지는 사람, 충분한 섭취필요
⑤ 과섭취 시 → 급성중독증, 만성과잉증, 피로, 구토, 수면장애, 식욕부진, 거친 피부 등의 증상이 나타나지만, 보통의 식사라면 무난하다.

06 비타민 B

① 비타민 B에는 B_1, B_2, B_6, B_{12}, 나이아신, 엽산, 판토텐산, 비오틴이 있다.
② 특히 B군은 따로 섭취하는 것보다 전부 함께 섭취하면 효과가 커진다.
③ 비타민 B_1은 탄수화물 대사와 신경조절에 관계
④ 피로회복에 효과적
⑤ 부족 시 → 각기병, 만성피로, 식욕부진, 기력감퇴, 정서불안, 기억력 저하, 만성적인 졸음과 같은 증상
⑥ 비타민 B_2은 탄수화물 대사에 관여하고 지방의 분해, 합성에 필요
⑦ 피부의 비타민 B_2는 피부의 점막을 보호하고 피부, 손톱, 모발의 발육에 중요한 역할을 하며, 몸 전체의 저항력을 길러준다. 또한 탄수화물과 단백질 대사, 지방의 분해, 합성에도 관여한다.

07 비타민 C

① 감기 예방, 피부의 탄력 유지, 기미와 잔주름 예방, 바이러스나 세균에 저항력, 스트레스 완화, 혈중 콜레스테롤 저하, 발암물질 억제, 철의 흡수 도움
② 콜라겐 생성, 피부, 근육, 뼈, 혈관의 세포를 연결시켜 조직과 피부의 탄력을 유지, 장의 회복과 지혈작용에 관여, 뼈와 치아를 튼튼하게 해줌
③ 부족 시 이가 흔들리고, 치근의 출혈, 내출혈이 올수도 있으며, 뼈가 약해져 골절

08 | 비타민 D

① 칼슘의 흡수와 대사를 돕는 '칼슘의 운반자'
② 칼슘과 인의 흡수를 촉진
③ 뼈와 치아를 건강 여분의 칼슘은 혈액으로 들어가 인산과 함께 뼈로 운반
④ 칼슘이 부족하면 뼈에 있는 칼슘 사용 → 자외선에 의해 비타민 D가 자연활성화 된다.
⑤ 말린 표고버섯이나 어류에 많다.
⑥ 비타민 D를 너무 많이 섭취하면 식욕 부진, 체중 감소, 구토

09 | 비타민 E

① 지방의 산화 예방, 혈관의 노화 방지, 암 예방, 노화 방지, 과산화지방은 체내 곳곳의 세포에 모여 암이나 잘못된 생활습관에서 오는 각종 질병의 원인이다.
② 이러한 불포화지방산의 산화를 방지하는 영양소가 비타민 E(항산화작용)이다.
③ 비타민 E의 항산화 작용은 동맥경화도 예방한다.
④ 현미나 통밀빵 등도 이용해 보자.
⑤ 비타민 E는 식물에 함유된 지용성 비타민으로 점성이 있는 담황색 기름이다.
⑥ 식물성 기름이나 견과류, 곡류, 녹황색채소에 많이 들어 있다. 비타민 E는 열에 약하므로 공기 중에 산화되기 쉬우며 기름은 신선한 것을 먹는 것이 효율적이다.

2_ 몸에 에너지가 되는 영양소

01 | 단백질

① 단백질은 몸을 구성하는 주성분
② 근육, 장기, 뼈, 피부, 모발, 혈액, 호르몬, 효소, 면역물질, 단백질은 20종의 아미노산이 결합하여 생성

③ 이 중에서 반 정도는 체내합성이 되지만 9종류는 체내에서 합성되지 않는 필수 아미노산으로 음식물로 섭취해야 한다.
④ 육류, 생선, 우유는 양질의 단백질원 → 효과적인 단백질 식품이기는 해도 지방이나 콜레스테롤을 많이 함유
⑤ 콩이나 콩 가공식품 같은 식물성 단백질 식품과 균형을 맞춰 섭취해야 한다.

02 탄수화물

① 과다 섭취는 비만의 원인, 부족하면 장애 발생
② 여유분은 중성지방으로 피하에 축적되므로 너무 많이 섭취하면 비만의 원인이 된다.
③ 몸에 필요한 총에너지의 60%는 탄수화물로 충당하는 것이 좋은데 쌀이 주식인 우리나라 사람들은 과도하게 섭취하는 경향이 있다. 따라서 탄수화물 대사에 필요한 비타민 B_1도 적극적으로 섭취하는 것이 좋다.
④ 비타민 B_1의 하루 필요량은 40g이며 배아, 돼지고기, 닭, 간, 마늘, 대두에 많다.

03 지방

① 지방은 가장 큰 에너지원
② 심장박동의 에너지, 호르몬이나 세포막의 재료
③ 비타민 A, D, E, K 같은 지용성 비타민의 흡수를 돕고 신경작용에도 깊이 관여하기 때문에 세포의 기능을 충분히 발휘하기 위해서는 없어서는 안 되는 중요한 영양소이다.

최근 영양학에서는 동물, 식물, 어류 등의 식품의 종류에 따라 지방산의 구성이 다르므로 다음 3가지로 지방을 분류하고 있다.

① 육류, 난류, 유제품 등 동물성 식품에 많은 포화지방산
② 식용유에 많이 들어 있는 불포화지방산인 올레인산
③ 식물성 기름, 어패류, 해초류에 많이 들어있는 불포화지방산인 리놀산, EPA
④ 하루 필요에너지의 20~25%는 지방으로 섭취하는 것이 좋다.

3_몸에 좋은 생선, 조개류

01 | 바지락 조개

① 여성에게 필요한 약효성분이 듬뿍
② 주요영양소 : 철, 칼슘, 단백질, 비타민 B_2, 비타민 B_{12}
③ 효과와 예방 : 간장병, 빈혈, 부종, 동맥경화예방(노폐물 배출효과)
④ 빈혈에 효과적인 성분 : 철을 함유
⑤ 비타민 B_{12} 성분 : 간장과 소화기능, 중추신경에 관여, 신경질환에 효과가 있다. 바지락조개는 양질의 단백질

02 | 오징어

① 주요영양소 : 단백, 칼륨, 타우린(콜레스테롤 낮추고 중성지방을 줄여 혈압을 정상적으로 유지, 당뇨병 예방)
② 효과와 예방 : 동맥경화, 뇌졸중, 당뇨병, 항암효과(먹물), 고지혈증
③ 제철과 선택법 : 가을~겨울, 오징어는 저지방, 저칼로리, 고단백질로 다이어트 하는 사람이나 비만, 고지혈증, 당뇨병에 효과

03 | 정어리

① 뼈째 먹는 생선으로 귀중한 칼슘 공급원
② 주요영양소 : 비타민 B_2, 비타민 D, 지방, 단백질, 칼슘
③ 효과와 예방 : 뇌졸중, 동맥경화, 뇌혈전, 골다공증
④ 정어리에 많은 비타민 B_2는 성장과 세포의 생성, 건강한 피부, 모발, 손톱 생성
⑤ 비타민 D가 풍부

TIP

정어리의 지방 → 혈액순환을 원활하게 하고 혈전 방지
칼슘도 풍부하고, 칼슘의 흡수를 돕는 비타민 D도 풍부해 가능하면 통째로 먹으면 좋은 생선이다.

04 장어

① 껍질의 점액이 식욕을 자극하는 여름철 체력 보강식이라 할 수 있다.
② 주요영양소 : 비타민 A, 비타민 B_1, 비타민 D, 비타민 E
③ 효과와 예방 : 일사병, 위장병, 감기, 동맥경화, 야맹증
④ 장어는 여름철 일사병 방지, 체력회복에 좋으며 단백질, 비타민, 미네랄이 골고루 위장의 점막을 보호, 소화 흡수를 도와 여름철 식욕부진을 해소
⑤ 비타민 A, K 풍부하며 특히 내장에 많이 들어 있다.

TIP

장어의 비타민 A는 레티놀이라 불리며 채소에 함유된 카로틴과 달리 전부 흡수되어 소화기, 호흡기, 눈의 점막, 위장병, 감기 예방, 야맹증 등에 효과적이다.
여름철 일사병을 막아준다.
피로회복에 좋은 비타민 B_2와 노화를 방지하는 비타민 E도 포함하고 있다.

05 잉어

① 단백질과 미네랄이 풍부하여 출산 후 체력회복에 효과
② 주요영양소 : 비타민 B_1, 비타민 D, 비타민 E, 단백질, 지방
③ 효과와 예방 : 단백질, 비타민 B_1, E, D가 풍부한 자양식품으로 임신 중이나 병을 앓은 뒤 체력회복에 좋다. 또한 입덧에 효과적이다. 그리고 모유를 잘 나오게 하고, 출산 후의 빈혈을 방지 한다. 임신, 수유 중의 여성에게는 더없이 좋은 음식이다.
특히 비타민 B_1을 많이 함유하고 있어 탄수화물 대사를 돕고 피로회복에 효과적이다.

06 고등어

① 주요영양소 : 비타민 D, 비타민 B_2, 비타민 B_{12}, 지방, 단백질
② 효과와 예방 : 동맥경화, 뇌졸중, 간장병, 구강염, 입아귀의 염증
③ 고등어의 지방은 동맥경화나 뇌졸중에 좋은 불포화지방산이어서 몸에 좋은 지방

07 꽁치

① 꽁치는 동맥경화나 암에 효과적
② 주요영양소 : 비타민 A, 비타민 D, 지방, 단백질, 나이아신
빈혈에 효과적인 비타민 B_{12}와 비타민 A가 풍부
③ 효과와 예방 : 꽁치의 비타민 A는 레티놀이라 하며 피부와 점막을 튼튼하게 하고, 눈의 피로방지 효과가 있다.
④ 최근에는 암 예방 효과가 있다고 하여 주목받는 영양소
⑤ 그 외에 불포화 지방산이 많아 동맥경화, 심근경색, 고혈압 예방 등의 효과

08 뱅어, 멸치

① 비타민 D가 칼슘 흡수율을 높인다.
② 주요영양소 : 비타민 D, 칼슘, 인
③ 효과와 예방 : 골다공증, 불면증, 정서불안에 효과적이다.

TiP

뼈째 먹을 수 있는 생선은 칼슘의 훌륭한 공급원이다.
큰 멸치 1마리를 먹었을 경우 칼슘 흡수량은 27mg, 말린 것 5마리는 110mg이나 되며, 칼슘의 흡수를 촉진하는 비타민 D도 들어있다.
햄 가공식품 안의 다량의 인 → 칼슘 섭취 방해 → 칼슘이 몸 밖으로 배설

09 | 연어알

① 피부를 젊게, 머리카락을 부드럽게 해 준다.
② **주요영양소** : 비타민 A, 비타민 B_1, 비타민 E, 칼슘, 인
③ **효과와 예방** : 탈모(시스틴), 피부 트러블, 노화 방지, 스트레스
④ 연어알에는 피부를 젊게 하고 항산화작용을 하는 비타민 E도 들어 있다.

10 | 대구

① 양질의 단백질이 혈액과 몸을 구성
② **주요영양소** : 단백질, 칼슘, 비타민 A, 비타민 B_2, 비타민 D
③ **효과와 예방** : 간장병, 빈혈, 부종, 동맥경화, 시력 저하, 감기
④ 대구는 뼈와 살이 되는 양질의 단백질과 튼튼한 뼈를 만드는 칼슘을 함유
⑤ 대구의 간장에는 지용성인 비타민 A와 D 다량 함유

11 | 대합

① 타우린과 철이 혈액의 건강을 유지
② **주요영양소** : 철, 비타민 B_2, 칼슘, 인
③ **효과와 예방** : 빈혈, 동맥경화, 골다공증
④ 철이나 칼슘 등 미네랄이 풍부하며 비타민 B_2도 많이 함유
⑤ 철은 빈혈에 효과적
⑥ 혈액 속의 콜레스테롤이나 중성지방을 줄인다.
⑦ 타우린은 고지혈증과 동맥경화 예방 효과

12 방어

① DHA와 EPA가 뇌를 활성화하고 혈중 콜레스테롤 저하
② 주요영양소 : 비타민 D, 비타민 E, 비타민 B_1, 비타민 B_2, 단백질
③ 효과와 예방 : 저혈압, 빈혈, 동맥경화, 심근경색
④ 양질의 단백질과 지방이 풍부
⑤ 비타민 B1, 비타민 B_2, D, E도 풍부
⑥ 비타민 D가 많아 칼슘 이용률을 높인다.
⑦ 철이 풍부하여 빈혈에 효과적

TIP

비타민과 미네랄은 생선의 붉은 살에 특히 많이 들어있다.
그 외에 지방에는 불포화지방산이 들어 있어 혈중 콜레스테롤 저하, 동맥경화 예방, 뇌세포 활성화, 혈전의 발생을 억제하는 등의 효과
특히 산화를 방지하는 비타민 E가 들어 있다.
자연산 방어와 양식 방어의 단백질과 지방 함유량은 거의 비슷하지만 비타민과 미네랄은 자연산에 훨씬 많이 들어있다.

13 참치

① 필요한 부위를 약효에 따라 현명하게 선택
② 주요영양소 : 비타민 D, 비타민 E, 나이아신, 단백질, 지방
③ 효과와 예방 : 노화 방지, 동맥경화, 허약체질, 뇌혈전, 심장병
④ 참치에는 DHA가 풍부

DHA가 뇌세포 수의 감소를 억제하고, 뇌신경의 돌기가 늘어 정보의 전달이 원활하게 이루어짐으로써 머리가 좋아진다고 하여 참치의 눈알까지 상품화될 정도이다.

노인성 치매 환자에게 DHA 캡슐을 먹이면 판단력과 계산 능력이 좋아진다는 보고가 있다.

그 외에 필수미량원소 셀렌은 지방의 산화나 과산화지방의 생성을 방지한다.

혈관의 노화를 방지하는 비타민 E와 함께 과산화지방을 분해하고 암의 발생에 전이를 억제하고 협심증, 심근경색 예방 등의 효과가 있다.

4_ 몸에 좋은 육류, 달걀, 유제품

01 간

① 비타민과 철이 풍부한 빈혈의 특효약이다.
② 주요영양소 : 소(비타민 A, 철), 돼지(비타민 A, 철), 닭(비타민 A, 철)
③ 효과와 예방 : 빈혈, 간장병, 암
④ 소, 돼지, 닭의 간에 들어있는 영양가의 차이는 거의 없다.
⑤ 모두 비타민 A가 풍부하고 그 효력은 당근의 10배

TIP

비타민 A는 시각기능 강화, 점막을 강하게 하며, 피부를 건강하게 하고 암 예방에도 효과적이다. 단, 너무 많이 먹으면 몸 안에 축적되어 오히려 해가 되므로 간은 매일 조금씩, 또는 일주일에 한 번 정도가 적당하다.
간에 들어있는 철과 엽산은 조혈작용 → 비타민 B_{12}는 적혈구를 형성, 재생 → 비타민 C는 철의 흡수를 도와 빈혈을 예방 → 간세포를 재생, 비타민과 미네랄이 간 기능을 원활히 한다. 간장병 치료식으로도 이용된다.
살코기보다 저지방, 저칼로리이므로 다이어트식으로도 좋다.

02 쇠고기

① 양질의 단백질과 철이 풍부하여 빈혈에 효과
② 주요영양소 : 비타민 B_1, 비타민 B_2, 단백질, 지방
③ 효과와 예방 : 허약체질, 빈혈, 냉증

TIP

쇠고기는 지방, 단백질, 철을 많이 함유한 영양가 높은 식품이다. 쇠고기에 함유되어 있는 단백질은 저항력을 길러주지만, 일반적으로 고기에 들어있는 동물성 지방은 콜레스테롤 상승작용이 있기 때문에 적당히 섭취하는 것이 좋다.

03 소 내장과 부산물

① 몸에 좋은 비타민과 미네랄이 풍부
② 주요영양소 : 혀(철), 심장(철, 비타민 B_1), 콩팥(철, 비타민 B_1)
③ 효과와 예방 : 간장병, 빈혈, 부종
④ 혀는 지방, 비타민 B_2, 철, 심장은 철과 비타민 B_1, 콩팥은 비타민 B_1, B_2, 철이 풍부하다.

04 닭고기

① 저칼로리, 고단백의 건강식품
② 주요영양소 : 단백질, 비타민 A, 비타민 B_1, 비타민 B_2, 나이아신
③ 효과와 예방 : 위약, 체력회복, 암

TiP

닭고기의 단백질은 병을 앓은 뒤 체력회복에도 효과이다. 또한 비타민 A도 쇠고기나 돼지고기의 수십 배이다.
비타민 A는 점막을 강화, 세균의 감염을 방지, 특히 암 예방에 탁월한 효과가 있다.

05 돼지고기

① 양질의 단백질이 풍부
② 주요영양소 : 비타민 B_1, 비타민 B_2, 단백질, 나이아신
③ 효과와 예방 : 피로, 신경과민, 폐결핵, 허약체질
④ 비타민 B_1은 피로회복과 신경과민에 탁월한 효과

돼지고기에는 양질의 단백질이 풍부하다.
대퇴부살 100g에 함유된 단백질의 양을 다른 식품으로 환산하면 계란 2개, 밥 6그릇, 우유 700ml에 상당한다.

TiP

너무 많이 섭취하면 피로의 근원이 되는 피루브산이 체내의 수소와 결합, 피로 물질인 유산이 쌓여 쉽게 피로한다. 그러나 피루브산은 구연산과 함께 섭취하면 에너지로 바뀌게 되므로 육류 요리에는 구연산이 많은 레몬을 곁들여 먹으면 좋다.

06 돼지 내장과 부산물

① 철분이 풍부하여 빈혈에 효과적
② **주요영양소** : 심장(철, 비타민 B_1), 콩팥(철, 비타민 B_1, 비타민 D)
③ **효과와 예방** : 간장병, 빈혈, 부종, 동맥경화, 시력 저하
④ 비타민 B군과 철이 풍부하여 심장강화에 효과
⑤ 콩팥은 육질이 섬세하고 쫄깃쫄깃하여 볶음이나 조림에 이용
⑥ 비타민 A, B_1, B_2, C, E와 철이 풍부하여 피로회복에 좋다.

07 달걀

① 뇌와 몸을 젊고 건강하게 하는 완전 영양식
② **주요영양소** : 비타민 A, 비타민 B_2, 비타민 D, 철, 단백질
③ **효과와 예방** : 동맥경화, 심장병, 당뇨병, 노화, 피부 트러블
④ 한때 콜레스테롤 수치가 높아 경시되기도 했지만 노른자에 함유되어 있는 레시틴이 혈중 콜레스테롤을 녹이는 작용

TiP

레시틴은 혈관을 청소하여 뇌의 혈관장애를 방지하기 때문에 치매 환자에게 특히 좋다.
달걀에는 비타민 E도 많이 함유되어 있고, 또한 과산화지방의 생성을 방지하여 노화나 당뇨병 예방에도 효과가 있다.

08 | 치즈

① 살아있는 유산균과 효소가 장을 건강하게
② 주요영양소 : 칼슘, 지방, 단백질, 비타민 A, 비타민 B
③ 효과와 예방 : 골다공증, 변비, 구강염, 초조불안

TiP

- 치즈의 칼슘은 단백질과 결합된 상태로 들어있어 흡수한다.
- 칼슘이 충분히 섭취되면 골다공증을 예방할 뿐만 아니라 혈관의 노화 방지 및 동맥경화를 예방할 수 있다.
- 체내의 칼슘과 인의 비율은 1대 1이 적합하므로 치즈는 이상적인 식품이다.

09 | 요구르트

① 유산균이 장을 건강하게 하고 노화와 질병을 예방
② 주요영양소 : 칼슘, 비타민 A, 비타민 B_2, 단백질, 지방
③ 효과와 예방 : 변비, 설사, 노화, 암, 골다공증

TiP

요구르트에 있는 유산균은 장 내의 비피더스균 등 선옥균을 증가시키고 악옥균을 감소시켜, 장의 건강을 지켜준다. 신진대사를 활발히 하여 노화를 방지한다.
비피더스균은 식이 섬유처럼 정장작용을 하므로 변비나 설사에 좋으며 혈중 콜레스테롤 감소, 면역 기능 증가, 병 예방, 상처 치료, 암 예방에도 효과가 있다. 또한 변비가 해결되면 신진대사가 활발해지므로 노화 방지, 미용 효과도 기대할 수 있다.

5_몸에 좋은 채소

01 신선초

① 암을 예방하고 강장 효과
② **주요영양소** : 비타민 A, 비타민 C, 비타민 B_2, 칼륨, 칼슘
③ **효과와 예방** : 고혈압, 이뇨, 부종, 암, 변비. 녹황색 채소로 카로틴, 비타민 C, 철, 칼륨, 칼슘 같은 영양소를 품고 있는 훌륭한 식품
④ 비타민 B_2가 많아 고혈압, 간장병, 악성빈혈 등에 효과적이고 카로틴이 풍부하여 암 예방에 효과적
⑤ 잎과 줄기를 자르면 나오는 후라보노이드 성분 → 항산화 작용을 하여 암을 예방하고 변통

02 아스파라거스

① 아스파라긴산 → 신진대사 촉진(피로회복), 자양 강장을 촉진
② 엽산 → 빈혈
③ **주요영양소** : 비타민 C, 비타민 A, 비타민 B_1, 비타민 B_2, 비타민 E → 항종양 작용
④ **효과와 예방** : 고혈압, 이뇨, 피로회복, 감기, 자양강장

03 매실

① 위장의 운동을 촉진하고 피로회복에 효과
② **주요영양소** : 철, 칼륨, 식이섬유
③ **효과와 예방** : 식중독, 숙취, 식욕부진, 피로
④ 매실장아찌 → 구연산 등의 유기산이 풍부 → 위장의 운동을 활발 / 피로회복에 효과 / 방부, 살균작용
⑤ 풍부한 식이 섬유가 정장작용, 연동운동 촉진, 변비와 대장암 예방

04 | 양배추

① 위장병에 효과 있는 건강채소
② **주요영양소** : 비타민 C, 칼륨, 칼슘
③ **효과와 예방** : 위궤양, 십이지장궤양, 변비, 골다공증
④ 양배추는 비타민 C가 풍부(큰 잎 한 장 → 하루 필요량의 70%를 섭취)
비타민 K → 혈액 응고, 뼈를 강화(골다공증 예방)
비타민 U(케비진) → 항궤양 작용 / 위, 십이지장궤양 예방과 치료에 효과

05 | 오이

① 식욕을 자극하는 대표적인 여름 채소
② **주요영양소** : 비타민 C, 비타민 E, 비타민 B, 칼륨, 칼슘
③ **효과와 예방** : 부종, 위약, 장 트러블, 숙취
④ 수분이 90%
⑤ 방광염, 급성 위염 → 응급조치로 생것을 먹거나 껍질과 줄기 말린 것

06 | 우엉

① 식이섬유가 풍부하여 암 예방에 효과적
② **주요영양소** : 칼슘, 철, 마그네슘, 동, 식이섬유
③ **효과와 예방** : 대장암, 동맥경화(콜레스테롤 억제), 당뇨병, 변비(정장작용)
④ 식이 섬유 : 장내의 발암 물질을 흡착 / 대장암 예방
⑤ 이눌린 : 간장 기능 강화, 이뇨작용 / 혈당치 저하 작용 / 당뇨병 효과

07 고구마

① 피부와 장을 건강하게 하는 미용채소
② **주요영양소** : 비타민 B1, 비타민 C, 비타민 E, 칼륨
③ **효과와 예방** : 변비, 대장암, 고지혈증, 감기, 기미, 주근깨(비타민 C)
④ 한 개로 비타민 C 하루 필요량 섭취
⑤ 흰색 유액은 야라핀 성분 → 변비, 대장암 예방효과
⑥ 칼륨 풍부 → 체내의 염분을 조절
⑦ 고혈압에 효과적
⑧ 비타민 E → 과산화지방(암 발생의 원인)의 발생 억제

08 토란

① 점액은 궤양 예방과 뇌 활성에 효과적
② **주요영양소** : 단백질, 칼륨, 비타민 C, 비타민 B_2
③ **효과와 예방** : 기관지염, 신장병, 간장병, 위궤양, 노화
④ 토란의 점액 : 콜레스테롤 낮춤, 위궤양을 예방, 간장 강화

09 표고버섯

① 칼슘 흡수를 촉진하는 비타민 D가 풍부
② **주요영양소** : 비타민 D, 비타민 B_1, 비타민 B_2, 나이아신, 식이섬유
③ **효과와 예방** : 암, 동맥경화, 고혈압, 감기
④ 혈압과 혈중 콜레스테롤을 낮추어 고혈압과 동맥경화를 방지하고 개선
⑤ 렌티난이라는 항암 작용을 하는 성분

10 꽈리고추

① 피로회복과 더위 먹었을 때 효과
② **주요영양소** : 비타민 C, 비타민 A, 나이아신, 칼륨, 식이섬유
③ **효과와 예방** : 일사병, 장 트러블, 고혈압, 당뇨병
④ 비타민 C → 면역 기능
⑤ 카로틴 → 피부와 점막을 건강하게 유지
⑥ 소화기나 호흡기의 저항력을 높임

11 감자

① 칼륨이 풍부한 '땅 속의 사과'
② **주요영양소** : 비타민 C, 비타민 B_1, 칼륨, 나이아신
③ **효과와 예방** : 암, 위장병, 고혈압, 감기

칼륨은 체내의 염분을 조절하기 때문에 간장 기능이 저하된 사람이나 혈압이 높은 사람에게 좋다.

12 쑥갓

① 카로틴과 비타민 C가 풍부
② **주요영양소** : 비타민 A, 비타민 C, 비타민 E, 칼륨, 칼슘
③ **효과와 예방** : 피부트러블, 고혈압, 변비, 암
④ 쑥갓의 향은 자율신경에 작용, 위장의 활동을 원활, 가래/기침을 멈추게 하는 등의 효과
⑤ 쑥갓의 즙 → 고혈압을 낮추는 효과
⑥ 입욕제 → 어깨 결림, 신경통
⑦ 그 외 타박상, 염좌, 가벼운 동상

13 미나리

① 해독작용, 고혈압에 효과적
② 주요영양소 : 비타민 C, 비타민 A, 철, 칼륨, 칼슘
③ 효과와 예방 : 빈혈, 변비, 혈액순환 장애, 고혈압, 보온, 발한작용(수족냉증)
④ 비타민 C의 함유로 감기 예방에 좋고 혈압을 낮추어 줌으로써 황달이나 고혈압에 좋다.

14 샐러리

① 향 성분은 신경 안정과 식욕 증진에 효과
② 주요영양소 : 비타민 A, 비타민 C, 칼륨
③ 효과와 예방 : 정서불안, 두통, 식욕 부진, 위장병, 고혈압(샐러리즙)
④ 카로틴 → 신진대사 원활
⑤ 비타민 C → 스트레스에 대한 저항력, 위를 건강하게 하고, 혈압 저하, 진정 작용
⑥ 식이섬유는 장을 깨끗하게 하고 콜레스테롤 저하 효과

15 파슬리

① 주요영양소 : 비타민 C, 비타민 A, 철, 비타민 B_1, B_2, 비타민 K
② 효과와 예방 : 감기, 식중독, 식욕 부진, 빈혈, 구취
③ 10g만 먹어도 비타민 C는 하루섭취량의 절반
④ 철이 풍부, 빈혈과 식중독도 예방
⑤ 비타민 K는 혈액을 응고시키는 작용
⑥ 향은 식욕 증진, 피로회복, 발한, 이뇨, 보온 등의 효과 발휘

16 마늘

① 매일 먹으면 수족냉증과 피로회복에 효과
② 주요영양소 : 비타민 B_1, 비타민 C, 단백질, 인
③ 효과와 예방 : 암, 수족냉증, 위가 약할 때, 피로회복, 동맥경화

TIP

- 마늘의 강한 냄새(알리신) → 강항 항균 작용
- 체력증강제 효과
- 면역증강과 항암작용
- 미세혈관을 넓히고 위장과 심장활동 증진
- 수족냉증에 효과
- 동맥경화, 혈전 예방

17 연근

① 주요영양소 : 비타민 C, 비타민 B_1, 철, 칼륨, 식이섬유가 풍부
② 효과와 예방 : 위장병, 고지혈증, 감기, 고혈압, 암
③ 비타민 C는 콜라겐 형성, 암 예방에 효과를 발휘
④ 뮤틴은 단백질 일종 자양강장 작용
⑤ 식이섬유는 혈압을 조절, 변비, 노폐물 배출에 효과
⑥ 탄닌(자른 단면이 검어지게 함) : 소염, 지혈, 위궤양, 십이지장궤양에 효과

18 생강

① 양념 외에 감기 치료, 소화 기능 향상
② 주요영양소 : 칼륨, 칼슘
③ 효과와 예방 : 감기, 식중독, 발열, 위통, 식욕 부진
④ 위액의 분비를 도와 소화가 잘 되도록 도움
⑤ 발작용이 있음. 비린내 제거에 탁월

19 | 참마

① 강장 효과가 탁월한 산에서 나는 장어
② **주요영양소** : 칼륨, 비타민 C, 비타민 B_1
③ **효과와 예방** : 여름 탈 때, 정력 감퇴, 위장이 약할 때, 장 트러블, 오줌소태
④ 자양 강장효과, 허약체질 개선, 질병 후의 회복에 적합한 식품

20 | 콩나물

① 콩의 영양과 채소의 비타민을 모두 함유
② **주요영양소** : 비타민 C, 비타민 B_1, B_2, 칼륨
③ **효과와 예방** : 고혈압, 더위 먹었을 때, 변비, 비만, 통풍
④ 비타민 C, 식이섬유, 아밀라아제, 단백질이 함유
⑤ 동맥경화, 성인병 예방에 좋다.
⑥ 위장기능을 조절하고 식욕이 없을 때 먹으면 좋다.
⑦ 식이섬유로 변비, 비만, 동맥경화, 당뇨병 등을 예방할 수 있다.

21 | 시금치

① 비타민 A와 C가 많은 암 예방식
② **주요영양소** : 비타민 A, 비타민 C, 철, 비타민 B_1, 칼슘
③ **효과와 예방** : 감기, 고혈압, 암, 자양강장
④ 카로틴, 비타민 C, 철이 많다.
⑤ 뿌리의 붉은 부분에는 뼈를 형성
⑥ 소화가 잘 되기 때문에 허약체질, 환자, 어린이
⑦ 노인 등 허약한 사람들이 적극적으로 섭취해야 할 채소

22 | 브로콜리

① 영양가 높은 인기 채소, 암 예방에 효과
② **주요영양소** : 비타민 A, 비타민 C, 비타민 B_2, 칼륨, 식이섬유
③ **효과와 예방** : 암, 감기, 피부 트러블, 당뇨병
④ 레몬의 2배, 감자의 7배나 되는 비타민 C를 포함
⑤ 식이섬유가 풍부, 혈당 수치를 정상적으로 회복시키는 영향을 발휘
⑥ 인슐린 효과를 높여주는 크롬이 들어 있어 당뇨병에도 좋은 채소

23 | 피망

① 여름철 비타민 C 공급원, 피부 미용과 항암작용
② **주요영양소** : 비타민 A, 칼륨, 비타민 C
③ **효과와 예방** : 일사병, 피로, 감기, 동맥경화, 고혈압, 피부 트러블
④ 큰 피망 1개에 함유된 비타민 C는 레몬 1개와 같다. 모세혈관을 튼튼하게 하는 비타민 P와 콜레스테롤 저하 작용을 하는 엽록소가 들어 있어 고혈압이나 동맥경화에 효과적이다.

24 | 파

① 초기 감기에 효과
② **주요영양소** : 비타민 C, 칼슘, 비타민 A, 칼륨, 철
③ **효과와 예방** : 감기, 피로, 일사병, 식욕부진, 설사
④ 파 특유의 매운맛인 알리신(황화아릴의 일종)이 혈액의 흐름을 원활, 몸을 따뜻하게 해주는 작용을 한다.
⑤ 피로회복에 효과적인 비타민 B_1의 흡수를 높여 감기로 허약해진 몸에 좋다.
⑥ 파에 함유된 이온 성분에는 진정효과가 있기 때문에 잘게 썰어 배게 밑에 두면 불면증을 예방할 수 있다.

25 | 당근

① 카로틴의 보고로 암 예방과 거친 피부에 효과
② 단단하고 뿌리 끝이 가늘수록 심이 적고 맛이 좋다.
③ **주요영양소** : 비타민 A, 비타민 C, 칼륨, 비타민 B_1
④ **효과와 예방** : 암, 동맥경화, 고혈압, 변비, 설사, 눈의 피로
⑤ 당근 1/2개를 섭취하면 비타민 A의 1일 소요량이 충분히 공급
⑥ 당근에 함유된 카로틴은 특히 췌장암, 폐암 등의 흡연과 관련된 암과 동맥경화를 억제하는 효과
⑦ 기침에는 당근즙을 마시면 효과적
⑧ 가벼운 동상에는 당근즙을 환부에 바르고 마사지 하면 간지러움이 치료가 된다.

26 | 부추

① 비타민 B_1의 효력으로 피로를 회복
② **주요영양소** : 비타민 A, 비타민 B_1, B_2, 비타민 C, 비타민 E
③ **효과와 예방** : 피로, 감기, 수족냉증, 변비, 설사, 체증
④ 비타민 B_1의 함유로 피로회복에 효과
⑤ 유화아릴은 정력을 돋운다.
⑥ 비타민 A가 풍부하여 더위를 먹었을 때나 감기 걸렸을 때 좋다.
⑦ 수족냉증이나 신경통

27 | 가지

① 붓기를 빼고 통증을 가라앉히며 혈압을 낮춘다.
② **주요영양소** : 비타민 C, 칼륨
③ **효과와 예방** : 고혈압, 현기증에 좋다.
④ 95%가 수분
⑤ 나스닌이라는 색소로 자주색을 띤다.
⑥ 몸을 차게 하는 효과가 있다.

TIP

여름을 타거나 몸이 화끈거릴 때나 열이 많을 때 먹으면 효과적이다.
잇몸이나 입술이 붓거나 혓바늘이 돋았을 때 가지의 꼭지를 10일 정도 바짝 말려 환부에 바르면 염증과 통증이 가라앉는다.
치통이나 구강염에는 꼭지를 까맣게 구워서 붙이면 좋다.
타박상, 염좌, 가벼운 화상에는 냉장고에서 차게 한 가지를 붙이면 염증이 가라앉는다.

28 | 토마토

① 맛과 약효가 좋은 여름 식탁의 우등생
② 물에 담갔을 때 가라앉는 것이 당도가 높다.
③ **주요영양소** : 비타민 C, 비타민 A, 비타민 B_1, 칼륨
④ **효과와 예방** : 암, 고혈압, 허약한 위, 숙취에 좋다.
⑤ 빨간색 리코핀 색소는 암에 효과적
⑥ 풍부한 비타민 C는 콜라겐 형성을 도와 세포를 튼튼하게 한다.
⑦ 공복에 2~~3개의 토마토를 먹으면 고혈압 예방
⑧ 심장병에 좋다.

CHAPTER
13 식이요법

1 _ 몸에 좋은 과일 및 견과류

01 | 아보카도

① 비타민과 미네랄이 균형을 이룬 미용식
② 주요영양소 : 비타민 B_2, 비타민 C, 비타민 E, 지방, 칼륨
③ 효과와 예방 : 노화, 동맥경화, 당뇨병, 변비
④ 1개당 철 0.7mg, 칼륨 720mg의 섭취가 가능
⑤ 지방 20%, 리놀산과 리놀렌산 80%, 콜레스테롤 걱정 없음
⑥ 다른 과일에 비해 에너지가 높음
⑦ 트립토판이나 리신 같은 수유기나 성장기의 어린이에게 없어서는 안 될 아미노산도 함유하고 있어서 우수한 영양식이기도 하다.

02 | 딸기

① 하루 비타민 C 필요량은 5 ~ 6알로 충분
② 제철과 선택법 : 늦은 겨울 ~ 봄
③ 주요영양소 : 비타민 C
④ 효과와 예방 : 기미, 주근깨, 부스럼 등 피부트러블에 효과적이다.
⑤ 점막을 튼튼하게 해준다.
⑥ 꽃을 말려서 달여 먹으면 부인병에 좋다.

⑦ 잎에 소금을 넣고 짓이겨 티눈 위에 찜질하면 티눈이 빠진다.

03 무화과

① 열매와 잎 모두 약효와 영양이 듬뿍
② 주요영양소 : 칼슘, 칼륨, 비타민 C, 비타민 B_1, 비타민 B_2
③ 효과와 예방 : 변비, 치질, 황달, 목의 통증, 허약한 위, 숙취

TIP

잎과 뿌리의 단면에서 나오는 흰색의 즙은 단백질을 분해하는 성분을 갖고 치질, 무좀, 사마귀 제거의 외용약으로도 사용 → 잎 달인 물로 치질의 환부를 씻으면 효과가 있다.
열매는 효소를 가지고 있어, 소화 작용을 촉진하고, 술을 마신 후 먹으면 숙취로 인한 고통을 어느 정도 줄일 수 있다. 그 외 염증을 억제하는 작용도 있어 목의 통증이나 황달 치료에도 효과가 있다.

04 감

① 영양과 약효가 가득한 가을의 미각
② 제철과 선택법 : 가을
③ 주요영양소 : 비타민 C, 비타민 A, 칼륨
④ 비타민 C의 함유량이 귤의 약 2배
⑤ 떫은맛 탄닌은 혈압을 내리는 효과
⑥ 효과와 예방 : 감은 알콜 분해 효소를 함유, 칼륨이 이뇨작용을 도와 숙취에 도움
⑦ 감잎차는 감기를 예방, 떫은 감의 과육은 고름을 짜내는데 이용

05 키위

① 비타민 C가 풍부하여 애연가에게 특효
② 주요영양소 : 비타민 C, 비타민 A, 비타민 E, 칼슘
③ 효과와 예방 : 피로회복, 감기, 위 더부룩함, 변비

④ 비타민 C는 귤의 2배 → 감기 예방, 피로회복, 거친 피부에 효과
⑤ 단백질 분해효소 액틴진을 함유, 육류의 소화를 도움
⑥ 식이섬유와 펙틴도 다량 함유 → 변비 해소

06 호두

① 양질의 단백질과 비타민 B_1으로 노화방지
② **주요영양소** : 지방, 비타민 B_1, 칼슘
③ **효과와 예방** : 노화, 동맥경화, 기침, 변비, 불안, 초조
④ 지방이 60~70% 함유, 리놀렌산도 약간 들어있다.
⑤ 리놀산과 비타민 E로 동맥경화를 예방
⑥ 탄수화물 대사를 원활하게 한다.
⑦ 불안, 초조를 억제하고 집중력을 길러준다.

07 수박

① 탁월한 신장약, 이뇨작용
② **주요영양소** : 비타민 C, 칼륨, 비타민 A
③ **효과와 예방** : 칼륨이 많아 이뇨작용과 혈압 저하 작용

TiP

시틀린이라는 특수 성분이 있어 신장병 뿐만 아니라 심장병, 고혈압, 임신 중의 부종을 제거하는 데도 탁월한 효과가 있다.
껍질을 달여 먹으면 당뇨병이나 위염에 좋고, 씨를 달여 먹으면 방광염, 가래, 고혈압에 좋다.
수박은 몸을 차게 식히고, 입안이 건조해지는 것을 막아 준다.

08 | 파인애플

① 소화불량, 일사병, 피로에 효과
② 주요영양소 : 비타민 C, 비타민 B_1, 칼슘
③ 효과와 예방 : 소화불량, 변비, 설사, 일사병, 피로회복
④ 단백질 분해 효소인 브로메린이 고기를 부드럽게 하여 소화를 도움
⑤ 위장의 건강 유지

TIP

신맛인 구연산은 위액의 분비를 도와 브로메린과 함께 소화를 촉진 → 위장의 건강을 지켜준다.
브로메린은 장내 부패물을 분해해주기 때문에 설사, 소화불량, 가스 발생 등 소화기의 장애에도 좋다.
신진대사를 원활하게 하는 비타민 B_1을 함유하고 있어 피로회복이나 일사병에도 효과가 있다.

09 | 바나나

① 체력저하 시 영양 보급에 최고
② 주요영양소 : 비타민 C, 탄수화물, 칼륨, 마그네슘
③ 효과와 예방 : 변비, 감기, 발열, 피부트러블
④ 탄수화물이 많다.

TIP

완숙하면 소화흡수가 잘 되는 과당이나 포도당으로 변하기 때문에 환자나 어린이, 심한 운동을 하는 사람에게는 에너지원으로 적합하다.
장내에서 비피더스균을 증가시키는 올리고당이 함유되어 있다.
장 운동을 자극하므로 변비 예방에 도움이 된다.
변비 때문에 피부가 거칠고 기미가 있는 사람이 섭취하면 좋다.
정장 효과가 있는 펙틴과 거친 피부에 좋은 비타민 A의 상승효과가 있기 때문이다.
몸을 차갑게 하는 효과가 있어 감기로 인한 열을 내리는데도 적합하다.
위장이 약해 설사를 자주하는 사람이나 냉증이 있는 사람은 많이 먹지 않도록 한다.

10 | 비파

① 열매는 기침, 잎은 피로회복이나 식욕 증진에 효과
② **주요영양소** : 비타민 A, 비타민 C, 칼륨, 탄수화물
③ **효과와 예방** : 감기, 기침, 담, 피로, 피부 트러블
④ 카로틴의 함유가 높은 편으로 2개 정도 먹으면 1일 필요량의 1/5을 섭취
⑤ 그 외 비타민 B군, 사과산, 구연산을 함유
⑥ 감기로 열이 있거나 목이 탈 때 그냥 먹으면 효과

TiP

잎은 응달에서 말려 잘게 다진 것을 달여 마시면 피로회복, 식욕 증진, 이뇨에 효과가 있다.
입욕제로 사용하면 땀띠나 피부염에 효과를 발휘한다.
씨를 달여 마시면 위를 건강하게 하고 진통에 좋다.
당근즙을 환부에 바르고 마사지 하면 간지러움 치료에 도움이 된다.

11 | 블루베리

① 시력 저하나 눈의 피로에 효과 발휘
② **주요영양소** : 비타민 E, 비타민 A, 칼륨, 식이섬유
③ **효과와 예방** : 눈의 피로, 변비, 설사, 동맥경화, 피부 트러블
④ 식이섬유 함유 → 정장효과, 콜레스테롤 증가 억제
⑤ 안토시안 색소가 로돕신이라는 시상에 관여하는 물질의 재합성을 도와 시력의 저하를 방지

12 | 땅콩

① 뇌와 피부의 젊음을 지켜주는 비타민 E와 B군이 듬뿍
② **주요영양소** : 비타민 E, 비타민 B_1, B_2, 지방
③ **효과와 예방** : 갱년기장애, 냉증, 동맥경화, 동상

④ 성분은 대두와 비슷, 단백질, 비타민 E, 비타민 B군이 풍부

TIP

불포화지방산인 올레인산과 리놀산이 많이 콜레스테롤을 낮추고, 동맥경화를 예방하는 효과가 있다.
비타민 E는 혈액의 흐름을 원활하게 하여 수족냉증이나 동상에 좋다.
비타민 E는 항산화 작용을 하므로 젊음을 유지하는 비타민이라 불릴 정도로 세포와 뇌를 젊게 하여 노화를 방지한다.
불포화지방산의 산화를 방지, 혈관을 청소, 호르몬의 균형을 잡아주어 갱년기 장애에 효과적이다.
또한 비타민 B_6는 면역성을 높여 알레르기 증상을 완화시킨다.

13 사과

① 강한 해독 작용으로 식중독 예방
② 주요영양소 : 비타민 C, 탄수화물, 칼륨
③ 효과와 예방 : 변비, 설사, 숙취, 동맥경화

TIP

사과산과 구연산이 감기를 멈추게 하거나 억제. 칼륨 함유로 고혈압에 좋으며 식이섬유인 펙틴이 풍부하여 변의 양을 증가시키고 배변을 촉진시킨다.
펙틴은 장내세균인 유산균 등을 증식시키고 장의 움직임을 조절한다.
펙틴은 과육보다 껍질에 많이 함유되어 있으므로 깨끗이 씻어 껍질째 이용하여 잼을 만드는 것이 좋다.

14 레몬

① 피부 트러블이나 감기 예방에 최고
② 주요영양소 : 비타민 C, 칼륨, 비타민 B1, 칼슘
③ 효과와 예방 : 피부트러블, 피로, 숙취, 고혈압
④ 비타민 C의 함유로 감기를 예방하고 피부 트러블에도 효과
⑤ 간장의 작용을 활발하게 하여 해독작용을 하므로 숙취에도 좋다.

TiP

구연산은 체내의 피로회복을 돕는다. 신맛이 강하기 때문에 위산과다인 사람은 너무 많이 섭취하지 않도록 주의한다.
대야에 뜨거운 물을 가득 받아 레몬 하나를 즙을 내어 헹구고 마사지 하면 가려움증에 효과가 있다.
레몬 껍질을 손발에 문지르면 손발의 털이 탈색된다.

3 _ 몸에 좋은 곡류, 콩류 및 해조류

01 현미

① 생명력이 왕성한 살아있는 쌀
② 주요영양소 : 인, 비타민 B_1, 나이아신, 비타민 E, 탄수화물, 단백질, 식이섬유
③ 효과와 예방 : 피로회복, 변비, 동맥경화, 노화
④ 백미와 비교하여 식이섬유, 비타민 B_1, 비타민 E는 4배 이상
⑤ 비타민 B_2는 2배, 지방, 철, 인은 2배 이상, 식이섬유는 3배가 들어 있다.

TiP

비타민 B_1은 탄수화물의 대사에 관여하며 각기병 예방에 없어서는 안 되는 중요한 영양소이다. 쌀겨가 소화는 안되지만 식이섬유를 많이 함유하고 있다.
현미는 유해물질 배출, 장내 선옥균의 증식에 도움을 준다.
쌀겨 층과 배아는 리놀산을 많이 함유하고 있어 동맥경화나 노화를 방지한다.

02 곤약

① 장을 깨끗하게 함
② 주요영양소 : 칼슘, 철, 칼륨, 식이섬유
③ 효과와 예방 : 변비, 비만, 고지혈증, 당뇨
④ 97% 수분

TiP

곤약에 들어있는 글루코만난이라는 소화효소는 소화되지 않은 상태로 장까지 도달하므로 장의 활동이 활발해지고, 장내의 노폐물이나 독소를 흡수하여 체외로 배출한다.
곤약은 콜레스테롤을 흡수하여 혈당치를 낮추는 작용이 있기 때문에 변비와 당뇨병 예방에도 도움이 된다.

03 참깨

① 콜레스테롤을 낮추고 항산화 작용을 촉진
② 주요영양소 : 칼슘, 인, 철, 비타민 B_2, 식이섬유
③ 효과와 예방 : 노화, 동맥경화, 고혈압, 정서불안, 골다공증에 효과적이다.
④ 반 이상이 지방, 지방은 리놀렌산, 리놀산, 올레인산 등 불포화지방산으로 구성되어 혈중 콜레스테롤을 낮추고 동맥경화를 예방

TiP

곤리놀산은 또한 스트레스에 대항하는 부신피질 호르몬이나 남성호르몬의 분비를 활발히 하고, 스트레스나 불안감을 잠재우는 효과가 있다.
그 외에 비타민 E를 가지고 있어 세포막에 존재하는 불포화지방산의 산화를 방지한다.
엽차에 깨소금을 한 줌 넣어 마시면 생리통이 약해진다.

04 메밀

① 양질의 단백질이 동맥경화를 예방
② **주요영양소** : 인, 비타민 B_1, 나이아신, 단백질, 식이섬유
③ **효과와 예방** : 동맥경화, 고혈압, 변비

TiP

메밀의 전분은 소화가 잘 되는 것이 특징이며 단백질이 풍부, 아미노산이 균형 있게 들어 있는 영양가 높은 곡물. 비타민 P의 일종인 루틴을 함유하고 있어 모세혈관이나 뇌졸중 등을 예방한다.
식이섬유가 풍부하고, 그 외에 탄수화물 대사에도 관여하는 비타민 B_1을 함유하고 있어 피로회복에 효과적이다.
메밀가루 100g과 명반 10g을 물로 반죽하여 환부에 찜질하면 가려움이 없어진다.
열, 타박상, 화상에 메밀가루를 미지근한 물에 녹여 찜질하면 열이 내리고 통증이 없어진다.

05 팥

① 부종, 변비, 일사병, 피로회복에 좋다.
② **주요영양소** : 비타민 B_1, 인, 철, 칼륨, 식이섬유
③ **효과와 예방** : 부종, 피로, 일사병, 변비, 고혈압, 고지혈증
④ 비타민 B_1은 탄수화물을 에너지로 바꿔 탄수화물이 근육 내에 축적되어 피로물질로 변하는 것을 방지하기 때문에 피로회복, 근육통, 어깨결림, 나른함, 여름철 일사병에 효과
⑤ 식이섬유가 풍부하여 변비를 해소

06 두부

① 기능이 떨어진 여름 위장을 지탱
② **주요영양소** : 칼슘, 철, 단백질, 지방
③ **효과와 예방** : 일사병, 허약한 위장, 고지혈증, 동맥경화
④ 필수아미노산이 풍부한 양질의 단백질 보급원
⑤ 리놀산을 함유 → 콜레스테롤 낮춰 고지혈증 예방
올리고당이 주성분인 탄수화물 함유 → 장의 움직임을 활성화하고 소화 흡수를 도움

TiP

레시틴은 뇌세포를 활성화시키고 건강한 피부를 지켜주며, 혈액순환을 원활하게 하여 혈중 콜레스테롤 수치를 저하시킨다. 노화를 방지하는 비타민 E의 작용을 돕는다.
두부를 만들 때 나오는 비지에는 식이섬유와 칼슘이 많이 들어 있으므로 두부와 함께 먹어 대두의 영양을 남김 없이 섭취하는 것이 좋다.

07 고추장

① 조미료인 동시에 기호식품
② **주요영양소** : 단백질, 탄수화물, 무기질, 비타민
③ **효과와 예방** : 변비, 비만, 암
④ 단백질, 지방, 비타민 B_2, 비타민 C, 카로틴 같은 우리 몸에 유익한 영양성분을 다량 함유

08 된장

① 위암을 예방하는 건강식품
② **주요영양소** : 철, 인, 칼슘, 칼륨, 단백질
③ **효과와 예방** : 숙취, 변비, 설사, 어깨결림, 고혈압, 암
④ 대두의 단백질 → 항암작용, 아미노산 → 소화를 도움
⑤ 니코틴의 해를 방지하므로 술, 담배를 즐기는 사람은 매일 된장국을 먹으면 좋다.
⑥ 대장의 작용을 활발하게 하여 변비와 설사에도 효과

09 대두

① 균형 잡힌 단백질 공급원
② **주요영양소** : 인, 비타민 B_1, 철, 단백질, 칼슘, 식이섬유
③ **효과와 예방** : 동맥경화, 고혈압, 당뇨병, 치매, 고지혈증
④ 육류보다 저지방, 저칼로리이기 때문에 동맥경화가 걱정되는 사람에게 적합한 식품이다.

TIP

리놀산+비타민 E와 사포닌이 들어있어 리놀산의 산화를 막아준다. → 고지혈증을 예방하고 체지방을 줄이고, 간 장애의 원인이 되는 체내 과산화지방의 생성을 억제한다.
또한 학습능력을 높이고 혈관의 중성지방과 콜레스테롤을 제거하며, 치매, 고혈압, 동맥경화 예방에 좋다.

10 다시마

① 약효가 풍부한 바다의 채소
② **주요영양소** : 비타민 B_1, 비타민 B_2, 칼륨, 칼슘, 식이섬유
③ **효과와 예방** : 간장병, 빈혈, 부종, 동맥경화, 고혈압
④ 많은 양의 칼륨이 들어 있으며, 라미닌이라는 혈압 저하 물질이 들어 있어 칼륨과 함께 고혈압에 효과를 발휘한다.
⑤ 다시마를 물에 담갔을 때 나오는 점액은 식이섬유인 알긴산이다.
알긴산은 콜레스테롤을 저하시킨다.

11 미역

① 알긴산은 혈압과 콜레스테롤 저하에 효과적
② **주요영양소** : 칼륨, 칼슘, 비타민 C, 비타민 A, 식이섬유
③ **효과와 예방** : 동맥경화, 고혈압, 변비, 고지혈증, 당뇨병
④ 칼슘 → 뼈를 튼튼히, 칼륨 → 혈압 저하 작용
⑤ 혈액을 깨끗하게 하는 미네랄도 풍부

TIP

미역의 미끌거리는 점액은 식이섬유인 알긴산이다.
위산 작용을 하여 칼륨을 배출하고, 소장에서 나트륨과 결합하여 나트륨을 배출시켜 고혈압을 예방한다.
장내 불필요한 콜레스테롤을 배출시키고 고지혈증과 동맥경화를 예방할 수 있다.
알긴산의 점액은 위에서 소장으로의 음식물의 이동을 늦춰주기 때문에 급격한 혈당치의 상승을 막을 수 있다.

4_몸에 좋은 차 및 주류

01 녹차

① 암과 알레르기를 예방하고 노화를 방지
② 제철과 선택법 : 늦은 봄 ~ 가을 전
③ 주요영양소 : 비타민 A, 비타민 C, 철, 비타민 B_1, B_2
④ 효과와 예방 : 꽃가루 알레르기, 졸음, 고혈압, 암, 감기, 고지혈증

TiP

카테킨(우리가 보통 탄닌이라고 하는 떫은 맛 성분)은 암 예방, 꽃가루 알레르기, 접촉성 알레르기 피부염에 효과가 있다.
또한 후라보노와 함께 입 냄새를 제거하고, 혈관의 유연성을 유지하여 혈압을 낮춘다.
탄닌은 근육 등을 수축시키는 진정 작용을 하기 때문에 지혈, 항균, 진통 효과가 있다.
녹차에는 비타민 중에서도 비타민 C가 풍부하여 암 예방, 미용 효과, 동맥경화 예방, 혈당 저하 등의 효과가 있다.

02 적포도주

① 폴리페놀이 동맥경화를 예방
② 주요영양소 : 철, 칼슘
③ 효과와 예방 : 동맥경화, 암, 당뇨병, 심장병
④ 포도의 껍질과 씨에는 탄닌, 안토시아닌, 후라보노이드 등의 폴리페놀이 들어 있어 활성산소에 의한 세포의 산화를 방지
⑤ 폴리페놀의 항산화 작용은 비타민 E의 2배나 된다. 동맥경화 예방 효과

CHAPTER

14 얼굴과 신체기관의 건강 상태 및 음식과의 상관성

1 _ 얼굴의 상태를 나타내는 얼굴

'얼굴은 오장육부의 거울'이라는 말처럼, 얼굴의 각 부위는 몸 속에 있는 오장육부 하나하나와 밀접하게 연결되어 있다.

이마는 심장이 관리를 하고 왼쪽 볼은 간, 오른쪽 볼은 폐, 중앙은 비장, 아래쪽은 신장이 각각 관장한다.

01 | 내부 장기와 여드름

여드름이 생겼을 경우에도 여드름이 나는 부위에 따라 원인이 다르다는 것을 확실히 알 수 있다.

즉, 이마에 여드름이 생기면 심장이나 소장의 열기를 없애줘야 할 것이고, 턱이나 입주위에 생기면 신장이나 자궁·비뇨생식기 계통을 살펴봐야 할 것이며, 코 주위에 나는 여드름은 위장과 비장에 이상이 없는지 점검하라는 신호이다.

이러한 연관관계들을 잘 이해하여 얼굴에 나타나는 증상을 살펴 내부의 질병을 치료해주고, 아울러 내부의 병을 치료함으로써 건강하고 아름다운 얼굴을 가꿀 수 있도록 힘써야 한다.

이상에서 살펴본 것은 주로 내부적인 면과 관련된 것이라 할 수 있다. 그러나 피부미용의 조건으로서는 이러한 내부적인 요인 못지 않게 외부적인 요인 또한 중요하다.

(1) 얼굴은 약간 따뜻한 것이 좋다.

① 얼굴은 약간 따뜻한 상태를 유지하는 것이 가장 좋다.

② 찬 바람이나 찬 기운은 얼굴의 피부에 가장 나쁜 것이라 할 수 있다. 그렇다고 해서 얼굴은 너무 더워서도 안 된다.

③ 우리 몸에서 더운 기운은 항상 위로 올라가는 성질을 지니고 있다.
따라서 얼굴에는 비교적 더운 열기가 많이 모이게 된다.

이러한 얼굴의 특성을 생각할 때, 얼굴은 너무 더워도 좋지 않고 너무 추워도 좋지 않다는 결론을 내릴 수 있다.

① 얼굴이 너무 더우면 안 되는 까닭은 피가 혼탁해지기 때문이며 열기는 피를 혼탁하게 만드는 요인이 되므로 열대지방에 사는 사람들이나 내부에 열기가 많은 사람들의 피부는 대체적으로 곱지 못하고 거칠다.

② 얼굴이 너무 추워도 안 되는데 그것은 혈액순환과 기의 순환에 이상을 주기 때문이다. 특히 외부로부터의 찬 바람이나 나쁜 기운을 자주 접하게 되면 얼굴의 더운 피와 접촉하는 과정에서 피가 탁해지고 응고되어 기미·주근깨·뾰루지 등의 피부질환이 생겨나게 된다.

따라서 얼굴은 늘 적당하게 따뜻한 온도를 유지하는 것이 바람직하며, 항상 노출되어 있는 곳이기 때문에 다른 어느 부위보다도 혈액순환이 잘 되어야 한다.

(2) 피부를 건강하게 만드는 안면마찰법

손바닥을 비벼 뜨거워진 손으로 얼굴을 문질러 주면 자연히 얼굴은 따뜻해지고 혈액순환이 왕성해진다.

손은 항상 얼굴 가까이에 두고 수시로 마찰을 해주는 것이 얼굴의 피부를 건강하게 만드는 비결 중의 하나이다.

얼굴의 주름살을 예방하고 없애는 안면마찰법을 소개하면,

① 한 손을 힘껏 벌려 얼굴을 덮은 뒤 약간의 힘을 가하여 볼뼈에서 턱과 목까지 훑어 내린다.

② 목까지 쓰다듬어 내려올 때는 턱을 충분히 위로 올려 힘차게 마찰을 가한다.

(3) 마음이 편안해야 얼굴도 좋아진다.

신체적 건강에 못지 않게 중요한 것은 마음의 건강과 편안함이다.

얼굴은 그 사람의 내면적인 모든 것이 그대로 나타나는 '마음의 거울'이기도 하다.

마음의 상태를 항상 편안하고 즐겁게 가져야 한다.

마음이 편안하고 긍정적인 사고방식을 가진 사람은 얼굴도 늘 편안하고 여유있으며 피부도 부드럽고 윤기가 돌아, 보는 사람의 마음까지도 푸근하게 만든다.

마음이 편안하다는 것은 곧 심장이 편안한 것이고, 심장이 편안하면 우리 몸의 혈액순환이 원활하게 되어 얼굴 또한 좋아지지 않을 수 없다.

마음이 불안하고 초조하면 피의 혈액순환 속도도 달라지고 피의 양도 일정하게 공급되지 못하기 때문이다.

우리의 마음이 지극히 편안해지면 몸 속의 피는 마치 물이 가득 찬 강의 흐름과 같은 상태로 우리 몸을 흐르게 된다.

강물의 흐름이 불규칙해지면 파도가 치고 거품이 생기듯이, 마음이 어지럽고 산란하면 몸 속의 불규칙한 압력과 충격을 받아 나쁜 피, 즉 어혈의 원인이 되고 만다.

따라서, 자신의 마음을 늘 편안하고 선하게 다스려 나가는 사람이야말로 얼굴의 건강과 아름다움은 물론이요, 자신이 타고난 수명을 건강하고 복되게 누릴 수 있게 된다.

02 눈

눈에도 오장육부가 있다. 전체적으로 간이 눈을 주관하지만, 다시 눈의 각 부위마다 해당하는 장기가 따로 있다.

눈동자(동공)는 신장이 관리하고, 검은자위는 간, 흰자위는 폐, 윗눈꺼풀은 위장, 아랫눈꺼풀은 비장, 눈의 시작과 끝부분(내외자)은 심장이 각각 관리한다.

각 부위는 신장, 간, 폐, 비(위)장, 심장 등 오장(五臟)의 정기가 집중된 곳이므로, 눈을 면밀히 관찰하면 오장의 건강 상태를 그대로 읽을 수 있다.

눈의 검은자위는 간의 정기가 집약된 곳으로 오행상 목(木,청색)의 기운에 해당된다.

간의 기능이 왕성하면 검은자위가 윤택하고 푸른 강물과 같이 깊고 맑다.

반면에 간의 기능이 좋지 않은 사람은 검은자위가 어둡고 탁하여 흐린 물과 같은 형상이 된다.

눈의 흰자위는 폐의 정기가 집중된 곳으로 오행상 금(金, 흰색)의 기운에 해당된다.

따라서 폐가 튼튼하면 흰자위가 희고 깨끗하다.

반면에 흰자위가 누렇게 변한 사람은 폐에 습한 기운이 차있을 가능성이 높고, 붉게 된 사람은 폐에 열기가 차있기 십상이다.

눈의 시작과 끝부분을 지칭하는 내외자(內外眥)는 심장의 정기가 모인 곳으로 오행상 화(火, 적색)의 기운에 해당된다.

따라서 이부분은 약간 붉은 기운을 띠고 있다.

내외자에 눈꼽이 많이 끼는 사람은 심장의 기능을 점검해 보는 것이 좋다.

눈꺼풀은 비장과 위장의 정기가 집중된 곳으로 오행상 토(土, 황색)의 기운에 해당된다.

눈꺼풀은 단단하고 탄력이 있어 늘어지지 않아야 좋다.

유독 아래위 눈꺼풀에 다래끼가 잘 나고 사마귀나 잡티 등이 생기는 사람은 비장과 위장의 기능이 저하되었기 때문이다.

눈의 각 부위는 오장과 긴밀히 연결되어 있을 뿐만 아니라, 또한 몸 전체를 구성하는 요소들과는 각각 관련되어 있다.

즉, 눈동자는 수륜(水輪)이라고도 하여 우리 몸의 뼈의 정기가 집중된 곳이다.

따라서 신장의 기능이 좋은 사람은 눈동자가 검고 윤택할 뿐만 아니라, 뼈가 튼튼하고 충실하다.

눈의 검은자위는 풍륜(風輪)이라 하여 우리 몸의 근육의 정기가 집중되어 있는데 간의 기능이 좋으면 검은자위가 윤택하고 맑을뿐더러, 근육이 단단하고 충실하다.

눈의 흰자위는 기륜(氣輪)이라 하여 우리 몸의 기운을 나타내 주는 척도가 된다.

따라서 폐의 기능이 좋으면 호흡이 원활해져서 흰자위가 희고 깨끗하며, 아울러 우리 몸의 기운이 왕성하게 작용한다.

눈의 내외자는 혈륜(血輪)이라 하여 우리 몸의 피(피의 상태를 나타내주는 지표라 할 수 있다.

심장의 기능이 왕성하면 눈의 내외자가 건강하고 선홍빛이 나며, 아울러 피부 상태도 좋게 된다.

눈꺼풀은 육륜(肉輪)이라 하여 우리 몸의 살의 상태를 나타내는 척도가 된다.

따라서 비장과 위장의 기운이 왕성하면 눈꺼풀이 단단하고 탄력성이 있으며, 아울러 살 역시 탄탄하고 탄력성이 뛰어나게 된다.

이와 같이 눈의 각 부위를 통해 장부의 상태와 우리 몸을 이루고 있는 각 구성요소의 상태를 점검할 수 있다는 것을 알 수 있다.

TIP 눈병

눈병의 원인과 눈을 좋게 하는 방법

• 외적인 요인으로 인해 발생하는 모든 눈병은 화 기운에 의해서 생겨난다.
시력에 손상을 주는 뜨거운 음식을 많이 먹었을 때, 열기를 오랜 시간 동안 피하지 않고 쬐었을 때, 얼굴이나 머리를 다쳐서 피를 많이 흘렸을 때, 달빛 아래나 어두운 불빛이나 흔들리는 차 안에서 책을 봤을 때, 장기·바둑을 쉬지 않고 계속 두거나 조각·세서(細書) 등으로 오랜 세월을 보냈을 때, 술과 성생활이 지나칠 때 등 시력에 손상을 주는 모든 원인을 피하여 소중한 눈을 잘 보살펴야 할 것이다.
평소에 눈을 튼튼하게 하는 방법으로는 눈을 감고 눈알을 상하좌우, 원을 그리듯이 돌려주어서 혈액순환이 잘 되도록 해야 한다.
또한 눈썹이 끝나는 지점의 약간 들어간 부분인 태양혈(관자놀이)을 눌러서 지압을 해주는 방법, 눈을 감고 눈꺼풀 위를 부드럽게 마사지해주는 방법, 손바닥을 서로 비벼서 열을 낸 뒤 감은 눈 위에 가볍게 눌러 주는 방법이 있다.
특히 젊은 사람들은 찬물로 눈을 축여 주거나, 맑고 깨끗한 냉수에 얼굴을 담근 채 눈을 감고 있는 방법 등을 통해 눈을 보호할 수 있다.

03 | 귀

귀는 마음씨와 생명력의 근본

우리 몸의 오장육부 중에서 귀를 총 주관하는 것은 신장이다.

따라서 신장의 기운이 왕성하면 귀가 밝고 총명하며, 신장의 기운이 허하면 귀가 어둡고 머리가 혼탁해진다.

관상학에서는 귀가 두텁고 단단하며 높이 솟고 길면 신장의 기운이 왕성하여 장수할 상으로 본다.

이처럼 전체적으로 귀를 주관하는 것은 신장이지만 귓바퀴는 담이, 귓밥은 위장이, 고막은 폐가, 귓구멍과 이후고골은 신장이 각각 맡아서 다스리고 있다.

폐는 모든 소리를 주관하는 장기이기 때문에, 폐에 이상이 생기면 소리가 잘 안 들리는 등 고막에 영향을 미칠 수 있다.

외부의 모든 소리는 고막을 진동시켜 뇌의 신장경맥에 충격을 주며, 심장의 경맥과 합심하여 복부로부터 직접 뇌에 전달을 하게 된다.

귓구멍이 깊은 것은 소리를 분산시키지 않고 순수한 그대로 전달하기 위함이다.

왼쪽 귀는 왼쪽 신장에, 오른쪽 귀는 오른쪽 신장에 각각 해당되며, 아울러 낮의 소리는 왼쪽 귀가, 밤의 소리는 오른쪽 귀가 주로 담당을 한다.

따라서 아름답고 좋은 소리는 결국 신장을 보호하는 것이 되며, 각종 소음과 나쁜 소리는 심장의 기운을 해치는 것이 된다.

이후고골이란 귀 뒤쪽에 볼록하게 튀어나온 부분을 지칭하며, 역시 신장이 주관을 한다.

이후고골의 안에는 뇌의 총 본부가 있으므로, 이 부분을 잘못 맞아서 고막이 터지게 될 경우 목숨을 잃을 수도 있다.

신장이 약한 사람들은 중이염 등과 같은 귓병이 많이 생기는데, 이러한 것을 방지하기 위해 귀를 만져주어 혈액순환을 활발히 촉진시켜 주어야 한다.

귀는 자기 스스로 움직일 수 없는 곳이기 때문에 수시로 만지고 마찰을 시켜 주는 것이 좋다.

특히, 귀의 혈관들은 신장으로 연결되어 있기 때문에 이러한 운동은 곧 신장을 보호하고 튼튼히 하는 일이 된다.

(1) 귓밥이 없으면 위장이 약하고 내정하다.

귓바퀴가 빈약하거나 색깔이 검은 사람은 담의 기능이 약한 경우가 많으며, 담의 기능이 왕성한 사람은 귓바퀴가 윤택하고 탄력성이 있다.

대체로 귓바퀴는 뒤집히지 않고 둥글고 단정하게 생겨야 좋다고 본다.

귓밥은 귓바퀴와 마찬가지로 고막을 보호하고 소리가 잘 들리도록 도와준다.

귓밥이 두툼하고 풍만한 사람은 위장기능이 왕성하며, 반대로 귓밥이 없는 사람은 위장기능이 약할 뿐만 아니라 성격이 급하고 냉정한 경우가 많다.

고막은 미세한 흔들림으로 외부의 소리를 내이에 전달하는 얇은 막으로 되어 있다.

(2) 신장을 튼튼하게 해주는 귀마찰법

귀는 본래 다른 피부에 비해 차고 둔하기 때문에 옛 어른들은 뜨거움을 가시게 하는 방법으로 뜨거운 것을 만진 후 귀를 만지곤 했었다.

토끼와 같은 동물은 귀를 통해서 열을 발산하기 때문에 몸집에 비해 귀가 매우 크다. 많이 달리는 동물일수록 귀가 큰데, 그 이유는 많이 달림으로써 생긴 열을 귀로 분출하기 위해서이다.

귀의 건강을 위해 가장 중요한 것 역시 원활한 혈액순환이다. 따라서 매일 아침에 일어나면 손가락으로 귀를 마찰시켜 주는 것이 좋다.

그 방법으로 집게손가락과 가운데 손가락 사이에 귀를 끼우고 귀뿌리를 아래위로 왕복하며 문지른다.

04 코

(1) 코는 얼굴의 근본이요 나의 상징

코를 주관하는 장기는 폐라 할 수 있다.

코의 부위 중에서도 특히 콧구멍이 가장 중요하며, 이 콧구멍이 있음으로 해서 폐를 살리는 것이라 할 수 있다.

우리 몸에 두 개의 콧구멍이 뚫려 있는 것은 바로 호흡을 하기 위해서이며, 산소를 마시고 탄산가스를 내보냄으로써 살아갈 수 있는 것이다.

콧구멍 – 폐가 관장
콧기둥 – 위장이 관리
콧속 – 신장이 관리

따라서 코의 바깥 주위에 무엇이 나거나 황색을 띠거나 하면 위장에 이상이 있는 것이다.

그 외에 코와 관련된 호흡 또는 콧물·코막힘 등의 이상은 기관지 계통이나 폐와 연관된 것이다.

두 개의 콧구멍 중에서 왼쪽 것은 주로 낮의 외부 공기를 많이 들이키고, 내부의 기운을 내보내며, 오른쪽 것은 밤의 공기를 많이 들이키고, 내부의 기운을 내보내는 역할을 한다.

(2) 코의 마사지 방법

양쪽의 중지로 코를 아래위로 마사지 해주거나 집게손가락으로 코밑을 좌우로 비비는 마사지를 해주면 코 속이 훈훈해지고 기능이 원활해져서 감기를 예방함과 동시에 건강한 호흡에 도움을 줄 수 있다.

이처럼 외부로 나타나는 코는 위장이 주관을 하지만, 내부적으로 코의 가장 중요한 기능인 호흡을 관장하는 것은 폐, 그리고 콧털은 신장이 관장한다.

다른 사람에 비해 코피가 잘나고 콧물이 잘 나오고 코가 막히고 코 속이 잘 헐고 알레르기성 비염이나 축농증이 있다면, 이 모든 병은 폐의 기능이 원활하지 못한데서 기인된 것이다.

외부적으로는 적당한 온도를 유지해 줌과 동시에 마사지 등으로 기능이 원활해지도록 도와주고, 내부적으로는 폐를 건강하게 다스리는 처방을 써줘야 할 것이다.

05 입

입은 음식을 먹고 마심으로써 생명을 유지하는 소중한 기관으로서 '생명의 문'이라 일컬어지고 있다.

뿐만 아니라 말을 함으로써 자신의 생각과 마음을 전달하여 복을 부르기도 하고 화를 초래하기도 하므로 '화복의 문'이라고도 불린다.

보통 관상을 볼 때 남자는 눈을, 여자는 주로 입을 면밀하게 관찰한다.

그 이유는 음·양의 이론에서 볼 때 남성은 양에 해당되고 여성은 음에 해당되는데, 눈은 바로 하늘이 해와 같아서 양성의 정기를 뜻하고 입은 바다와 같아서 음성의 장기를 상징하기 때문이다.

이처럼 여성을 상징하고 대표하는 입은 위장이 주관을 한다. 입의 가장 큰 역할은 위장에 음식을 공급하여 우리 몸을 먹여 살리기 위한 것이기 때문이다. 입은 크게 세 부위로 나누어 살펴볼 수 있는데, 입술·이·혀가 그것이다. 입술이 없으면 이가 견디지 못할 것이며 이가 없으면 생명의 꼭지인 혀가 보존될 리 없다. 이들은 각각 다시 부위별로 관장하는 장기를 따로 가지고 있다. 먼저 입술을 살펴보면 윗입술은 비장이 관리하고 아랫입술은 위장이 관리하며 전체적인 혈액순환은 심장이 맡지만 신장이 주관을 한다.

입술에 무언가가 잘나고 겨울에 잘 크거나 갈라지는 사람은 위장 또는 비장의 기능이 저하되었기 때문이고, 색깔이 검어지거나 푸르스름해지면 신장이 나쁜 경우가 많다. 특히 여성의 입술이 검거나 푸르면 신장 또는 자궁이 좋지 않음을 나타내는 것이므로 자신의 건강을 점검해 볼 필요가 있다.

06 치아

치아는 신장이 총괄적으로 주관을 한다. 그 중에서도 잇몸과 대문니는 췌장이 맡고, 어금니와 사랑니는 신장이 맡고, 송곳니는 담이 맡아서 주관을 한다. 따라서 전반적으로 이가 약한 사람은 신장의 기능이 좋지 않은 사람이고, 잇몸이 약해서 잘 부풀거나 칫솔질을 할 때 피가 잘 나는 사람들은 위장과 관련이 있는 것이다.

이를 보호하는 방법으로 음식을 먹고 난 뒤에는 반드시 양치질을 해주어야 한다. 이것이 만병을 예방하는 첫걸음이다. 모든 병은 입을 통해서 생기기 때문이다.

아침에 일어나서는 아래윗니를 서로 부딪혀주는 것이 좋은데, 6번씩 6회 총 36회를 반복해 주면 머릿속의 긴장을 풀고 혈액순환을 촉진시키면 정신상태도 맑아지고 이도 튼튼해지게 된다.

아울러 매일 아침 재래용 굵은 소름으로 입 안을 헹구면 치근이 견고해져서 풍치를 막을 수 있다. 이러한 습관이 계속되면 신장까지도 건강하게 영향을 미칠 수 있다. 건강한 치아는 미용에 있어 절대적인 부분을 차지한다.

07 | 혀

흔히 '심장의 싹'이라고 하는 혀는 심장이 총 주관한다.

심장의 힘줄이 혀와 연결되어 있으면서 심장이 혀를 다스린다는 것은 매우 상징적 의미를 아울러 지니고 있다. 혀는 마음먹는데 따라 움직이게 되어 있으므로 말 한마디 잘하고 잘못하여 운명이 바뀌는 것도, 이 심장이 혀를 어떻게 다스리고 움직이느냐에 달려 있는 것이다.

혀는 질병의 증후가 잘 나타나는 곳으로, 혀에 무언가가 잘 나는 사람은 심장에 열기가 많아서 그런 것이다.

특히 혀에 끼는 태의 색깔로 질병을 알아보는 수가 많은데, 전반적으로 백색의 태는 병이 다소 가벼운 것이고, 황색의 태는 병이 중한 상태이며, 흑색의 태는 매우 위태로운 상태라고 할 수 있다.

또한 악성 빈혈일 경우에는 혓바닥이 새빨개지면서 두꺼워지고 반질반질해지며, 황달에 걸리면 누렇게 황색을 띠기도 한다.

혀 끝쪽은 심장이 관리를 하고 양쪽 가장자리는 위장과 비장이, 안쪽은 간이 각각 관리를 맡고 있다.

이러한 혀를 건강하게 관리하기 위해서는 입속 구석구석까지 혀를 자꾸 굴려서 침이 생기도록 하는 것이 좋다.

침은 일종의 진액으로서 신장으로부터 올라오며, 암세포를 죽이는 등 우리 몸에 아주 중요한 역할을 하는 내용물이라 할 수 있다.

따라서 침을 뱉지 않는 것이 좋으며, 침이 많이 생기도록 촉진시켜주는 것이 좋다.

2_ 제 2의 피부 - 두발(머리카락)

피가 왕성한 사람은 두발을 비롯한 모든 털이 잘 자라며, 혈기 왕성한 젊은 시절에 또한 잘 자란다.

여자 35세, 남자 40세가 되면 조금씩 머리카락이 빠지기 시작하고, 여자 42세, 남자 48세가 되면 머리카락이 희끗희끗 세기 시작한다.

머리카락이 세는 것은 대체로 이 시기가 적령기인데, 요즘은 특히 남자들 중에서 30대 초반에 이미 흰머리가 많이 나는 사람들이 적지 않다. 이것은 모두 신경을 많이 쓰고 몸이 허약해진 증거이다.

머리카락은 신선한 공기를 모공을 통해 공급해 주며, 햇볕을 차단시켜 뇌수와 영양분의 증발을 막고, 찬기운이 직접 머릿속에 들어가지 못하도록 막아주는 중요한 역할을 한다.

따라서 늘 빗질을 해 주어서 혈액순환을 왕성하게 하고 머리카락 사이에 공기가 잘 통하도록 해주는 것이 좋다.

머리카락 역시 우리 몸과 마음의 건강 상태를 그대로 표출하는 곳이라 할 수 있다.

머리카락은 오장육부 가운데에서 간이 주관을 하며, 신장의 기운과도 밀접한 연관이 있다.

간의 기능이 원활한 사람은 머릿결이 부드럽고 윤택하지만, 간이 나쁜 사람은 머릿결이 거칠고 메마르게 된다.

아울러 머리카락이 검을수록 신장의 기운이 충만하다는 증거이며, 신장의 기운이 약하면 머리카락의 색깔이 노랗게 되고 심하면 흰색으로 차츰 엷어지게 된다.

머리카락은 기와 혈의 심부름꾼이요 소식처로서, 피의 상태와 기의 상태를 알 수 있는 근본 잣대가 되고 있다.

01 | 피가 건조할 때 탈모증

먼저 피의 상태에 따라 머리카락에 어떠한 변화가 일어나는지 살펴보자.

뜨거운 피의 흐름이 너무 많으면 머리카락에 윤기가 없어지고 끝이 갈라지거나 오그라들기도 하며, 머리카락의 색깔이 점점 희게 된다.

즉, 지나친 육류 섭취로 위장에 부담을 준다던가 심폐운동에 무리가 가는 격하고 심한 운동, 노동을 하였을 때 우리 몸 속의 피는 정상의 상태보다 더 많이, 더 빠른 속도로 흘러가게 되어 정상적인 흐름이 깨어지게 된다.

이때의 피는 풍열이 생긴 피로서, 많이 움직임에 따라 열이 발생하여 피 자체가 뜨거워진 것이다. 이렇게 뜨거워진 피는 맑지 못하고 탁하게 되어 머리카락에 그대로 반영이 된다. 이때는 폐의 열기를 신속히 없애줘야 하므로 맑은 공기(산소)를 많이 흡입해야 한다.

① 피가 뜨거우면 모발이 황적색으로 변하게 되는데, 이때는 심장의 열기를 없애 주어야 한다.

② 피가 건조하면 모발이 잘 빠지고 나지 않는데, 이때는 신장의 정액을 보충해 주어야 한다.

③ 피가 너무 차가우면 모발이 회백색으로 변하는데, 이때는 간의 피를 보충해 주어야 한다.

④ 피에 습한 열기가 많을 때는 모발에 때가 잘 끼고 축축하며 냄새(악취)가 난다. 따라서 신장을 보하고 위장의 기능을 조절하는 처방을 써야 한다.

TIP 머리카락

음으로 기의 상태에 따라 머리카락에 어떤 소식을 전하게 되는지 살펴보자.

- 기운이 막혀서 울분을 억제한 상태와 같은 현상이 계속되면, 머리카락에 부착결이 없어져서 마치 까치 머리처럼 들뜨게 된다.
- 기운이 없으면 머리카락에 탄력과 힘이 없어져서 늙은이의 머리카락처럼 늘어지게 된다.
- 기운이 뜨거우면 머리카락 밑, 즉 모근이 아프게 된다.
- 기운이 차가우면 머리 밑에서 찬 바람이 나게 된다.

머리카락의 건강과 아름다움은 곧 심신의 건강과 직결되어 있으므로, 머리카락에 나타나는 여러 현상들을 잘 관찰함과 동시에 건강한 머리카락으로 가꾸기 위한 노력을 게을리하지 말아야 한다.

그러기 위해서는 시중에 나와 있는 샴푸·린스와 같은 화학제품의 사용을 자제하고 천연 성분의 모발 비누를 사용하는 것이 좋다.

현대인들의 머릿결이 점점 나빠지고 매일 머리를 감는데도 간지럽고 때가 잘 끼는 것은 모두 화학제품의 남발에서 비롯된 영향이다.

아울러 규칙적인 생활습관과 적당한 운동, 올바른 식생활 등은 윤기 있고, 부드러운 머릿결, 잘 세지 않고 빠지지 않는 검고 풍성한 머리카락을 지니게 하는데 커다란 도움을 주게 될 것이다.

3_ 겨드랑이

01 우리 몸의 연통장치 : 겨드랑이 털

이 겨드랑이에 있는 털은 몸 속의 오장육부 중에서도 오른쪽 겨드랑이 근처에 있는 담의 열기를 처리하는 곳이라 할 수 있다.

담은 화의 기운이 강하여 몸 속에서 열을 제일 먼저, 제일 많이 받는 곳이며 열을 가장 많이 배출해야 하는 곳이다.

사람이 화를 내는 것도 이 담의 기운에 따른 것으로, 담의 기운에서 나오는 감정이다.

따라서 노기가 많은 사람은 담의 기운이 약한 사람이라 할 수 있다.

특히 담은 간의 사이에 위치하고 있으면서 간의 기능을 도와주는 역할을 한다. 간이 튼튼한 사람은 담의 기능도 원활하며, 담이 약한 사람은 간에도 그 영향이 미치게 된다.

담에 열이 많은 사람은 겨드랑이가 항상 축축하게 땀으로 젖어 있다.

만약 겨드랑이 털을 모두 없애버리면 겨드랑이로 땀이 잘 분출되지 못하여 담의 열기를 처리하지 못하게 된다.

우리 몸속의 담은 물론이요 간에도 병이 생기게 되어 속으로 썩어 들어갈 수밖에 없다.

이러한 질병이 깊어지면 간암까지 발병할 수 있어, 엄청난 일이 아닐 수 없다. 그렇지만 우리 몸은 너무나 신비롭고 조화롭게 이루어져있어, 그러한 여기를 적절히 조절하고 분출시켜 주는 시설이 갖추어져 있다.

그것이 바로 겨드랑이의 털인 것이다. 다소 보기에 거슬리더라도, 또한 땀이 나고 냄새가 나더라도 우리의 건강을 위해서는 천만다행한 일이 아닐 수 없다.

02 눈썹과 수염

수염만 보아도 성격을 알 수 있다.

우리 몸의 모든 털은 그 사람의 기질을 그대로 담고 있다.

즉, 털이 뻣뻣하고 거칠면 성격도 강하고 거친편이다.

부드럽고 가는 털을 가진 사람은 성격 또한 부드럽고 유순하다.

먼저 수염을 살펴보면, 수염은 입 주위의 털을 지칭하며 오장육부 중 비장에 소속되어 있다.

우리 몸의 털은 인체에 비교적 뜨거운 곳에 돋아나는데, 입 주위 역시 먹고 마시고 말을 하는 등 열을 발산하는 입의 역할로 인해 열기가 많이 발생하는 곳이다.

(1) 눈썹과 수염

입 속의 혀는 심장의 힘줄과 이어져 있기 때문에 수염은 심장의 영향을 직·간접적으로 많이 받고 있다.

즉, 수염은 비장에 속해 있지만 심장이 작용하므로 감정이 표출되는 곳으로 본다.

곧 화가 날 때는 수염이 빳빳해지면서 위로 올라가고, 마음이 편안하고 기분이 좋으면 축 늘어지면서 부드럽게 된다.

따라서 옛날 선비들은 마음을 닦기 위해 수염을 쓰다듬었다.

수염을 쓰다듬으며 자신의 감정을 다스리고 조절하면서 마음을 닦았던 것이다.

대체적으로 수염이 뻣뻣하고 거칠면 성격도 급하고 거친 경우가 많고 수염이 부드럽고 윤택한 사람은 성격 또한 원만하다.

강직하고 청렴한 선비들의 수염 역시 곧고 아래로 쭉쭉 뻗은 모습을 하고 있고, 낙천적이고 다혈질의 성격을 지닌 사람들은 수염도 곱슬곱슬한 경우가 많다.

(2) 생기와 생장력을 알려주는 눈썹

다음으로 눈썹은 그 사람의 기질을 단적으로 드러내는 곳이라 볼 수 있다.

수염과 마찬가지로 거친지 부드러운지, 강한지 약한지 등에 따라 기질과 성품이 대체적으로 드러나며, 아울러 지혜로움도 볼 수 있다.

즉, 현명하고 슬기로운 사람은 눈썹이 수려하며, 고집이 센 사람은 눈썹이 거세고 산란하며 탁한 경우가 많다.

또한 눈썹은 그 사람의 수명과도 무관하지 않은데, 그 이유는 눈썹이 그 사람의 생기와 생장력을 뜻하기 때문이다.

따라서 장수하는 노인들은 특이한 눈썹을 가진 경우가 많으며, 눈썹 가운데 긴 털이 나면 장수할 상이 된다.

따라서 눈썹은 예부터 소중하게 다루어 함부로 뽑거나 하지 않았다.

(3) 건강 측정계 역할을 하는 손톱과 발톱

건강 기능이 나빠지면 손톱의 색깔이 푸른색을 띠고 손톱의 선이 망가져 오그라들게 된다.

폐가 약하면 손톱에 윤기가 없어지고 마르게 되며, 심장에 열기가 많으면 손톱의 발그레한 기가 옅어지면서 검어진다. 신장의 기능이 나빠졌을 때에는 손톱에 검은색의 때가 끼게 되고, 신장에 열이 너무 많으면 손톱이 끊어지기도 한다.

비장에 습기가 많으면 손톱이 황색으로 축축하게 변하고, 너무 건조하면 하얗게 되어 창백한 손톱으로 변하거나 하얀 선이 끼게 된다.

손톱에 나타나는 증세를 통해 오장의 질병을 진찰할 수 있을 뿐만 아니라, 육부의 상태까지도 파악할 수 있다. 즉, 담이 뜨거워지면 손톱이 오그라들고, 소장이 뜨거워지면 발톱이 갈라진다. 또한 위장에 열이 심할 때는 발톱이 오그라져 살을 파고 들어가기도 하며, 방광이 심하게 뜨거워질 정도로 열이 많아지면 발톱의 끝이 오그라든다.

대체로 손톱에 대해서는 무관심한 경우가 많지만, 손톱은 오장육부의 소식이 집약되어 나타나는 '건강측정계'라고 할 수 있다.

손톱은 본래 색깔이 없고 담백 투명한 것으로, 손톱 밑의 피부색이 비쳐 발그스레하게 보이는 것이다. 이러한 손톱의 색깔 변화와 모양이 어떻게 달라지는가, 윤택한가, 건조한가 등을 살핌으로써 자신의 건강을 체크해 볼 수 있을 것이다.

4_ 음식

01 | 지혜로운 이는 음식을 탐하지 않는다.

음식을 절도 있게 먹는다는 것은 쉬운 것 같으면서도 매우 어려운 일이다.

자기 입에 맞고 맛있는 음식을 보면 배가 부를 때까지 먹고 싶고, 배가 많이 고프던 중에 음식을 먹게 되면 과식을 하는 것이 보통 사람들의 습성이기 때문이다.

음식을 탐하는 것은 지극히 어리석고 위험한 일로서, 절도 있게 먹는 습관을 들여야 한다.

오늘날 세계에서 가장 잘 먹는 나라 중 하나인 미국에서는 심장병·고혈압·당뇨병 등과 같이 치료하기 힘든 병에 걸린 환자 보유율이 세계 1위를 달리고 있다. 이러한 현상은 바로 '너무 잘 먹어서 생긴 병'이라 할 수 있다.

02 | 조금 부족한 듯이 먹어라.

먼저 음식을 먹을 때는 항상 조금 부족한 듯이 먹어야 한다.

음식을 많이 먹으면 그만큼 위장도 덩달아서 바빠지고 과도한 활동을 하게 된다.

위장이 많이 움직이면 다른 모든 기관들도 그 영향을 받아 같이 움직여 줘야 하기 때문에 기계도 많이 사용하면 마모되듯이 우리 몸 속의 모든 기관들도 그만큼 빨리 노쇠화되고 불순물이 쌓이기 마련이다.

03 | 배가 완전히 고프기 전에 먹어라.

이러한 가장 기본적인 원칙을 염두에 두면서 좀 더 세부적으로 들어가 보면 음식이라는 것은 배가 완전히 고프기 전에 밥을 먹어야 하고, 목이 마르기 전에 물을 마셔야 한다. 늘 배가 부르면서도 다소 고픈 듯한 기운이 있게 하고, 배가 고픈 가운데 조금 든든한 듯한 기운을 유지해야 한다.

배가 많이 부르면 폐가 상하고 배가 너무 고프면 기운이 상하기 때문에, 극단적으로 치우치는 일이 없어야 할 것이다.

밥은 잘 씹어서 곡식의 진기가 뱃속으로 들어가도록 하고 급하게 먹지 말아야 한다. 밥을 먹을 때는 걱정과 번뇌 없이 즐거운 마음으로 먹어야 하며, 특히 밥을 먹는 가운데 꾸짖는 습관은 반드시 버려야 한다.

밥을 먹는 동안 심리적·정서적으로 불안한 상태를 유지하면 몸 속의 각 기관도 위축되고 피와 기운이 정상적인 흐름을 잃어버리게 되므로 매우 좋지 않은 것이다.

따라서 몇 숟갈 더 먹고 싶을 때 놓음으로써 무리 없고 원활한 장부의 활동이 이루어질 수 있는 것이다.

그러나 이것은 누구에게나 적용되는 법칙은 아니다.

몸을 많이 쓰는 사람, 즉 육체적인 운동을 많이 하는 사람들은 충분한 양을 먹어 주어야 한다.

특히 그때 그때 힘을 많이 나게 하는 육류나 어패류를 많이 먹음으로써 체력의 소모를 뒷받침해 주어야 한다.

(1) 식후 백 번 이상의 배마사지

① 식사를 한 뒤에는 절대로 눕지 말 것이며, 손으로 얼굴과 배를 천천히 문질러서 진액을 토하게 하는 것이 좋다.

② 가장 좋은 것은 식후에 천천히 20~30분 동안 걸은 다음 배를 가로로 백 번 이상 천천히 문질러 주면 소화도 잘되고 몸에도 좋다.

③ 식후에 눕거나 급하게 걷거나 달리거나 큰 소리를 지르거나 성내거나 지나치게 기뻐하고 웃는 것 등은 모두 좋지 않다.

④ 특히 배부르게 먹은 뒤에 바로 누우면 모든 병의 원인이되므로 바로 눕지 않아야 한다.

⑤ 아침에는 반드시 밥 또는 죽으로 식사를 하고 해가 진 이후에는 가능하면 아무것도 먹지 말아야 한다.

⑥ 특히 밤참은 백해무익한 것으로, 잠들기 전에 무엇을 먹는다는 것은 위를 비롯한 모든 오장육부에 커다란 부담을 주는 행위이다.

⑦ 또한 몹시 찬 기운을 받고 온 사람이 찬 기운이 풀리기도 전에 뜨거운 음식을 먹거나, 몹시 뜨겁고 더운 가운데에서 갑자기 차가운 것을 먹는 일 등은 모두 삼가야 할 일이다.

(2) 건강 및 피부미용에 도움이 되는 식사법

① 절도 있는 식생활 습관은 그 사람의 건강과 수명을 좌우할 수 있다.

② 음식을 절제하지 못하고 그것에 빠져 탐닉하고 무분별하게 즐기는 것은 순간적인 미각의 즐거움을 위해 다른 모든 것을 희생하는 행위와 같다.

③ 적당한 때에 적당히 먹고 물러날 수 있는 것이 건강한 몸, 아름다운 피부를 지니게 하는 비결이라 할 수 있다.

04 | 뜨거운 기운의 음식물을 피하라.

뜨거운 음식은 피를 상하게 하고 차가운 음식은 기운을 상하게 한다.

앞에서도 말하였듯이 우리의 피는 고요한 상태로 흘러야 맑고 깨끗하게 정혈이 된다.

그런데 뜨거운 기운을 지닌 음식을 많이 섭취하면 피도 역시 뜨거워지게 되어, 고요한 흐름에 파도가 일고 증발이 됨으로써 불순물이 생기고 혼탁해지는 것이다.

또한 차가운 음식도 피를 나쁘게 만들고 기운을 해친다.

추우면 모든 것이 움츠러들듯이 피와 기운이 정상적인 흐름에 지장을 줌으로써 피는 응고되어 비생리적인 피가 되고 기운은 쭉쭉 뻗어나가지 못하게 되는 것이다.

이처럼 음식 중에서 피해야 할 것이 대열하고 대한한 음식물이다.

특히 뜨거운 기운의 음식물이 가장 나쁘다고 할 수 있다.

우리들이 일반적으로 고량진미라고 일컫는 기름진 음식들, 영양가 높은 동물성 식품들이 대부분 이러한 대열한 음식에 속한다.

그 다음으로 물 속에서 나는 어패류 역시 다소 뜨거운 성질을 지닌 음식물이라 할 수 있다.

특히 대열하고 대한한 음식을 많이 섭취하면 우리 몸의 곳곳에 불순물이 쌓이고 혈액순환에 이상을 주게 되어 암의 원인이 될 뿐만 아니라 각종 성인병을 일으키게 된다.

식물성 식품이 피부에 좋은 이유는 다음과 같다.

① 야채, 과일, 곡류와 같은 식물성 식품을 주식으로 삼으면서 건강을 다스려 나가는 것이 중요하다.

② 일반 사람들은 너무 식물성 음식만 섭취하면 영양실조에 걸리지 않겠냐고 걱정을 하지만, 그것은 기우에 불과하다.

③ 동물성 음식에 포함된 모든 성분의 영양소는 식물성 음식에 다 갖추어져 있을 뿐만 아니라 동물성보다 부작용이 훨씬 적기 때문에, 나이가 듦에 따라 생기기 쉬운 여러 가지 질병을 예방하는 효과까지 지니고 있는 것이다.

육류를 탕으로 끓여 보면 열이 가해졌을 때에는 녹아 있어서 잘 보이지 않지만, 식으면 기름덩어리가 응고되어 뭉쳐져 있게 된다.

우리 몸도 마찬가지로 활동을 하는 낮 시간에는 몸이 뜨겁기 때문에 기름 성분이 피 속에서 녹아 있지만, 밤이 되면 체온과 함께 피도 서서히 식게 된다. 이때 식물성 지방은 피가 식더라도 대부분 용해가 되지만, 동물성 지방은 응고된 상태로 피 속에 남게 된다.

이 피는 우리가 잠을 자는 동안에 간으로 모이게 되므로, 간과 피 속에 이러한 불순물이 쌓여 서서히 병의 원인이 되는 것이다.

고기를 많이 먹는 사람들의 화장실에 가보면 짠내가 심하게 난다. 그만큼 소변에 탁한 찌꺼기, 독소가 많이 나오기 때문이다. 소변이 탁하고 지린내가 심할수록 몸 속에 있는 피도 그러한 상태라는 것을 알 수 있다.

반면에 채식을 주로 하는 사람들, 스님이나 성직자 등은 피가 깨끗하기 때문에 소변도 맑고 깨끗하며 냄새가 심하지 않다.

이처럼 대열한 음식, 기름진 음식을 많이 먹으면 몸속의 피가 상하고 혼탁하게 하게 되며 우리의 피부에도 치명적인 타격을 주게 된다.

피부를 깨끗하고 윤택하게 가꾸기 위해서는 과일이나 야채를 많이 섭취하라는 말은 타당성이 있는 말이다.

피부와 몸에 발병하는 대부분의 병은 육류를 많이 먹기 때문에 생기는 것이지, 식물성 음식을 많이 먹어서 생기는 것은 아니다.

05 | 기운이 없는 이는 매운맛을 피하는 것이 좋다.

5미(단맛, 매운맛, 짠맛, 쓴맛, 신맛)은 5장(간, 심, 비, 폐, 신) 외에 우리 몸의 다른 구성 요소들과도 밀접히 연결되어 있다.

즉, 신맛은 힘줄로 가고 쓴맛은 뼈 또는 피로 가고 단맛은 살(기육)로 가고 매운맛은 기로 가고 짠맛은 쓴맛과 마찬가지로 피 또는 뼈로 가게 된다.

따라서 신맛을 적당히 먹으면 힘줄이 충실해지지만, 과하게 먹을 경우에는 힘줄과 근육을 상하게 한다. 힘줄·근육에 병이 있을 때는 오히려 신것을 먹지 않는 것이 좋다.

즉, 쓴맛과 짠맛을 적절히 먹으면 뼈와 피를 보해 주지만, 과하게 먹으면 뼈와 피를 상하게 한다. 혈액순환 이상이나 빈혈 등 피에 문제가 있거나 뼈에 병이 있는 사람은 오히려 쓴맛과 짠맛을 피하는 것이 좋다.

단맛을 적당히 먹으면 살에 도움이 되지만 너무 많이 먹으면 살을 상하게 한다. 매운맛은 적당히 먹을 때 기운을 돋어 주지만, 과하게 먹으면 오히려 기운을 상하게 하므로, 기운이 없는 사람은 매운 것을 먹지 않는 것이 좋다.

따라서 음식의 맛을 취할 때는 기본적으로 약간 싱거운 상태를 유지하면서 다섯가지 맛을 골고루 섭취하는 것이 가장 바람직하다고 할 수 있다.

06 | 신맛을 탐닉하면 주름살이 는다.

신맛을 계속해서 많이 섭취하면 간이 상하고, 힘줄·근육이 상할뿐만 아니라, 이후에는 위장까지도 상하게 된다.

신맛을 적당히 먹으면 적절한 발산을 통해, 간·힘줄·위장·피부 모두가 정상적인 활동을 하는게 도움을 주지만, 유독 신 것만을 좋아하며 탐닉하는 사람들은 위장까지 상하게 되어 위장이 주관하는 살이 쭈글쭈글해지고 입술이 갈라지는 등의 피부장애까지 초래하게 된다.

쓴맛을 계속해서 많이 먹으면 심장이 상하고 피와 뼈가 충실하지 못하게 되며, 더 지속이 되면 폐까지도 상하게 된다.

폐가 상하면 피부도 건조해지고, 머리칼이 빠지면 기운이 전부 하강하여 설사를 많이 하게 된다.

단것을 많이 먹으면 치아가 썩듯이 치아를 관장하는 기관인 신장도 함께 상하게 되는 것이다. 또한 신장의 기능이 저하됨에 따라 뼈와 치아 등이 약해지고 머리카락들이 빠지게 된다.

매운맛을 계속해서 많이 먹으면 폐와 기운이 상하며, 더 과해지면 간까지 상하여 움츠러들고 손톱이 말려드는 등의 증세를 가져오게 된다.

짠맛을 계속해서 많이 먹으면 신장과 피·뼈 등을 상하게 하며, 더 진행이 되면 심장까지 영향을 미치게 되고 혈관이 수축되면서 피의 색깔이 검게 변한다.

특히 다섯 가지 맛 중에서도 우리 몸에 가장 해로운 것이 짠맛이다.

짠맛은 모든 것을 수렴시키고 응축시키는 작용을 하기 때문에, 짠것을 너무 많이 먹으면 몸 속의 피가 응축되고 응결되어 피를 상하게 하는 가장 나쁜 요인 중 하나가 되며 피부에도 악영향을 끼치게 된다.

5 _ 자연치유법

① 자연치유는 질병의 상태가 좋아져서 스스로 건강을 회복하게 하는 것으로 “자연 환원력”, “항상성”이라고 한다.

② 자연치유는 그 사람의 식습관을 포함한 생활습관, 유전적인 요소, 정서의 감정, 스트레스, 직업적 환경 등 다양한 면을 면밀히 파악하여 이에 따르는 전인적 치유를 할 수 있게 한다.

③ 명상, 운동, 마사지요법, 기도나 이완법 등을 이용해서 인체 스스로가 갖고 있는 자연치유요법을 회복시켜 질병을 치유한다.

④ 자연법칙에 오래도록 적응하면 몸이 적응 발달하여 수명을 연장할 수 있다.

⑤ 사람은 자연의 법칙에 따라 순리대로 살아야 하며 그렇게 할 때 비로소 건강하고 장수할 수 있다.

⑥ 현미, 채식, 약초 등의 자연물을 통해 병을 고치거나 건강증진을 도모하는 것이 자연의식요법이라고 할 수 있다.

⑦ 아토피와 고혈압과 신경질환, 당뇨병, 암등의 모든 병들의 원인을 자세히 살펴보면, 대부분의 질병은 나쁜 생활습관과 식습관과 관련성이 있으며 나쁜 생활습관을 바꾸어야 근본적인 치료가 가능해지며, 이것은 면역력 저하로 이어지기 때문에 건강하게 살

수 있는 가장 확실하고 좋은 방법은 면역력을 키우는 것이라 할 수 있다.

⑧ 의사나 약을 찾기 전에 스스로 자신의 생활습관을 체크해보고 나아가 생활관리를 중시하는 대체의학에 관심을 가지며 꾸준히 자연치유능력을 기르도록 한다.

⑨ 면역력 저하 요인인 환경오염으로부터의 피해는 최소화 할 수 있는 방안을 모색하고 심리적 스트레스, 잘못된 생활습관을 개선하도록 한다.

⑩ 자연식과 운동을 통한 체질 개선을 통해 자연치유력을 높이도록 한다.

⑪ 질병에는 여러 복합요인들이 작용하지만, 비관적이고 내성적인 사람들의 경우 부정적인 사고로 인해 육체 또한 질병에 놓이게 되므로 긍정적인 사고를 갖도록 한다.

⑫ 야채를 생식하는 등의 방법으로 체질을 개선하면 우리 몸에 갖추고 있는 자연치유력을 높여준다.

⑬ 올바른 음식을 먹으면 우리 몸을 조직하는 세포와 피가 새 것으로 바뀌므로 병이 낫게 되고 건강해진다.

⑭ 신선한 공기와 물을 마신다.

⑮. 혈액순환을 원활하게 하기 위해서 몸을 움직이는 운동을 한다.

01 수기의학

① 침술요법
② 척추지압 요법
③ 정골요법
④ 두개천골요법
⑤ 마사지 요법
⑥ 발반사요법
⑦ 근자극요법
⑧ 테이핑 요법

02 심신의학

① 명상요법
② 바이오피드백 요법
③ 기도요법
④ 최면요법
⑤ 심상요법
⑥ 신경언어 프로그램 요법
⑦ 집단지지 표현 요법
⑧ 미술요법
⑨ 춤요법
⑩ 요가요법

CHAPTER

15 얼굴 부기 빼는 법, 얼굴 다이어트

1 _ 얼굴 부기 빼는 법

아침마다 손발, 얼굴이 붓는 원인은 잘못된 생활 습관 때문에 혈액순환과 신진대사가 원활하게 이뤄지지 않기 때문이다. 평상시 잘못된 생활 습관을 체크해 보고 부기를 예방하는 생활법을 알아본다.

2 _ 부기를 없애는 생활 습관

얼굴을 잘 붓도록 만드는 허리에 부담을 주는 자세는 절대로 피한다.

옆으로 비스듬하게 앉는다거나 다리를 잘 꼬고 앉는 것과 무릎을 꿇고 앉는 것도 피해야 한다.

(1) 엎드려 잠들지 말자.

① 혈액순환에 장애가 생겨서 얼굴을 통통 붓게 만드는 원인이 된다.

② 또한 적당한 높이의 베개가 얼굴선을 예쁘게 만들어준다. 높은 베개는 목 근육을 늘어지게 하여 굵고 튼튼한 목을 만드는 원인을 제공하고, 너무 낮은 베개를 사용하면 수분이 쏠리기 때문에 붓기 쉽다.

(2) 많이 걸어 다니자.

잘 걷지 않는 사람은 얼굴이 푸석푸석하고 붓기 쉽다. 걷는 운동이 얼굴 축소에 가장 효과적이다.

(3) 앉는 자세를 바르게 하자.

(4) 아침 세안방법

① 찬물과 더운물을 번갈아 사용하면 부은 얼굴을 차분하게 가라앉혀 준다.
② 샤워를 할 때 샤워기를 얼굴 가까이에 대어 특히 신경 쓰이게 많이 붓는 부위에 집중적으로 물을 뿌려준다. 샤워기의 물줄기는 얼굴을 가볍게 두드려 주는 효과로 부은 얼굴에 자극을 줄 수 있다.

(5) 낮엔 일하고 밤엔 숙면을 취한다.

① 낮엔 실컷 자고 밤에 일어나 생활하는 올빼미형의 경우에는 큰 바위 얼굴이 되기 쉽다.
② 밤낮이 바뀐 불규칙한 생활은 우리 몸의 신진대사를 불규칙하게 만들어 얼굴을 붓게 만든다.

(6) 얼음 세안 & 마사지

① 얼음을 이용하는 것은 가장 일반적인 부기를 빼는 방법이다.
② 차가운 냉기로 혈관을 수축시켜 부은 피부를 가라앉히는 원리이다.
③ 찬물과 얼음을 넣은 대야에 얼굴을 담갔다가 한참 뒤 빼내는 방법으로 3~4회 반복 시행한다.
④ 또 얼음을 이용해 팩을 하는 것도 효과적이다.

3_ 적당한 운동과 식이 요법이 부기를 예방하는 지름길

살이 찐 것을 단순히 부은 것이라고 방심했다간 정말 큰일 난다. 부기를 그대로 두면 빵빵한 살이 되기 때문이다.

부기는 몸 안에 불필요한 수분이 쌓여 있는 상태를 말한다. 물이 쌓이면 몸은 내부에서부터 점점 차가워지는데, 차가워진 부분에 열을 보급하기 위해서는 지방이 자꾸 붙게 된다.

또 몸이 차가워지면 신장작용이 저하되고, 체내의 물 순환이 나빠져서 몸에 물이 쌓이는 체질로 변한다.

이런 증상이 악순환 되면 부기는 비만의 원인이 되는 셈이다.

혈액순환이 원활하지 않아도 부기가 생길 수 있다. 이러한 경우는 부기가 생긴 부위를 마사지를 하거나 스트레칭을 해주면 혈액순환에 도움이 된다. 그날의 부기는 바로바로 풀어 주는 것이 좋다.

정신적인 스트레스도 부기의 원인이며, 스트레스를 느끼면 뇌하수체에서 항이뇨 호르몬이 소변의 배설을 억제하는데, 소변이 나오지 않으면 불필요한 수분이 나오지 않아 몸이 붓기 때문이다.

이외에도 충분한 수면을 취하지 않으면 혈액 속의 노폐물이 늘어나 붓게 된다.

부기 예방의 최선책은 적당한 운동과 올바른 식습관이다. 몸을 적당하게 움직이면 혈액순환도 좋아지는데, 이런 점에서 요가는 부기 예방에 효과적이다.

요가에서는 호흡이 가장 중요한데 들여 마시고 내쉬는 호흡이 내부 장기를 적극적으로 자극해 자율신경계가 자극되기 때문이다.

또한 동작 자체가 근력이 필요한 경우가 많고 평소에 잘 안 쓰는 근육을 사용하게 하여 신진대사 촉진과 다이어트에도 도움이 된다.

요가는 스트레스 해소와 체형 교정에도 효과적이다. 몸이 잘 붓는 사람은 대개 한쪽으로 치우친 식생활을 하는 경우가 많은데, 음식을 고루 섭취하는 것이 중요하며 이뇨 작용이나 물을 순환하는데 도움이 되는 음식을 먹는 것도 좋다. 부기가 심한 경우 비만클리닉에서 자신에게 알맞는 운동이나 식이요법 등에 대해 체계적인 도움을 받는 것도 좋은 방법이다.

4_ 얼굴 부기 빼는 경락 마사지

① 부종 해소에 효과적인 경혈 사백을 찾는다. 사백은 볼뼈 아래, 구각에서 손가락 2개 정도의 높이에 있다.

② 양손의 중지를 사백에 갖다 댄다. 사백을 위로 끌어올리듯 사백 주위를 손가락 끝으로 10초 정도 지압해준다.

③ 오른쪽 얼굴의 경혈 지창에 왼손의 중지를 대고, 경혈의 바깥쪽에서 안쪽으로 돌려준다. 8회 반복한 다음 안쪽에서 바깥쪽으로 8회 돌려준다. 왼쪽 얼굴에 반복 실시한다.

④ 양손을 서로 교차시켜 좌우 얼굴의 지창에 중지를 대고 같은 방법으로 8회씩 돌려준다.

⑤ 안쪽 어금니 쪽에 있는 경혈 협차는 턱을 조여주는 효과가 있다. 이곳에 양손의 중지를 대고 눌렀다 떼는 동작을 6~8회 반복한다.

⑥ 눈썹 앞쪽에 있는 경혈 찬 죽과 눈꼬리 바깥쪽에 있는 경혈 동자료를 눌러주면 눈의 부기가 빠진다. 중지를 이용, 시원하다는 느낌이 들 때까지 3~4회 세게 눌러 준다.

5_ 종아리 부기 빼는 경혈점 마사지

① 삼음교 자극법

삼음교는 발목 안쪽 복사뼈를 중심으로 그 위쪽에 손가락 4개 정도 올라간 곳에 있다. 특히 생리 때 부종이 심한 여성에게 좋다. 혈액순환이 촉진되며 생리혈도 순조롭게 배출된다.

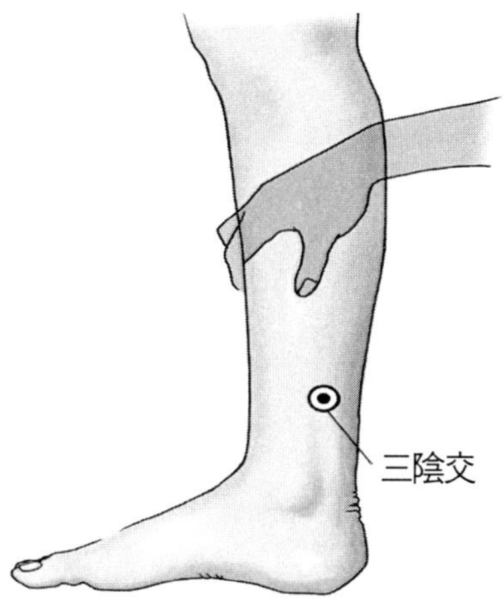

② 용천혈 자극법

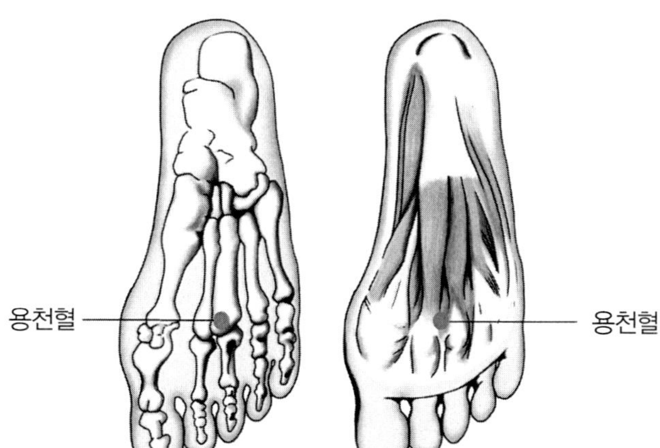

발바닥은 많은 급소가 집결해 있는데 용천은 발가락을 안쪽으로 굽혔을 때 움푹 파인 곳이다. 부기나 냉증을 해소하는 신장혈을 강하게 자극하려면 손가락이 아니라 작은 막대기를 사용해도 좋다.

③ 무릎 안쪽 중앙과 발목 사이의 세로선 위에는 다리의 피로를 풀어주고 노폐물이 쌓이는 것을 막아주는 경혈이 세 군데 나란히 존재한다.
이 세 혈자리를 각각 10~20초간 약간의 통증이 느껴질 정도로 지그시 눌러준다.

④ 이때 지압과 함께 스트레칭을 하면 효과가 훨씬 커진다.
먼저 뜨거운 물을 적신 수건으로 종아리를 온찜질해 근육을 부드럽게 만든다.
그리고 바닥에 무릎을 펴고 앉아 발등을 몸 쪽으로 구부린 뒤 손이 발끝까지 닿도록 몸을 앞으로 구부린다. 이 자세로 10초간 유지하는 것을 20회 정도 반복한다.

TIP 손가락 부기를 빠르게 빼는 노하우

① 손 흔들기 → 양손을 가슴 높이로 들어 올려 손가락에 힘을 빼고 '세다' 싶을 정도로 잠시 손가락을 흔든다. 손가락에 쌓인 수분을 몸이 중심으로 돌려보내 부기를 해소할 수 있다.
② 새끼손가락 마사지 → 심장의 경락이 있는 양쪽 새끼손가락을 강하게 누른다.
꼼꼼하게 뼈 마디 마디를 지그시 눌러주면 피의 흐름이 좋아져 부기가 해소된다.

TIP 복부 부기 빼는 마사지

① 배꼽 주위를 시계방향으로 계속 마사지하면 근육이 보일 정도로 부기가 없어져 한결 달라 보인다.
아로마를 사용하면 효과적이다.
② 소금 뜸을 뜨는 것도 효과적이다.

6_ 부기를 유발하는 잘못된 생활 습관

① 음식물을 과다 섭취하게 되면 소화가 잘 안 되고 신진대사가 원활하게 활동하지 못하므로 잠자리에 들기 1~2시간 전에는 되도록 음식물 섭취를 피하는 것이 좋다.

② 잠자리에 들기 전 과자나 소금이 첨가된 음식을 섭취하게 되면 나트륨이 체내에 쌓여 수분 부족으로 물을 과다 섭취하게 되어 다음날 얼굴과 손발이 통통 붓게 된다.

③ 엎드려 자거나 높은 베개를 베고 잔다. 베개에 얼굴을 묻고 엎드려 자거나 베개의 높이가 지나치게 높으면 목뼈가 구부러져 목의 근육이 늘어지고, 얼굴이 붓게 된다. 너무 푹신하지 않은 낮은 베개를 사용하고 목의 균형을 유지시켜주면 부기를 방지할 수 있다.

④ 무표정한 얼굴 표정

얼굴 근육은 자주 사용하지 않으면 노화가 빨리 진행되어 피부가 늘어지고 지방이 쌓이게 된다. 무뚝뚝한 표정을 하고 있으면 얼굴 근육이 약해져서 전반적으로 신진대사가 원활하게 소통되기 어려우므로 화를 내거나 웃거나 슬퍼하는 등의 다양한 표정을 지어 근육 운동을 하자.

⑤ 짠 음식을 먹는 생활 습관

염분이 많은 음식은 그만큼 수분의 섭취도 동반하므로 얼굴뿐만 아니라 몸 전체에 불필요한 수분을 축적시켜 몸이나 얼굴이 붓는 결정적인 이유가 된다. 또 자기 전에 음식을 먹거나 필요 이상의 물을 마시는 것도 얼굴이 붓는 원인이 된다.

⑥ 부족한 수면, 무리한 가사일이나 업무 등으로 잠이 모자라는 사람들은 신체의 리듬이 깨져서 얼굴의 수분 대사가 잘 이루어지지 않는다. 특히 얼굴의 신진대사가 제대로 되지 않으면 얼굴이 붓는 직접적인 이유가 될 수 있다.

⑦ 자주 한쪽으로 턱을 괸다. 한쪽으로 턱받침을 하게 되면 턱과 목 관절에 부담이 가기 때문에 얼굴이 삐뚤어진다. 또 전화기를 턱과 어깨 사이에 끼우고 오래 통화하는 것도 얼굴을 크게 만드는 원인이 된다.

⑧ 음식을 씹을 때 한쪽으로 씹는다. 한쪽 턱만 계속 사용하면 턱의 관절이 어긋날 뿐 아니라 사용하지 않는 볼이 처지게 된다. 딱딱한 음식을 씹을 때는 어금니에 자기 몸무게와 비슷한 힘이 실릴 정도이므로 그 영향을 무시할 수 없다. 양쪽 이를 골고루 사용하도록 신경 쓴다.

7_부기를 없애주는 건강식품

01 콩류

① 밭에 나는 쇠고기라고 할 정도로 단백질의 보고, 혈관을 부드럽게 하고 혈관을 튼튼하게 만들어줘 혈압 상승을 막고 동맥 경화를 예방한다.

② 콜레스테롤 수치를 낮춰주기 때문에 변비 예방은 물론 다이어트에도 좋다.

③ 신장 기능을 원활하게 해주는 영양식품으로 소염 성분이 들어 있을 뿐만 아니라 칼슘이 뼈에서 빠져나가는 것을 막아 뼈를 튼튼하게 해준다.

02 다시마

식이섬유, 미네랄과 칼륨이 풍부한 다시마는 산소를 우리 몸 구석구석까지 운반해 몸을 따뜻하게 해줘 혈액순환을 원활하게 해준다. 또 나트륨을 체외로 배출시켜 부기를 예방하는데 효과적인 식품이다.

03 감자

① 수분이 많고 칼륨이 풍부해 나트륨을 체외로 배출시키는데 효과적인 식품이다.
② 칼로리가 낮아 다이어트하는 사람이라면 간식 대용으로 즐겨도 좋다.

04 보리

섬유질이 풍부해 조금만 섭취해도 포만감을 주기 때문에 과식을 막을 수 있고 대장 운동을 도와 변비는 물론 콜레스테롤 수치를 낮춰준다.

05 계피

계수나무의 껍질을 계피라고 하는데 차로 끓여 마시면 장내 가스를 없애주고 강장에 좋은 식품이며, 혈액순환을 원활하게 도와줘 부기를 예방하는데 그만이다.

06 늙은 호박

잘 익은 호박의 속을 파내고 팥 한 줌을 넣어 삶아서 짓찧은 다음 하루 3번 식성에 맞게 끼니 전에 먹는다. 호박은 이뇨 작용이 있다는 것이 임상적으로나 실험적으로 증명되었다.

07 해조류

요오드가 풍부한 미역, 파래, 다시마 등은 부기 예방에 좋은 식품이다.
단, 잘 씻어 염분을 빼고 먹어야 한다.

08 율무

이뇨작용이 좋은 율무는 비장의 기능을 조절하여 수분의 평형상태를 이루어 몸에 쌓인 노폐물을 제거한다.

8 _ 주름

주름은 노화현상의 하나라고 볼 수 있다. 두꺼운 주름은 필러나 엔도 리포리스레이저 등의 도움이 더 필요하고, 눈 가까이에 있는 주름은 특수 고주파, 메조테라피, 주름 제거 레이저 등의 도움을 받는 것이 좋다.

01 이마의 주름을 막는 엑서사이즈

이마는 앞머리를 내리는 것으로 어느 정도 커버가 되기 때문에 신경을 덜 쓰는 부분이기도 하다.
하지만 평상시 가려져 있던 단아한 이마가 모습을 드러낸다면 매력적으로 보인다.
스킨케어로 이마를 유지시켜 주는 것도 중요하지만 이마에 주름이 생기지 않도록 하는 것이 중요

① 양손의 세 손가락으로 미간에서부터 위쪽으로 두드려주며 올라간다.
② 세 손가락으로 이마의 양쪽 바깥부분을 바깥쪽을 향해 충분히 두드려 준다.
　같은 방법으로 눈썹에서부터 이마의 머리선까지 위쪽으로 두드려 주며 올라간다.
③ 눈썹꼬리에서 직선으로 맞닿는 이마의 머리선 접점을 가볍게 마사지해 준다. 이때는

바깥 방향으로 문질러 주어야 주름을 예방할 수 있다.

④ 눈을 감고 손바닥의 불룩한 부분이 양쪽 눈가에 오도록 댄다.
눈을 양쪽으로 당기듯이 하면서 양손을 천천히 귀 뒤로 밀어 넘긴다.
관자놀이를 지나 귀까지 갔을 때는 꾹 눌러주면 좋다.

⑤ 이마의 머리선에 손바닥을 전체적으로 살짝 대고 시작한다. 머리가 난 곳에서부터 머리의 중앙부까지 쓸어 넘기는데 이때에는 손바닥에 피부를 밀착시켜 두피까지 밀어주는 것이 좋다.

9_볼

사람의 얼굴은 근육으로 되어 있지만 그중에서도 지방세포가 있는 곳은 볼과 턱뿐이다.
얼굴에 가장 큰 면적을 차지하고 있는 부분은 볼이다.
이 볼에 살이 붙어 지방이 아래로 고이게 되면 당연히 얼굴도 커 보인다.
젊음을 위해 필수적인 것은 바로 볼에 살이 찌지 않게 하는 것이다.

01 볼 근육을 풀어 주는 워밍업

① 입술을 오므렸다 펴는 '비읍' 발음을 통해 볼 근육을 움직여 준다. '바베비보부'를 확실하게 발음해 주면 볼의 경혈점을 자극하여 볼을 탄력 있게 만들 수 있다.

② 네 손가락 끝으로 입가에서부터 광대뼈, 관자놀이까지 가볍게 두드려준다.
이 방법은 부어 있는 얼굴을 가라 앉혀 주는데도 효과가 있다. 두드려 줄 때는 피아노를 치듯이 가볍게 10회 반복한다.

③ 볼의 살을 엄지손가락과 집게손가락으로 잡고 잡힌 볼 살을 귀 쪽으로 잡아당겨 주면서 손가락을 움직여 부드럽게 주무른다. 왼쪽과 오른쪽도 실시한다.

④ 혀를 약간 내밀고 이와 입술로 가볍게 문 상태에서 한 쪽 눈을 살짝 윙크, 다른 쪽 눈도 번갈아 가며 윙크한다. 이 동작을 5회 반복

⑤ 입술이 보이지 않도록 안으로 말아 넣고 일자가 되도록 힘을 준다.
그리고 아랫입술만 벌린 채 다섯을 센다.
윗입술은 움직이지 않고 아랫입술을 올려 자연스런 표정으로 돌아간다. 이것을 5회 반복한다.

10 _ 얼굴

01 | 살이 찌는 원인에 따른 구분

(1) 사각형 얼굴

① 턱의 뾰족한 부분이 적고 뺨 부분이 넓어서 얼굴이 커 보이기 쉽다.
② 이목구비는 예쁜데 사진이 잘 받지 않는다.
③ 남성적인 느낌을 준다.
④ 각진 골격 때문에 입 가장자리와 목 부분에 주름이 잘 생긴다.

(2) 긴 얼굴

① 갸름한 얼굴이지만 상하가 긴 타입
② 주걱턱인 사람은 자연적으로 얼굴이 길어 보인다.
③ 관상학적으로는 고집스러운 사람이 많다.
④ 신경질적이라는 소리를 자주 듣는다.

(3) 지방형 얼굴

① 살이 쪄서 얼굴이 커져 있는 형, 얼굴의 피하 지방이 축적되면서 볼이 아래로 처져 코 양 옆에서부터 입까지 팔자 주름이 생겼다면 지방형 얼굴이다.
② 볼이 부풀면서 앞으로 돌출되기도 하지만 턱의 지방과 목살이 합쳐지면서 얼굴의 크기가 전체적으로 커 보인다. 주변에서 비만인 사람의 얼굴을 유심히 들여다보면 눈, 코, 입이 중앙에 몰려 있는 것 같은 공통점을 찾아 볼 수 있다.

TIP 다이어트 전략

- 몸은 별로 살찌지 않았는데 얼굴살이 찐 사람은 비만이 될 가능성이 높다.
- 전신 다이어트로 몸부터 먼저 가볍게 만든다.
- 얼굴 부분 엑서사이즈도 중요하지만 절제된 식습관으로 전신의 비만부터 예방해야 한다.
- 얼굴 부분은 근육을 단련하여 늘어지는 것을 방지하고 지방을 빼면 팽팽한 얼굴이 될 수 있다.

(4) 부종형 얼굴

① 일시적 부종

얼굴이 부어 있어서 커 보이는 형으로 이러한 유형의 사람은 주로 아침에 몸이 붓고 저녁이 되면 가라 앉는 경우다. 아침에 이를 닦을 때 혀를 들여다보면 쉽게 알 수 있는데 혀의 가장자리 부분에 울퉁불퉁 치아의 모양이 그대로 남아 있으면 바로 얼굴이 밤새 부었다는 증거이다. 이는 혀도 같이 붓기 때문에 부은 혀에 자국이 남는 것이다.

② 장기적 부종

과음이나 과식을 한 경우에 붓는 증상은 누구에게라도 있을 수 있지만 장기간 계속된다면 내장의 기능을 의심해 볼 필요가 있다.

신장의 기능이 손상되었거나 심장이 나빠도 몸이 부을 수 있기 때문이다.

(5) 골격형 얼굴

① 사람의 얼굴은 두개골을 바탕으로 그 위에 얼굴 근육이 전체적으로 붙고 그 위에 피부가 덮여 있는 식이다.

② 그리고 여성인 경우 남성보다 근육과 피부 사이에 지방층이 보다 두껍게 형성되어 있는 편이다.

③ 대체로 타고난 얼굴 골격의 크기는 사실 사람에 따라 큰 차이는 없다고 한다.

④ 그런데 아주 작은 미묘한 골격의 차이가 두드러져 보이고 여기에 얼굴을 크게 만드는 원인까지 겹쳐서 커 보이는 사람들이 바로 골격형 얼굴이다.

⑤ 그러나 그 얼굴을 가진 사람은 얼굴이 다른 사람보다 조금 크더라도 전체적으로 코, 입은 균형을 이루고 있는 경우가 대부분이다.

TIP 다이어트 전략

- 얼굴살은 다른 부위의 살보다 쉽게 살이 오르므로 방심은 금물이다.
- 골격이 커 보이는 얼굴은 불필요한 지방까지 붙으면 곤란하다.
- 이런 사람들은 부분별 엑서사이즈를 통해 얼굴에 불필요한 살이 붙지 않도록 주의해야 한다.
- 메이크업과 윤곽 마사지 등 자신의 단점을 보완할 수 있는 방법도 찾아본다.

11 _ 지압법

01 눈의 피로를 풀어주는 경혈 지압법

콘택트렌즈를 낀 사람은 빼고 시작해야 한다.

- **정명** : 눈에 충혈이 있을 때 눌러주면 효과적이다.
- **찬죽** : 엄지손가락으로 눌러 주며 비비면 눈이 맑아지는 효과가 있다.
- **승읍** : 아래 눈꺼풀에 탄력을 주어 어짐을 막는다.
- **태양** : 소위 말하는 관자놀이로 아플 때 무의식적으로 눌러주는 곳이기도 하다. 부기 제거와 눈의 피로회복 효과가 있다.

① 경혈점을 집게손가락으로 가볍게 눌러준다.
한 번 누르는데 5초가 좋다. 시원함을 느낄 정도로 5회 반복한다.

② 이번에는 눈썹 머리에서부터 시작해 동그란 원을 그리면서 경혈점 부위를 여러 번 문질러 준다.

02 안구 체조로 눈을 시원하게

① 눈을 똑바로 뜬 상태에서 눈동자는 정면을 본다. 시선은 멀리 두는 것이 좋다.

② 얼굴을 움직이지 않은 채 눈동자를 왼쪽으로 향하게 한 뒤 그대로 3초간 있는다.

③ 눈동자를 오른쪽으로 향하게 한 뒤 다시 3초간 있는다.

④ 이번에는 눈동자를 위쪽으로 치켜 올린 후 3초를 유지한다.

⑤ 눈동자를 아래로 향하게 한 뒤 다시 3초간 그대로 있는다.

03 눈꺼풀의 근육을 단련하는 마사지

눈꺼풀을 들어 올리는 운동을 해주면 눈꺼풀에 탄력이 생겨 뚜렷한 눈을 만들 수 있다.

① 눈썹 꼬리 윗부분을 세 손가락을 이용해 바깥쪽으로 잡아당긴다.

② 눈썹 꼬리를 원을 그리며 마사지해 준다. 바깥쪽으로 돌릴 때는 힘을 조금 더 넣어준다.

③ 집게 손가락과 가운데 손가락을 눈의 바깥쪽과 안쪽에 위치시킨다.

아래 눈꺼풀에 힘을 주면서 위로 올린다. 10회 정도 반복한다.

04 | 눈의 피로를 풀어주는 경혈 지압법

눈 밑 주름

① 가운데 손가락으로 눈머리에서부터 아래의 골격을 따라 관자놀이까지 원을 그리듯이 마사지 한다. <10회 실시>

② 이번에는 같은 골격 라인을 따라 눈머리에서부터 관자놀이까지 손끝으로 두드려준다. 이때는 집게 손가락이나 가운데 손가락 중 하나만 쓰는 것이 좋다.

CHAPTER 16

이마의 주름을 막는 연습, 자연건강법(키 크는 방법 등)

1 _ 주름

01 | 코의 선을 샤프하게 만드는 엑사사이즈

대부분의 사람들은 자신의 코의 크기와 모양에 대해 불만이 많다.

더 나이가 들게 되면 뾰족하다고 자부하던 코도 탄력을 잃게 되어 더 얼굴이 처져 보인다.

코 주변의 근육은 크지 않아서 운동하기가 쉽지 않지만 콧구멍 주변의 작은 근육을 움직여서 코끝을 탄력 있게 만들 수 있다.

① 집게손가락으로 콧방울 옆을 가볍게 누르고 작은 원을 그리듯이 안쪽 방향으로 마사지 한다.

② 양쪽 눈머리에 가운데 손가락을 대고 눈머리에서부터 양쪽 콧방울을 향해 작은 원을 그리듯이 마사지하면서 손가락을 이동시킨다. 1~2분간 계속한다.

③ 양손의 집게손가락과 가운데 손가락을 눈 밑에서 콧방울까지 콧등을 따라 상하로 천천히 비벼준다. 이렇게 해주면 코 주위가 개운해지고 코도 높아 보인다.

④ 엄지손가락과 집게손가락으로 코 근육을 살며시 잡는다. 이 상태에서 위아래로 당기는 것을 반복한다.

⑤ 눈머리 아래 부분 코뼈의 능선이 만져지는 곳에 가운데 손가락을 안쪽방향으로 돌려 집중적으로 마사지 해준다. 코가 높아 보이는 효과적인 방법이다.

⑥ 입을 크고 동그랗게 벌려 준 후 입 꼬리를 옆으로 움직인다. 이 상태에서 인중을 아래로 당겨 내려 준다. 이렇게 하면 코 양쪽의 근육이 당겨지면서 탄력이 생긴다.

02 | 입 가장자리에 생기는 팔(八)자 주름을 예방하는 마사지

① 웃을 때 생기는 주름 라인을 위아래로 가볍게 문지른다. 세 손가락을 세워서 주름 라인 위아래로 가볍게 두드린다.

② 윗입술 위쪽의 오른쪽 부분에 집게 손가락과 가운데 손가락을 댄다. 손가락을 댄 지점을 중심으로 콧방울 옆까지 반원을 그리듯이 좌우로 문지른다. 좌우로 움직이는 것을 1회로 쳐서 5회 실시한다. 반대쪽도 같은 요령으로 실시한다.

03 | 입술에 좋지 않은 습관

입술의 표면은 아주 예민해서 건조한 봄이나 겨울철에는 쉽게 갈라지게 된다.

입술을 혹사시키는 평소의 버릇을 고치고 입술을 촉촉하게 유지하는 엑서사이즈로 앵두 같은 입술을 지키자.

① **각질을 떼어 내는 버릇** : 입술에 상처를 주는 대표적인 버릇. 저절로 떨어질 때까지 놓아두는 것이 상책이다.

② **불완전한 립 클렌징** : 예민한 입술의 피부를 악화시킨다. 전용 클렌징 크림을 이용하여야 한다.

③ **침을 자주 묻히는 버릇** : 침이 수분도 빼앗아가 더욱 건조해진다.

④ **잘 지워지지 않는 립스틱** : 유분을 공급하지 못해 메말라진다.

⑤ **흡연** : 흡연은 입술 주변의 산소를 빼앗아가 건조한 입술을 만든다.

04 | 입술에 탄력을 주는 엑서사이즈

엑서사이즈와 함께 입술을 건강하게 해주는 음식을 먹어주면 좋다.

호박 등 비타민 A가 많이 들어있는 채소나 땅콩, 호두, 아몬드 등 비타민 E가 많은 든 견과류도 입술을 윤택하게 해 준다.

① 손가락을 입술 가운데에 갖다 대고 양 옆으로 밀어 준다. 입술과 아랫입술을 따로따로 해도 무방하다.

② 입 꼬리에 가운데 손가락을 대고 비스듬히 올려준다. 입 꼬리 주변의 주름도 예방하는 효과적인 테크닉이다.

TIP 주름예방법

1) 자외선 차단제는 반드시 바른다.
2) 일주일에 한 번씩은 각질을 제거한다.
3) 주름 예방 마사지 및 스팀마사지로 피부 결을 정돈.(탄력과 보습이 적당해야 주름이 덜 생김)
4) 하루에 8잔씩 물을 마신다.
5) 과일과 견과류를 잘 챙긴다.
5) 미온수로 자극 없이 클렌징한다.
6) 세안 후 물기가 있을 때 스킨케어를 한다. → 보습효과 높임
7) 영양크림을 사용한다. → 수분보호막 형성
8) 주름 개선 기능성 화장품을 사용한다.
9) 부드러운 표정을 짓도록 한다.

2_ 키 크기(성장)를 위한 자연 요법

키 크기(성장)는 적절한 운동과 스트레칭, 필수 영양소 섭취, 생활습관의 개선 등의 조화로운 적용으로 개선 및 치유가 될 수 있다.

01 키 크는 방법

TiP 운동

- 도움되는 운동 : 단거리 달리기, 농구, 줄넘기, 태권도, 수영, 배드민턴, 맨손 체조, 점프, 탁구, 조깅, 배구, 테니스 추천
- 땀을 흘릴 정도의 적절한 운동은 성장을 촉진시킨다.
- 잠을 자기 전에 스트레칭을 해주면 키 크는데 도움이 된다.
- 규칙적으로 철봉에 매달리는 운동도 도움이 된다.
- 방해되는 운동 : 기계체조, 씨름, 레슬링, 유도, 럭비

(1) 자극하기(숨을 쉬면서 3초간 8회 반복)

① 귀 자극하기

귓구멍 입구의 아래쪽에 접시같이 부드러운 뼈가 있다.

이곳을 지압하면 뇌하수체를 자극해 성장호르몬의 분비가 촉진

② 발가락 자극하기

엄지발가락의 도톰한 부분을 꾹꾹 눌러본다. 성장호르몬의 분비를 촉진시키는 것은 물론 두통 등에 효과

③ 허리 자극하기

허리에서 척추 좌우로 3~4cm 떨어진 곳에 있는 2개의 지압점을 자극한다.

성장호르몬의 분비를 촉진시켜 뼈가 빨리 자라는 효과

④ 복사뼈 자극하기

안쪽 복사뼈와 아킬레스건 사이에 움푹 파인 곳은 신장을 강하게 해주는 지압점으로 동양 의학에서 신장은 성장을 돕는 기능

02 키 크는 생활 습관

TIP

- 꽉 끼는 옷은 피한다.(다리에 과잉 압력)
- 침대를 사용하기보다는 두꺼운 이불을 깔고 잔다.
- 의자에 앉았을 때는 항상 바른 자세를 유지한다.
- 자기 전에 스트레칭을 하고 일어나서도 스트레칭과 기지개를 편다.
- 다리를 쭉 펴고 허리를 숙인다.
- 하루 보행시간 = 100 - 나이만큼 제대로 걷는다. → 어깨를 흔들지 말고, 가슴을 펴되 배는 내밀지 말아야 한다. → 엉덩이도 빼지 말고 가볍게 걷는다.
- 식후 10분간 누워있기 : 배의 오른쪽이 아래로 가도록 누워있으면 소화에 도움이 된다.
- 담배와 술을 삼가하도록 한다.
- 무거운 가방이나 한쪽으로 메는 가방은 피한다.
- 하루 2~3시간씩 햇볕을 쬐면, 발육성장을 돕는 비타민 D가 생성된다.
- 하루 1시간 이상 서 있지 마라.(다리에 부담 되지 않도록 한다.)
- 잠은 적어도 7시간은 자야 한다. (밤 10시부터 새벽 3시를 포함한 7시간을 연속으로 자야 한다. → 성장판 자극 → 성장호르몬 생성)
- 잠 자기 전에는 편안한 상태를 유지한다.
- 좋은 생각과 밝은 생각만 하다 잠이 들면 성장호르몬이 많이 나온다.
- 잠자기 전 따뜻한 우유 약간이나 따뜻한 물은 위를 안정시켜 소화흡수에 도움을 준다.
- 모든 음식을 먹을 때는 규칙적으로 명랑한 기분으로 먹는 것이 중요하다.
- 오래 씹는 것도 성장호르몬촉진에 도움이 된다.
- 지나친 스트레스를 피한다.
- 책상다리는 금물, 겨울에는 다리 보온에 힘쓰는 것이 좋다.
- 오래 서있거나 오래 앉아서 일할 땐 틈틈이 양다리의 위치를 높게 하여 휴식을 취한다.
- 앉을 땐 바닥에 앉지 말고 의자에 앉는 게 좋다.
- 가끔씩 모래사장을 맨발로 걷거나 다리에 일광욕 시켜주면 뼈 발육에 좋다.
- 신발은 발에 맞고 편한 것이 좋고, 슬리퍼 형태는 평발을 만들기 쉬우니 오래 신지 않는다.

03 자연운동요법(한국자연건강회)

(1) 니시 건강법

일본의 자연의학자 니시 가쓰조(1884~1959)는 16세 때 감기와 만성설사로 4년 이상 살지 못할 것이란 진단을 받을 정도로 병약했다.

의사는 반드시 끓인 물과 엽차를 마시라고 지시했다.

그러나 니시는 끓인 물과 엽차, 약으로는 도저히 자기 병을 고칠 수 없음을 깨달았다.

그래서 그는 집에 있는 우물에서 취한 생수를 조금씩 마시다가 점점 늘려 마셨더니 만성설사가 나았다.

의사는 생수에는 세균이 많아서 설사를 더 하게 될 것이라고 엄히 경고했으나 결과는 정반대였다.

담당의사는 니시에게 항상 옷을 두텁게 입으라고 했으나 니시는 반대로 옷을 얇게 입었다. 그리고 이불을 덮어쓰고 땀을 흘렸다. 그랬더니 끝도 없이 계속되던 감기가 나아버렸다.

44세가 되던 1927년에 자신이 몸소 체험한 건강법을 발표했다. 그는 온몸에 피를 보내는 것은 심장이지만 모세혈관의 흡인력을 더 강조했다. 니시 의학은 한때 의사들의 반대도 받았으나 여러 병원에서 수용하기 시작했다.

'니시 건강법'을 정리하면 대략 다음과 같다.

첫째, 단식에 의해 체내 노폐물을 배설

둘째, 생야채, 해조류, 생과일, 감잎차(비타민 C가 많다), 생수, 현미, 오곡밥을 섭취

셋째, 둥글고 낮은 나무 베개를 베고 딱딱한 침대 생활을 통하여 굽은 몸을 바로잡는다.

넷째, 혈액순환을 돕는 모관(毛管)운동, 장의 연동운동을 돕는 붕어운동, 부인병에 적합한 개구리운동 그리고 등을 바르게 하는 등배운동을 실천한다.

① 평상(平床)

딱딱한 바닥에서 잔다는 것은 잘 때에 요 같은 푹신한 것을 깔지 말고 딱딱하고 평평하며 춥지도 덥지도 않은 데서 온몸을 쭉 펴고 바로 누워 자라는 것이다.

가끔 옆으로 돌아 눕더라도 대체로는 편안히 바로 누워 자는 것이다.

㉠ 피부나 신경 계통을 적당히 자극하여 그 표면 가까이에 있는 정맥혈을 잘 돌게 한다.

㉡ 노폐물 배설을 잘 되게 하며, 이것이 신장 기능에 도움 → 피부의 자극은 지각신경도 적절히 자극, 장관의 마비를 예방

㉢ 만병의 근원인 변비 예방

㉣ 두뇌 활동이 경쾌하게 됨

위나 장이 좋지 않은 사람이 평상에 누우면 흉추 5, 6, 7번 즉, 좌우견갑골의 아래 부위가 아프게 느껴진다.

이것은 자세가 펴지지 못하는 것을 말하는 것인데, 정말로 건강한 사람은 평상에 누워도 고통스럽지 않고 온몸이 시원하게 펴지며 차분히 평상에 붙게 되는 것이다. 이런 자세를 만들기 위해서는 붕어운동(후술)을 많이 하여야 한다. 그리고 평상이 딱딱하여 단번에 실천하기 힘든 사람은 지금까지 깔고 자던 요를 조금씩 줄여가면 좋다. 요를 담요 몇 장으로, 그리고 담요를 또 줄여가다가 끝내는 평상에 홑이불 하나 정도로 잘 수 있게 점진적으로 하여 가는 것이다.

또 평상에 누우면 꽁무니뼈가 아파서 못견디겠다는 사람이 있는데, 이런 사람은 얼마동안 발뒤꿈치에 방석같은 것을 접어서 괴고 자다가 나중에 빼도록 하면 된다.

② 경침(硬枕)

베개는 딱딱한 나무 토막을 반 쪼갠 것 같은 것을 베는데, 머리로 받치는 것이 아니고 목에 대는데 둥근 쪽이 어깨와 머리 사이의 목에 끼도록 한다. 이 때 베개의 높이는 각자의 오른쪽 약지의 길이로 한다.

사람은 무거운 머리를 척추의 위에 얹고 있기 때문에, 그 결과로 경추골이 눌려서 약간이라도 어긋나기 쉽다.

경침은 이 어긋난 것을 고쳐 주고, 혈액순환이 잘 안 되던 것을 잘 되도록 하여주는 것이다.

사람 중에는 경침을 베니까 목이 아프고, 머리가 저리다는 경우도 있다.

아프다는 것은 경추의 뼈가 어긋나 있어 그런 것이고, 머리가 저리다는 것은 혈액순환이 잘 되는 데서 온 일시적인 명현 현상이다.

㉠ 혈관이 굳어서 불순물이 괴어 있던 것이 씻겨 나가는 것이므로 계속해야한다.

㉡ 또 경침은 연수의 기능을 높여준다.

㉢ 또 이 연수는 뇌와 척수의 양대 중추 신경의 전도 경로로서 양자를 연락하는 곳이다.

연수는 머리와 척추와의 경계 부위인 만큼 직립할 때에 많은 영향을 받는 곳이다.

이런 곳인 만큼 경침을 사용하면 목뼈가 바로 잡히는 동시에 속에 있는 척수도 바르게 되므로 이와 관련되는 연수의 기능도 확보되는 것이다.

경침 사용 효과

- 레니욘은 말하기를 경침을 사용하면 경추골 4번이 바로 잡히고, 이와 관계되는 여러 병 즉, 눈, 안면신경, 폐, 가로막, 간장, 부신, 심장, 비장, 코, 이, 목, 두통, 불면 등의 병이 모두 낫는다.
- 팔마박사는 치통으로 고생하는 환자는 경추골 제 3번, 4번가 어긋나 있으며 상하 관절의 파손 등도 거의 경추제 3번, 4번의 이상이라고 말하고 있다.
- 또 구미의 가정에 널리 퍼진『홈닥터』에서는 뇌척수성 뇌막염, 뇌종양, 신경쇠약, 빈혈, 치통 및 귀의 통증은 경추골 제 2번~6번 사이에서 일어난다고 하였으며, 케르커는 충치는 대개는 어깨가 엉키는 데서, 어깨가 엉키는 것은 경추 제 3번, 4번이 어긋나는 데서 생긴다고 말하고 있다.

또 경추 3번, 4번은 갑상선과도 관련이 있다.
경침의 사용은 건강 진단법도 된다.

- 아프거나 저린 하는 사람은 어디엔가 고장이 있는 사람이다.
- 아프거나 저리던 것이 나은 사람은 그 고장이 없어진 것이다.
- 딱딱하고 아파서 베기 힘든 사람은 그 전 베게와 함께 놓고 바꿔 가면서 사용하거나 타월 등을 대고 베다가 뺀다든가 하여, 평상 사용을 점진적으로 하듯이 이것도 점진적으로 하는 것이 한 요령이다.

경침의 재료는 나무 특히 오동나무로 된 것이 좋은데 도자기나 돌로 만든 것도 여름에 좋다.

(2) 붕어 운동

① 붕어 운동은 딱딱한 자리에 바로 누워서 베개를 빼고 몸을 쭉 편다.
② 발끝을 바싹 무릎쪽으로 젖히고, 팔꿈치는 충분히 옆으로 벌리고 손을 깍지끼어 목 뒤에 댄다.
③ 그리고 물고기가 헤엄치는 것처럼 좌우로 진동을 주어 뱃속을 고르게 하는 동시에 척추를 바르게 하는 운동이다.
④ 아침·저녁으로 1~2분간씩 하는 것이 기본이다.
⑤ 붕어 운동은 우선 등뼈가 좌우로 어긋난 것을 교정하는 운동이다.
⑥ 등뼈가 앞뒤로 어긋난 것은 평상으로, 경추뼈가 어긋난 것은 경침으로, 그리고 등뼈가 좌우로 어긋난 것은 이 붕어운동으로 바로잡는 것이다.
⑦ 척주가 옆으로 굽은 것은 양쪽 어깨의 높이가 다른 것으로 쉽게 알 수 있다. 또 높은 쪽은 어깨가 얼마간 앞으로 나와 있다.

그리고 척주가 옆으로 굽을 때는 등뼈는 조금씩 선전도 되고 있는 것이다.

골프를 좋아하는 사람은 오른쪽으로 기울고 또 그쪽으로 등뼈는 돌게 된다.

또, 오토메틱으로 운전을 계속하게 되면 골반도 틀어지는 수가 있다.

특히 학교에서 어린이들의 자세가 칠판의 광선 반사로 삐뚤어진다든지 시력이나 청력의 결함 때문에 모르는 사이에 굽고 돌고 하는 것은 단단히 주의해야 할 일이다.

① 이 밖에도 여러 가지 사정으로 등뼈가 굽어 있다는 것을 알고 그날그날 붕어운동으로 바로 잡아서, 척수신경에 대한 압박이나 말초신경의 마비를 풀도록 해야 한다.
다음으로 흉추, 요추를 바르게 해서 거기서 나오는 좌우의 신경을 고르게 한다.

② 나온 배를 껴안고 종일 활동하고도 그에 대한 조처 없이 그대로 잠자리에 들게 된다. 우리는 이에 대한 대책으로 우선 평상 경침 붕어운동으로 바른 체모를 갖추게 하면서 또 붕어나 모관운동(후술)으로 내장 기관에 미진동을 주어, 이를 제 위치로 정돈할 것을 주장한다.

③ 붕어운동으로 장의 기능이 생리적으로 된다면, 이와 밀접한 관련이 있는 두뇌의 작용 또한 좋아지게 된다.

④ 두뇌의 작용이 좋아지면 손발이 마비된다거나 하는 일 없이 건전하게 된다.

⑤ 손발이 건전하게 움직이면 신장의 기능이 좋아지고, 이렇게 되면 심장 혈관 기능도 따라서 좋아지므로 생체 전부가 건강 상태를 유지하게 된다.

⑥ 이 밖에 엎드려서 하는 붕어운동, 바로 누워 무릎을 세우고 하는 붕어운동도 있다.

⑦ 엎드려서 하는 붕어운동은 두 손바닥을 겹쳐서 이마 밑에 대고 발끝을 세워서 다리를 쭉 펴고 배를 떤다. 부인병과 신장병에 좋다.

⑧ 무릎 붕어운동은 바로 누운 자세에서 두 무릎을 세워 붙인 채 좌우로 오른쪽부터 눕혀서 바닥에 닿도록 한다.

⑨ 이것은 척추에 좌우 균형의 선전을 주게 된다. 좌우 왕복을 1회로 하여 30회쯤 한다.

⑩ 위장을 고르게 하고, 부인병 맹장염 등의 예방법으로 효과적이다.

(3) 모관운동

① 모관 운동은 모세혈관의 모관현상 발현 촉진 운동이다. 평상에 베개를 베고 바로 누워서 두 팔과 두 다리를 수직으로 어깨 폭으로 들고, 가볍게 진동을 주는 운동이다. 이 때 다리는 붕어운동 때처럼 발목을 바싹 젖혀서 다리 뒤쪽의 정맥관이 충분히 수축되도록 한다.

② 팔은 손바닥이 마주 보게 편다. 떨 때는 대퇴와 상박을 떠는 기분으로 한다. 다리를 들기 어려울 때는 끈으로 발목을 걸어 올리고 떨어도 좋다.

③ 이 모관운동은 첫째로 손발을 위로 들게 되므로, 정맥의 피가 쉽게 내려오므로 혈액 순환이 대단히 왕성하게 된다.

TIP 모관운동

- 모세관 운동은 화농을 방지한다.
- 400조에 달하는 생체의 세포는 51억 개의 모세혈관으로부터 영양을 공급받는다.
- 그런데 모세 혈관이 닫히게 되면 혈액이 가지 않으므로 세포는 영양을 공급받을 수 없다.
- 일시적이지만 세포는 단식 상태가 된다.
- 세포가 단식 상태가 되니까 세균은 말할 것도 없이 굶어 죽어버리는 것이다.
- 다음으로 손발이 찬 것이나 마비되는 것을 예방하는 효과가 있다.
- 혈액순환의 불량으로 오는 모든 질병은 4지를 수직으로 들고 떨면 마비가 풀리면서 병이 낫게 된다.
- 겨울에 발뒤꿈치가 시려서 못 견디겠다든가, 동상에 자주 걸린다든가, 또 늙어서 손등에 검버섯이 생긴다든가 하는 것도 낫는다.

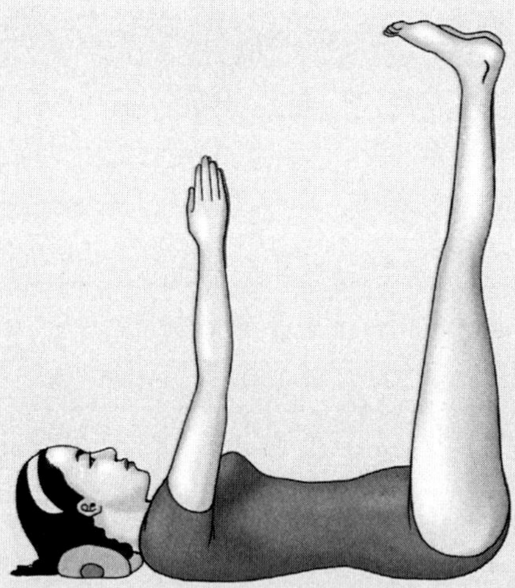

- 모관운동은 혈압을 조절하고 나아가 정신 작용도 활발하게 된다.
- 모관운동으로 모세혈관과 글로뮈를 활성화시켜 혈액순환을 좋게 하면 혈압이 조절되는 것은 말할 필요도 없다. 고혈압은 내리고 저혈압은 높아지게 된다.
- 그런데 이 모세혈관과 글로뮈에는 상호 보완적으로 뇌척수신경과 자율신경이 분포되어서 그 기능을 다 하고 있다.
- 모든 기능은 말초에서 바로 중추로 연결된다. 그리고 이 뇌척수신경과 자율신경의 활동이 정신학적으로는 현재의식과 잠재의식의 장이 되는 것이다.

(4) 합장 합척과 촉수요법

① 합장 합척은 손바닥과 발바닥을 붙이고 정지 상태에 있음으로써 신체 좌우의 균제를 도모하는 운동이고, 촉수라는 것은 40분간 합장 수련한 손으로 환부를 만져서 병을 완화하는 방법이다.

② 합장 합척운동은 준비 단계로 평상에 베개를 베고 바로 눕는다.

- 다리를 쭉 펴서 발목은 무릎 쪽으로 젖힌다.
- 양손을 합장하기 전에 가슴 위에서 손가락 끝을 서로 대고 밀었다 놓았다를 몇 번 한다.
- 런 다음에 손가락 끝을 붙인 채로 전박을 축으로 앞으로 또 뒤로 돌렸다 제자리로 돌이키는 운동을 한다.
- 이 때 두전박은 일직선이 되도록 한다.

합창합척과 촉수요법

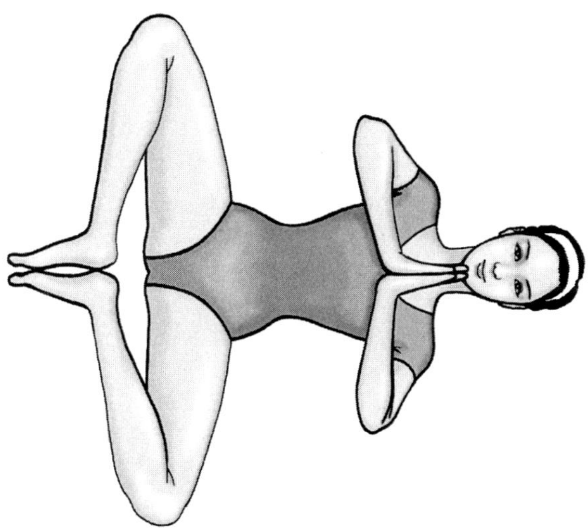

③ 가슴 위에서 합장하며 동시에 두 다리도 안으로 굽혀서 합척한다. 합장한 손과 합척한 발을 떼지 말고 머리쪽과 다리쪽으로 폈다 오므렸다 하기를 수십 번 하고, 다음에 오무린 자세로 정지한다. 이 정지 상태는 3분이고 5분이고 길수록 좋다. 이런 운동을 아침·저녁 모관운동 다음에 하는 것이다.

④ 이 운동은 4지의 근육과 신경을 고르게 갖추게 한다.

- 이 운동은 여자들에게 있어서 골반 속, 배, 넓적다리, 하퇴, 발 등의 근육과 신경의 기능 및 혈액의 순환을 순조롭게 하는 것이다.

• 일반 부인병 즉 자궁발육부전, 자궁후굴, 월경이상, 무월경, 불임증, 냉감증, 난소낭종, 자궁근종, 자궁암, 자궁내막염, 질염 등을 예방하는 동시에 그 회복을 빠르게 한다. 또 임신부의 안산법으로서, 또 태아의 위치 이상을 돌이키는 운동으로서 이용된다.

(5) 등배운동

이 운동은 엉덩이를 붙이고 앉아서 등과 배를 동시에 움직인다. 등을 좌우로 흔들며 등뼈가 옆으로 기울 때마다 배를 1번 내밀었다가 놓는다. 전체를 1번하는데는 약 10분, 횟수는 좌우 왕복을 1회로 하여 500~600회 한다.

① 어깨와 목을 먼저 푼다.
② 처음에는 어깨에 힘을 주어 올렸다가 가볍게 떨어뜨린다. 승모근의 긴장을 푸는 것이다.
③ 다음은 목을 오른쪽, 왼쪽, 앞, 뒤로 굽혔다가 일으키고 그 다음에는 뒤로 목을 돌리는데 역시 오른쪽, 왼쪽을 한다. 이상은 각각 10번씩 한다. 목의 정중선을 기준으로 반동을 주면서 한다.

TIP 등배운동

• 목을 뒤로 굽힐 때는 턱을 들지 말고 목뒤에 힘이 가도록 한다.
• 팔을 옆과 위로 들고 우와 좌를 1번씩 본 다음 위로 든 손의 엄지가락을 손에 넣고 주먹을 꽉 쥔 다음 어깨 높이까지 상박을 꺾어 내리고 가슴을 뒤로 젖힌다.
• 오른쪽부터 먼저 하는 것은 가슴관을 열어서 임파액을 잘 돌게 하려는 것이다.
• 준비운동이 약 1분 정도의 끝난 다음에 좌우 요진과 배를 출납하는 본 운동으로 넘어간다.
• 등뼈를 쭉 피고 좌우로 흔들고 있으면 굽어지거나 틀어졌던 척추가 바로잡히게 된다.
• 다음에 배는 등의 요진에 맞추어 내밀었다 놓았다 하는데, 이것은 이른바 태양총에 자극을 주는 것이다.
• 배의 운동으로 장의 맥관을 자극하여 그 흡수기능을 높이고 특히 장 전체의 순환을 촉진하는 것인데 그렇게 되면 자율신경 또한 활성화된다.
• 등 운동을 30분 하고 체액을 재보면 산성을 나타내고 배 운동을 30분 하고 재어보면 알칼리성을 띠게된다.
• 등과 배의 운동 즉, 등배운동을 함으로써 우리의 체액을 생리적인 중성으로 유지할 수 있는 것이다.
• 등 운동으로는 교감신경이 항진되고 배 운동으로는 미주 신경이 항진되어 양쪽을 동시에 움직임으로써 두 신경의 길항상태를 유도하여 건강을 증진시킨다.
• 이 운동을 할 때는 평소에 생수를 조금씩 자주 마시는 생활이 필요하며 또 항상 옳고 좋은 생각 즉 양(良), 능(能), 선(善)을 마음에 새기는 일이 중요하다.

TIP 등배운동

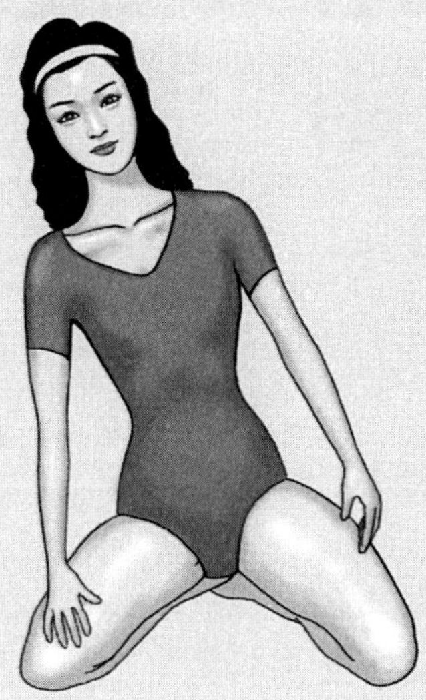

CHAPTER

17 음식요법 및 비만의 유해성/ 건강약차

1 _ 건강한 우리 몸을 만드는 음식요법

01 | 건강한 우리 몸을 만드는 음식요법

(1) 먹는 그대로 우리의 몸은 만들어 진다.

① 음식과 건강, 질병과의 관계

우리의 몸은 우리가 매일 먹는 음식에 의해 만들어 진다.

내 몸이 건강하냐 그렇지 않느냐는 내가 먹는 음식으로 인해 결정되므로 결국 나의 건강도 질병도 내 탓인 것이다.

먹는 것이 피와, 살이 되고, 독이 되고, 병이 되는 것이다. 모든 병은 피가 더러워져 생기고, 그 피는 음식을 통해 만들어지기 때문에 모든 병은 먹거리의 잘못에서 비롯된다는 것이다. 입맛에 맞추는 음식, 자연을 파괴한 음식에서 내 몸에 유익을 주는 음식, 자연 그대로를 보존한 음식으로 가려 먹는 지혜가 필요하다.

질병의 유형이 변화하는 형태를 보면 결국 음식물이 암을 비롯한 질병의 유형을 바꾸고 있음을 쉽게 간과할 수 있다. 식생활이 고단백, 고지방, 저탄수화물의 서양식 식사로 바뀌므로 질병의 종류도 서양화 되었다. 고혈압, 심근경색, 뇌출혈, 당뇨병이 점점 증가하고 있으며 암의 유형도 위암, 자궁경부암이 줄어드는 반면 폐암, 전립선암, 대장암이 증가하고 있다. 고지방, 고단백의 식생활과 대기오염 등이 질병의 유형을 변화시킨 것이다. 즉, 음식이 사람들의 병을 규정짓고 있는 것이다. 의사는 어떤 약을 먹이고 어떤 주사요법을 쓸 것인가를 주문하기 전에 앞으로 어떠한 식생활을 해야 하는가에 대한 질문과 조언을 해야 한다.

왜냐하면, 병을 만드는 것도 치료하는 것도 바로 음식이기 때문이다.

02 건강한 몸을 만드는 섭생의 원칙

(1) 충분하게 씹어 먹자.

미국에서는 음식을 잘 씹어 먹어 병을 치료하는 방법을 플레처리즘(Fletcherrism)이라고 한다. 타액에 아밀라아제 등의 소화효소가 들어 있는데 씹으면 씹을수록 타액 분비가 잘 되어 위장의 부담을 줄이고 위액의 분비를 촉진, 타액 속의 페록시다아제(Peroxidase)는 강력한 항산화 작용을 발휘하여 발암물질을 해독하는 작용을 해 준다. 또한, 음식물을 잘 씹으면 귀밑샘에서 파로틴(Parotin)이라는 회춘 호르몬도 분비된다. 배불리 먹는 것은 혈액 속의 노폐물을 늘려 혈액을 더럽히기 때문에 만병의 근원이다.

즉, 적게 먹는 것이 배설을 촉진하고 혈액을 깨끗하게 유지하는 비결이다.

(2) 곡식과 야채를 많이 먹자.

인간의 치아 구조에 의한 이상적인 식사는 곡물 62.5%, 야채, 해조류, 과일 등을 25%, 어개류, 육류를 12.5%의 비율로 섭취하도록 되어 있다.

(3) 미정백 곡물을 섭취하자.

현대 문명이 발달하면서 인간은 입맛 위주의 음식, 보기 좋은 색깔을 선호하면서 정제하여 영양소가 거의 없는 빈 껍데기의 음식을 먹게 되었다.

즉, 배아와 껍질을 벗겨낸 백미, 흰 밀가루, 흰 설탕, 흰 조미료, 흰 소금, 이른바 오백(5白) 식품을 먹게 되면서 필수 영양소의 결핍으로 대사가 충분히 이루어지지 않아 체내에서 중간 대사의 산물인 타고 남은 찌꺼기, 노폐물이 발생하여 혈액이 더러워지는 원인이 되는 것이다.

충분한 영양소의 공급과 체내의 원활한 대사를 위해서는 정제가 덜 된 현미, 통밀가루, 흑설탕(또는 황설탕), 천일염(죽염, 볶은 소금 사용)을 먹고 가공식품, 인스턴트 식품을 제한하는 식생활이 절실하다.

(4) 전체식을 먹도록 하자.

모든 생물에서 영양의 보고는 껍질과 씨눈, 씨(핵)에 있다. 곡물은 물론, 생선도 부분적으로 섭취하는 생선 대신 멸치, 새우, 게, 오징어, 낙지, 굴, 해삼과 같이 전체를 먹을 수 있는 생선을 먹도록 하고 야채도 뿌리와 잎, 줄기를 모두 먹거나 자연 그대로의 형태를 먹도록 해야 생명의 근원인 영양소를 흡수하여 체내의 대사가 원활하게 이루어져 혈액도 깨끗해지고 건강도 유지하게 되는 것이다.

(5) 장을 깨끗이 청소하자.

현대인의 질병 중 장의 부패와 장내 숙변, 장벽의 부유 물질 축적으로 인한 질병은 변비, 비만, 간장병, 피부병, 치질, 게실염, 충수염, 위장질환 등을 비롯한 대장암, 직장암 등의 난치병을 유발시키는 요인이 되는데 그 근본 원인은 잘못된 식생활, 특히 식이섬유 섭취의 부족 때문임이 증명되고 있다. 식이섬유가 풍부한 음식으로는 다시마, 미역, 톳 등의 해조류와 통팥, 옥수수, 배추, 취나물, 고구마, 감자, 바나나 등이 있다.

(6) 육식은 적게, 해산물은 충분히 먹자.

육류, 우유, 버터 등의 지방은 상온에서 고체인 포화지방산이고 물고기의 기름은 상온에서 액체인 불포화지방산 EPA(Eicosapentaenoic Acid)와 DHA(Docosahexaenoic Acid)이다.

포화지방산은 혈액에 흡수되면 혈전이 생기기 쉽지만 EPA나 DHA와 같은 불포화지방산은 오히려 혈전을 녹여 피를 맑게 해 준다. 참치, 정어리, 고등어, 방어, 꽁치 등의 푸른 생선에는 EPA와 DHA가 많이 들어있으며 새우, 게, 오g232징어, 낙지, 굴 등의 어패류에는 해독작용과 피를 맑게 해 주어 항콜레스테롤 작용을 하는 시토스테롤과 타우린 성분이 많이 들어있다.

07 | 음식의 과잉, 부족에 따른 질병의 유형

구분	과 잉	부 족
물	붓는다(부종)	탈수 증상
단백질	고단백증(영양과잉)	저단백증(영양실조)
당류	혈당증(당뇨병)	저혈당증

미네랄

구분	과 잉	부 족
칼륨	고칼륨혈증(심장 정지의위험)	저칼륨혈증(근력 저하)
나트륨	고나트륨혈증(부정, 고혈압)	저나트륨혈증(나른함)
칼슘	고칼슘혈증(뼈의 병)	저칼슘혈증(골다공증, 성장장애)
비타민 A	두통	피부가 거칠어진다.
비타민 D	설사, 경련	구루병
비타민 B_1		각기
비타민 B_2		구내염
비타민 C	설사, 요로결석	괴혈병(출혈, 감염)

효소

구분	과 잉	부 족
GOT.GPT	간기능 장애	저칼륨혈증(근력 저하)
아밀라아제	췌장 기능 장애	저나트륨혈증(나른함)
CPK	심근경색	저칼슘혈증(골다공증, 성장장애)

호르몬

구분	과 잉	부 족
티록신	바제도병(갑상선기능항진증)	점액수종(갑상선기능저하증)
에스트로겐	유방, 난소, 자궁암	갱년기 장애, 골다공증
산소	경련(과호흡증후군)	숨가쁨

노폐물

구분	과 잉	부 족
요소질소	신장병	
크레아티닌	신장병	
요산	통풍	
적혈구	다혈증(혈전)	빈혈
백혈구	감염증, 백혈병	재생불량성 빈혈
혈소판	혈전(심근경색, 뇌경색)	출혈

2_ 건강약차를 통한 건강 관리요법

01 건강약차(겨레의 자연건강발췌)

약차(藥茶)는 '풀이 즐거워진다.'라는 뜻을 가진, 한마디로 약이 되는 차(茶)를 말한다.

즉, 약효가 있는 풀이나 나뭇잎, 꽃, 열매, 뿌리, 씨앗 등을 물에 달이거나 담궈 유효성분을 녹여낸 후 음료로 마시는 것이다. 생약을 재료로 쓴다는 점이나 달여 마신다는 점에서 이른바 탕액(湯液)으로 불리우는 한방약과 유사한 점이 있으나 목적과 사용방법에는 분명한 차이가 있다.

즉, 한방약의 목적이 병과 증상의 치료, 완화, 체질 개선 등 신체를 정상적인 상태로 되돌리는 것인데 비해 약차는 건강 증진과 예방이라는 것에 음료와 취미라는 항목이 추가되는 것이다.

또한 사용 방법에 있어서도 한방약은 전문적인 지식과 경험을 가진 사람이 조제하여 엄격한 복용법을 지켜야 하지만 약차에 있어서는 대부분 상품(上品 : 전혀 독이 없는 생약)에 속하는 재료를 사용하므로 초보자도 안심하고 이용할 수 있다는 것이 큰 장점이다.

① 감잎차

괴혈병, 고혈압, 동맥경화 예방·치료, 모세혈관 강화, 딸꾹질, 주독, 피부 미용, 뇌출혈, 당뇨, 신경질환, 복수, 수종, 각기, 부종, 불면증, 탈항, 지사, 어혈, 임질

② 감초차

해독, 항염, 중화, 거담, 위궤양, 위염, 기관지염, 인후두염, 완화, 항암, 간염, 기침, 천식, 강심, 항알레르기, 진경, 부스럼, 촉매, 버섯식체, 삼초

③ 검정콩차

해독, 신장병, 수종, 혈맥통리, 풍비, 해열, 보신, 강정, 고혈압, 동맥경화, 산후 두통, 피부 미용, 시력 보호, 기내림, 피로회복, 황달부종, 어류식체

④ 결명자차

시력 증진, 변비, 이뇨, 고혈압, 위장병, 안질잡병, 당뇨, 보신, 보간, 강심, 황달, 신경통, 류머티즘, 부인병, 각기, 방광염, 복막염, 맹장염, 구내염, 해독, 간염, 결막염, 녹내장, 대장염, 복수, 야맹증

⑤ 구기자

차강장, 강정, 동맥경화, 보간, 음위증, 시력 증진, 요통, 당뇨, 혈압 조정, 보신, 강심, 거풍, 소갈증, 두통, 폐결핵, 마른 기침, 피부 미용, 슬통, 해열, 기미 제거

⑥ 다시마차

고혈압, 갑상선, 빈혈, 거담, 종기, 간장병, 신경통, 류머티즘, 부스럼, 습진, 방광염, 감기 예방, 당뇨, 강심, 위궤양, 노인성질환, 동맥경화, 곱사등, 이뇨

⑦ 당귀차

보혈, 화혈, 혈압 조정, 부인병, 혈허증, 월경잡병, 고혈압, 두통, 진통, 복통, 불임증, 습비, 각기, 어지러움증, 창, 억균, 금창, 대장염, 빈혈, 어혈, 적혈구 증가

⑧ 대추차

보비위, 보중익기, 해독, 빈혈, 불면증, 관절통, 피부 미용, 보폐, 기침, 해열, 식욕 부진, 신경쇠약, 강심, 진통, 갈증, 강장, 이뇨, 생진액, 자한, 도한, 단독, 복통, 부스럼,

부인병, 정신 안정

⑨ 도라지차

진해, 거담, 기관지염, 인후두염, 폐농양, 편도선염, 부스럼, 이질, 복통, 흉막염, 흉협통, 소화 촉진, 해열, 소종, 천식, 구내염, 풍비

⑩ 두충차

관절통, 고혈압, 요척통, 보간신, 신경통, 강장, 혈액순환, 풍해, 풍독, 풍냉, 장치, 하혈, 부인병, 각기, 병후 회복, 강심, 담낭, 불면증, 진통, 음위증, 슬통, 유정, 피로회복

⑪ 둥굴레차

보음, 생진, 당뇨병, 중풍, 강심, 윤조, 제번, 열병음상, 해수번갈, 치한, 강장, 강정, 해열, 보중익기, 허증, 눈병, 습독, 피부 미용, 완화

⑫ 들국화

차풍열감기, 소염, 시력 증진, 고혈압, 두통, 보간, 피부미용, 해열, 창, 종기, 습진, 폐렴, 위장병, 눈병, 기침, 구내염, 진정, 이명, 보음, 곽란, 복통, 부스럼, 신경통, 해독, 주독

⑬ 들깨차

건위, 변비, 거담, 해열, 강장, 피부미용, 심신보익, 보간, 천식, 흑발, 소갈증, 병후회복, 정수, 기침, 감기풍한, 소화 촉진

⑭ 매실차

장염, 피로회복, 거담, 불면증, 해열, 지사, 맹장염, 늑막염, 기침, 피부 미용, 건장, 폐결핵, 보폐, 주독, 단독, 주근깨, 사마귀 제거, 구충, 해독, 진해, 생진

⑮ 모과차

보비위, 보간, 보폐, 소화 촉진, 신경통, 진해, 각기, 관절통, 신진대사, 급체, 더위, 기관지염, 설사, 강장, 이뇨, 폐결핵, 습열, 곽란, 토사

⑯ 박하차

거풍, 해열, 해독, 인후종통, 소염, 소화 촉진, 풍열, 두통, 치통, 창, 방향성건위, 통경, 심복창만, 진통, 심장부 통증, 소장염, 대장염, 적목, 구창, 곽란, 기관지염, 비색, 신경통, 위염, 피로회복

⑰ 쑥

차이질, 지통, 부인병, 황달, 위장병, 고혈압, 풍습, 산후통, 복통, 치질, 요통, 피부병, 옴, 항균, 안태, 부스럼, 산한, 제습, 토혈, 심통

⑱ 보리차

소화 촉진, 변비, 피부미용, 소갈증, 수종, 건위, 각기병, 오장, 혈관강화, 매독, 임질, 기내림, 식체, 화상

⑲ 생강차

소화 촉진, 풍한감기, 거담, 관절통, 두통, 비색, 구토, 설사, 창만, 기침, 중풍, 고기식체, 동상, 발한, 온중, 건위, 복통, 곽란, 이질, 강근골, 심통

⑳ 솔잎차

고혈압, 거풍, 심장병, 시력 증진, 불면증, 건뇌, 제습, 위장병, 강장, 건치, 청력증진, 동맥경화, 각기, 소화 촉진, 종기, 신경통, 류머티즘, 뇌질환, 자한, 도한, 대장염, 부종

㉑ 영지

편두통, 간염, 고혈압, 동맥경화, 만성기관지염, 협심증, 관절염, 신장염, 신경쇠약, 허로, 불면증, 피부 미용

㉒ 오미자

차강정, 건폐, 보신, 강심, 거풍, 시력 증진, 소화 촉진, 건비위, 거담, 천식, 간염, 혈압조정, 피로회복, 해열, 익기, 수종, 주독, 자양, 수렴, 소갈증, 제번, 보음, 십이지장궤양

㉓ 옥수수

차신장병, 이뇨, 담석증, 소화 촉진, 피로 회복, 건위, 항암, 부종, 수종, 고혈압, 혈당강하, 정신 안정, 황달, 항염, 완화

㉔ 율무차

항종양, 항암, 항염, 건비위, 지사, 고혈압, 피부 미용, 종기, 진통, 혈액순환, 신진대사, 당뇨, 류머티즘, 소화 촉진, 방광결석, 맹장염, 강장, 기침, 천식, 편도선염, 흉막염, 노인성질환, 변비, 신경통, 완화

㉕ 은행차

폐기수렴, 천식, 해수, 진해, 축뇨, 항균, 유정, 임병, 기침, 강정, 고혈압, 성인병, 혈류개선, 대장염

㉖ 인삼

차강장, 강정, 항암, 신경안정, 신진대사 강화, 건망증, 조혈, 비기, 폐기, 강심, 피로회복, 건위, 이뇨, 당뇨병, 소갈증, 자한, 신장병, 시력 증진, 빈혈, 유정

㉗ 탱자

차익기, 건위, 소화 촉진, 보비위, 거풍, 변비, 흉복, 창만, 위하수, 자궁하수, 탈항, 치질, 장출혈, 풍통, 통변, 명목, 오장, 관절질환, 이뇨

㉘ 유자차

거담, 관절염, 주독, 소화 촉진, 해독, 류머티즘, 신경통, 냉통, 산후복통, 기침, 두통, 건위, 산통, 개고기식체, 어류식체

㉙ 칡차

해열, 발한, 갈증, 고혈압, 두통, 해독, 황달, 진통지혈, 주독, 구토, 중풍, 당뇨, 진정, 감기, 편도선염, 마비 증세, 건위, 이질, 설사, 신경증, 병후 회복, 협심증, 금창, 보음, 부인병, 위염

4_ 건강 죽염요법

01 | 죽염

왕성한 생명활동을 꾸려나가기 위한 기본 생명물질로서의 소금의 효용과 극도로 피폐화되어가는 자연환경으로 인하여 소금이 함유하게 된 유해성분으로 건강을 위협하는 물질이 되기도 하는 소금의 양면성을 효과적으로 해결하는 최상의 지혜가 죽염이라고 하겠다.

02 | 인체 내 죽염의 작용

(1) 위장을 튼튼하게 한다.

죽염은 건강의 근원인 위장을 튼튼히 하며 염증질환을 원인적으로 치료하는 약리작용
→ 즉 인체의 자연 생리기능을 강화시키고 체질을 개선시키면서 염증질환을 치유하는 작용

(2) 강한 해독작용

우리 몸 속에 생긴 독을 없애 준다. 죽염의 강한 해독작용은 몸에 생긴 병독을 빠른 속도로 씻어 주어 여러 질환의 치료에 효과적이다.

(3) 체질을 개선

죽염을 지속적으로 복용함으로써 산성 노폐물이 누적되어 있는 체액이 약알칼리성으로 변화.(면역성과 저항력 길러줌)

(4) 공기를 정화하고 악취 제거

각종 공해식품, 술, 담배, 약 등으로 체내에 노폐물이 쌓이게 되면 입과 몸에서 악취가 나는데 죽염은 체내에 쌓인 노폐물을 제거한다.

(5) 정혈작용

만병의 근원은 바로 피가 흐려지기 때문이다.

죽염은 혈관벽에 침착되어 있는 노폐물들을 해소하고 피를 맑게 하는 작용을 해 혈행을 원활하게 함으로써 모든 병을 근원적으로 치료하고, 각종 성인병을 예방한다.

(6) 소염작용

실험에 의하면 죽염의 항염증작용과 세균에 대한 살균력은 일반 소금에 비하여 3~4배 강력하다는 사실이 입증된다.

이러한 죽염의 항균력을 바탕으로 죽염 치약이 개발되어 충치의 예방과 치유효과를 인정받아 시판되고 있다.

(7) 해열작용

균이 쌓여 염증이 생기면 열이 발생하는데 죽염은 살균작용을 하고 몸속의 노폐물을 신속하게 해소하여 열을 내리는 작용을 한다. 아기들이 고열에 시달릴 경우 죽염수 관장을 해주고 연한 죽염수를 먹이면 신속하게 열을 내리게 할 수 있다.

(8) 식욕을 촉진

죽염은 위액의 원료인 위염산을 생산해내어 음식물의 소화를 촉진한다. 식사 때나 조리 시에 죽염 고추장, 죽염 된장, 죽염 간장 등을 약간 섞어 먹으면 음식 맛도 깔끔해지며, 식욕이 한층 좋아진다.

CHAPTER

18 얼굴의 건강과 아름다움, 피부 자연관리요법

1 _ 눈의 부위별 해당사항

얼굴의 건강과 아름다움 / 한방피부미용(효림)

비고 / 눈의 부위	오장	몸의 구성요소	오행
눈동자	신장	뼈	수(水, 흑색)
검은자위	간장	근육	목(木, 청색)
흰자위	폐장	기운	금(金, 적색)
내외자	심장	피	화(火, 적색)
눈꺼풀	비, 위장	살	토(土, 황색)

2 _ 손 · 발톱의 상태와 오장육부의 관계

얼굴의 건강과 아름다움/ 한방피부미용(효림)

손·발톱의 상태	오장육부의 증세
손톱이 푸른색을 띠면서 손톱선이 망가져 오그라들 때	간의 기능이 나쁨
손톱에 윤기가 없어 건조해질 때	폐의 기능이 나쁨
손톱의 불그스레한 기운이 없어지면서 검게 될 때	심장에 열기가 많음
손톱에 검은색의 때가 낄 때	신장의 기능이 나쁨
손톱이 황색으로 축축하게 변할 때	비장에 습기가 많음

손·발톱의 상태	오장육부의 증세
손톱이 안으로 오그라들 때	담에 열기가 많음
발톱이 갈라질 때	대장에 열기가 많음
발톱이 오그라들어 살을 파고 들어갈 때	위장에 열기가 심함
손톱, 발톱의 끝이 함께 오그라들 때	방광에 열기가 심함

01 입술 주름 관리

① 엑스트라 버진 오일 혹은 꿀을 바른 뒤 화장솜으로 덮어 15분 정도 둔다.

② 입술이 심하게 튼 경우에는 영양크림과 에센스를 1 : 1로 섞어 입술에 바른다. (면봉 이용)

③ 거칠어진 입술이나 눈 가장자리에는 흑설탕과 에센스를 섞어 바르고 스팀 타월로 닦아주면 잔주름을 예방하고 피부의 윤기를 살려주는 천연보습제가 된다.

TiP 묵은 각질 제거 방법

- 흑설탕과 올리브유 1 : 1로 섞어 손에 팩을 하면 묵은 각질 제거
- 올리브유로 마사지 → 윤기 / 보습
- 흑설탕 + 에센스+ 로션 → 팩 + 랩 : 전신관리 팩

3_ 오일 및 에센스 만드는 법

01 | 클렌징 오일

클렌징 오일		
재료 (약 10회분)	포도씨	오일 1큰술
	스위트	아몬드 오일 1큰술
	아보카도	오일 1큰술
	레몬즙	글리세린 1큰술

① 계량컵이나 비이커에 오일과 글리세린 양을 재면서 조금씩 섞는다.

② 에센셜 오일(레몬 4방울, 펜넬 2방울)을 넣는다.

③ 사용 전 잘 흔들어 사용(재료 중 오일이나 에센셜 오일은 기호에 따라 다른 종류 가능 → 분량은 지킴)

TIP 초간단 클렌징 오일

녹차+콩기름으로 만든 클렌징 오일

- 메이크업이 깨끗이 지워질 뿐만 아니라 클렌징 후 피부가 당기지 않는다.
- 콩기름 : 비타민 E, A, B 등이 풍부해 영양을 공급하고, 시간에 따른 변화를 관리해 주는 효과이다.
- 해바라기씨나 호두 씨를 사용해도 좋다.

〈재료〉 가루 녹차 $\frac{1}{2}$ 작은술 + 콩기름 1큰술

02 | 클렌징 로션

클렌징 로션		
재료 (1주일분)	오트밀	¼컵
	증류수	250 CC
	무수에탄올	1작은술
	레몬즙	1큰술

① 오트밀을 용기에 넣고 증류수를 넣으면서 잘 섞는다.
② 그 상태 그대로 자연스럽게 오트밀이 가라앉기를 기다린다.
③ 모두 가라앉으면 국자로 위의 맑은 물만 떠낸다.
④ 무수 에탄올과 레몬즙을 넣고 섞어 깨끗한 용기에 보관한다.

03 | 허벌 워터(얼굴, 바디, 헤어 모두 사용가능)

허벌 워터(얼굴, 바디, 헤어 모두 사용가능)		
재료 (1주일분)	방향	증류수 100 CC
	글리세린	½ 작은술
	에센셜	오일 5방울

① 화장수 용기에 글리세린을 넣는다.
② 에센셜 오일을 넣고 흔들어준다.
③ 방향 증류수 넣고 흔든다.

04 | 사과 에센스

① 사과 껍질 벗기고 얇게 저민다.(씨, 꼭지 → 독성 제거)
② 냄비 → 사과 + 증류수 → 중간불, 끓으면 내려놓는다.
③ 냄비째 식힘 → 완전히 식으면 거름종이에 거른다.

05 | 허브티 로션

허브티 로션		
재료 (1주일분)	증류수	120CC
	드라이 허브	3큰술
	글리세린	2작은술

① 냄비에 증류수를 끓인다.
② 물이 끓으면 불을 끈 뒤 드라이 허브 넣고 가볍게 섞는다.
③ 곧바로 뚜껑 덮고 식을 때까지 그대로 둔다.
④ 완전히 식으면 종이 타월 등에 거르고, 마지막에는 허브를 짜서 엑기스를 얻는다.
⑤ 글리세린을 넣고 잘 섞은 후 용기 넣어 냉장 보관한다.

06 | 오이 에센스

오이 에센스		
재료 (1주일분)	증류수	50CC
	오이즙	50CC
	무수에탄올	1작은술

① 오이 껍질을 벗긴 후 강판에 갈아 거즈에 짠다.
② 증류수와 무수에탄올을 넣고 잘 섞는다.

07 | 아스트리젠트 로션

아스트리젠트 로션		
재료 (1주일분)	애플 사이더 식초	1큰술
	(천연 식초 500CC + 드라이 허브 → 서늘한 곳 2주 보관 → 가끔 흔들어 상온 보관)	
	증류수	85CC
	글리세린	½ 큰술

TIP 방법

- 재료를 넣고 흔듦

08 허브티 화장수

허브티 화장수		
재료 (1주일분)	증류수	120CC
	드라이 허브	1큰술

① 뜨거운 증류수에 드라이 허브를 넣는다.
② 뚜껑을 닫고 식힌다.
③ 허브를 걸러낸다.
④ 용기에 넣는다 + 글리세린, 베타인, 꿀 등의 보습제(1/2 작은술)

09 기타 효과적인 자연미용법

(1) 와인 스케일링

① 와인에 들어있는 AHA 성분
② 피부의 각질을 제거하는 효과가 있어 피부의 신진대사를 원활하게 해주고 노화 방지 기능
③ 차갑게 보관한 와인을 화장솜에 묻혀서 스킨로션처럼 얼굴에 바른다.
④ 깨끗이 세안을 한 후, 얼굴에 거즈를 덮고 화장솜 3개를 겹쳐 와인이 피부 속까지 스며들 수 있도록 거즈 위에 바른다.
⑤ 거즈가 말라갈 때쯤 얼굴에서 떼어내고 냉장고에 미리 넣어둔 차가워진 와인 그릇을 꺼내어 화장솜을 적시고 꼭 짜낸 후 피부 결대로 닦는다.
⑥ 너무 끈적거리면 찬물로 한 번 헹구고, 바로 로션이나 크림을 바르면 된다.

(2) 청주 화장법

청주는 피부에 직접 발라 미용효과를 얻을 수 있는 미용법이다.

차갑게 해두었던 청주를 얼굴에 발라 톡톡 두드리면 피부가 팽팽히 조여들고 탄력성이 살아나는 것은 물론 기미, 주름살이 사라지는 효과(청주마사지법 / 청주 목욕법으로 활용)

족욕 시 청주 활용 → 티눈, 무좀에 특효

■ 청주를 이용한 화장수 만들기

① 청주+꿀(꿀 1작은술, 같은 양의 따뜻한 물, 청주 1홉)

- 묵은 각질이 없어지며 피부가 부드러워짐

② 청주+레몬 (청주 1홉, 레몬 1/2개분의 즙)

- 피부 미백 효과

③ 청주+오일 (청주 1홉, 베이비 오일이나 동백기름 1작은술)

- 얼굴뿐 아니라 손, 발 등에 바르면 매끄럽고 촉촉한 피부를 유지

④ 청주+파슬리(파슬리를 적당히 다진 다음 가제로 즙을 내어 청주와 적당히 섞는다.)

- 여드름이나 뾰루지 등의 피부 트러블에 효과

⑤ 청주+달걀 흰자위(달걀 1개분의 거품 낸 흰자위와 청주 1홉을 섞는다.)

- 취침 전에 말끔히 세안 후 골고루 바른다.
- 주름살이 많이 생긴 부위에 촉촉히 바르고, 20분 정도 있다가 찬물로 깨끗하게 씻어 낸다.

(3) 워터테라피

■ 좋은 물

① 수소이온 농도가 Ph 7.5~8.5인 약알칼리성 물이 활성산소 제거

② 식사 30분전

③ 식사 후 2시간 30분 후

■ 반신욕

① 신진대사, 혈액순환 활발

② 스트레스 해소

③ 불면증

④ 가벼운 감기

⑤ 냉증

⑥ 고혈압과 심장질환, 소화불량, 어깨 결림, 변비, 생리불순

■ 반신욕방법

① 가슴 아래쪽까지는 물 안에 넣고 양팔을 물 밖으로 빼낸다.

② 체온보다 조금 높은 온도로 38~40℃, 40℃ 이상은 금물

③ 한 번에 20~30분 넘기지 않게

④ 반신욕 후에 긴 바지, 양말 착용하여 체온 유지

■ 반신욕 주의 사항

① 격렬한 운동직 후 피함

② 식시 직후나 공복 시 피함

③ 음주 직후 주의(음주 다음날 반신욕 좋음)

■ 반신욕이 어려울 때는 족욕으로 대체한다.

① 발의 피로와 혈액순환도와 전신혈액순환 좋게 한다.

② 발목의 복사뼈를 잠기게 해서 20분 가량 유지하되, 더운물을 보충한다.

■ 수소테라피(미네랄 환원수)

① 체내 자연치유력 높임

② 활성수소가 활성산소 제거(체내암, 당뇨병, 동맥경화에 효과적)

③ 강한 항산화작용으로 여러 가지 피부질환에 효과(여드름, 색소침착, 광노화, 예민 피부/건성피부)

④ 물이 모공까지 스며들어 노폐물과 여분의 피지 제거

4 _ 얼굴 지압 포인트

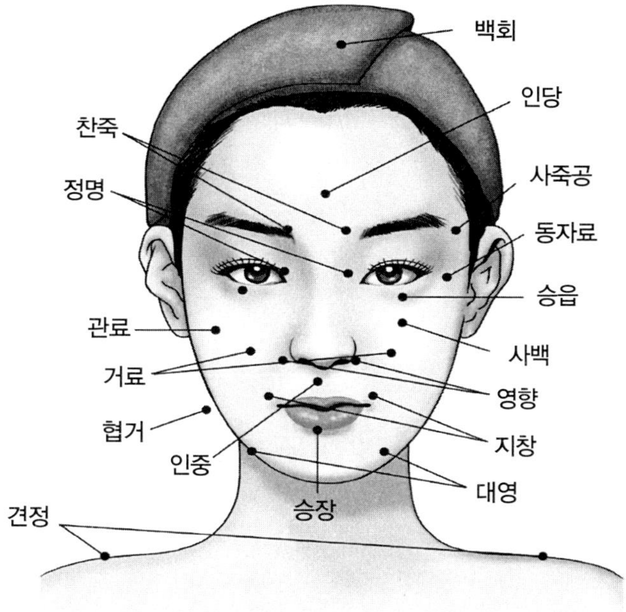

5 _ 여자가 꼭 먹어야 할 12가지 음식

중국 북경출판사 웰빙실천팀 '여자가 꼭 먹어야 할 12가지 음식'

1. 키위

① 키위에는 모발 건강에 좋은 아미노산, 판토텐산, 엽산, 티로신 등이 들어있다.

② 흑색 입자의 구리 → 철과 같은 무기질과 미용효과를 갖고 있는 마그네슘도 들어 있어 '미용 과일'이라 할 만하다.

③ 비타민 C, E, K와 풍부한 섬유소를 함유하고 있는 저지방 식품으로, 다이어트와 미용에 특별한 효능

④ 키위에는 벌레가 잘 생기지 않아 인해 농약을 사용하지 않는다는 특성 때문에 건강식품으로 각광받고 있다.

2. 쇠고기

① 많은 여성들이 불포화 지방산의 함량이 높아서 쇠고기를 꺼린다.
② 쇠고기 살코기의 지방 함량은 돼지고기의 5분의 1에 불과하며, 콜레스테롤 함량도 낮다.
③ 다이어트 중인 여성에게 쇠고기는 최상의 건강식품이다. 쇠고기에 들어있는 엽산은 아름다운 피부색과 탄력을 유지하는 데 도움을 준다.
④ 국을 끓여 먹으면 얼굴과 다리가 붓는 것을 치료할 수 있으며, 만성설사에도 좋다.

3. 김

① 체내 단백질, 지방, 당의 대사에 관여하는 리보플라빈 풍부
② 리보플라빈이 부족하면 인체 내 점막층이 얇아져 여성의 경우 질 내벽 건조, 충혈 등으로 인해 성관계 도중 통증을 느끼는 원인이 된다.
③ 김에는 100g당 4.8g의 섬유소가 들어있어 체내 불순물을 배출하고 미세순환을 촉진시켜 다이어트에도 효과적이다.
④ 매일 아침 공복에 1~2그릇 정도의 김국을 마셔주면 변비 해소에 좋다.

4. 대두

① 대두에 함유된 사포닌은 인체 노화를 방지하고 레시틴 성분은 혈관벽의 콜레스테롤을 제거하며, 피니톨 성분은 당뇨병 치료에 효과적이다.
② 철분, 이소플라본 등은 여성의 갱년기 증상 완화와 암 예방에도 좋다.
특히, 토코페롤이 풍부하게 들어 있어 피로를 풀어주는 효과도 있다.
③ 대두는 에스트론과 유사한 성분이 들어있어 성장기 여성의 유방 조직 발육에 좋으며, 성장기 이후에는 유방 건강에도 유익하다.
④ 사포닌은 지방 분해를 돕지만 요오드를 방출시켜 갑상선 기능을 저하시키기 때문에 김과 함께 먹는 것이 가장 완벽한 음식 궁합이다.

5. 대추

① 여러 과실 중 노화를 방지하는 비타민 P의 함량이 가장 많다.
② 우리 몸에 피를 보충해 주는 작용도 하기 때문에 월경으로 인해 빈혈에 걸리기 쉬운 여성을 위한 식품이라 할 수 있다.

③ 우울증이 있는 여성의 경우엔 대추와 감초, 보리를 함께 끓여 먹으면 마음을 안정시켜준다.
④ 대추는 물에 끓여먹는 것이 가장 좋은 조리법이다.
⑤ 단, 대추의 당분이 충치를 유발할 수 있으므로 적당량만 먹고 양치하는 것을 잊지 말아야 한다.

6. 시금치

① 장과 위를 자극하고 췌장액의 분비를 촉진시켜 소화를 돕고, 배변을 용이하게 하는 효과가 있어 피부트러블을 예방한다.
② 눈을 맑게 하며 머릿결을 윤기 있게 해 준다.
③ 혈액 순환을 돕는 효과로 인해 다리에 신선한 영양과 산소를 공급, 다리가 가늘어지고 탄력 있게 만들어준다.
④ 시금치 즙에 우유와 꿀을 섞어 만든 음료를 매일 한 컵씩 마시고, 같은 성분으로 마사지를 1~2달 동안 계속하면 얼굴의 기미가 없어지는 효과도 있다.

7. 오이

① '하이드록시 말로닌산' 성분이 들어있어 당분이 지방으로 전환되는 것을 억제하기 때문에 다이어트에 효과적
② 노화 방지 성분인 비타민 E도 풍부하게 들어있다.
③ 오이는 생으로 먹을 때 영양분을 최대한 흡수할 수 있다.
④ 오이즙이 피부 노화 방지에 효과가 있다는 것은 너무나 잘 알려진 사실

8. 모과

① 모과를 많이 먹으면 간과 위가 편안해지고 혈관이 굳는 것을 예방할 수 있다.
② 바이러스에 대한 저항력이 생기고 노화 방지 및 피부 보양 효과도 있으며 체력도 보강된다.
③ 여성의 경우에는 특히 모과 효소가 유선 발육을 촉진시키기 때문에 가슴을 풍만하게 만들어주는 효과가 있다. 껍질에 두 번째 붉은 반점이 나타났을 때가 가장 먹기 좋은 상태

9. 수세미

① 예로부터 생리불순, 생리통 등을 치료하는 약재로 사용되어왔다.
② 몸에 열이 많은 사람의 체열을 식혀주는 효능이 있으며, 소화도 촉진시켜준다.
③ 또 지방을 줄이고 살을 빼는데 효과적인 다이어트 식품이다.
④ 덜 익은 수세미의 껍질을 벗겨 씨를 제거한 뒤, 잘 갈아서 얼굴에 붙이면 알레르기도 예방되며, 피부가 깨끗하고 하얗게 되는 효과가 있다.

10. 알로에

① 알로에는 피부의 윤기를 더해주고 부작용도 없어서 피부나 두발에 두루 사용할 수 있는 최상의 천연화장품이다.
② 욕조에 알로에를 섞어 목욕을 하면 온몸의 혈액순환이 좋아지고, 내장 질병에도 효과적
③ 미용 효과 외에도 알로에는 면역력을 강화해주고 변비를 해소시키며 순환계 기능을 개선
④ 소화기계 질병을 예방해주며, 식욕 증진과 숙면에도 도움이 된다.

11. 샐러리

① 단백질, 지방, 섬유소, 광물질, 비타민이 풍부한 샐러리는 생리불순, 냉증 등 여성 질환에 보조치료 효과
② 불감증이나 부인병을 앓고 있는 여성은 샐러리를 자주 먹으면 성욕이 회복되는 치료 효과
③ 샐러리 뿌리는 굽거나 볶아서 먹기에 알맞고 국으로 끓이거나 샐러드·전병을 만들어도 좋다.

12. 자주색 양배추

① 양배추에는 비타민 K가 풍부하게 함유
② 비타민 K는 골밀도를 높여주고 뼈를 튼튼하게 해주는 효과가 있어 여성 건강에 필수적인 영양소
③ 양배추는 칼로리가 낮아 다이어트 중인 여성에게 안성맞춤이다.
④ 자주색 양배추는 식욕을 억제하기 때문에 다이어트에 최고인 음식이다.
⑤ 철분 함량이 높기 때문에 익히지 않고 그냥 먹는 것이 가장 좋다.

6_ 갱년기 증후군에 좋은 음식

01 식이섬유

① 혈당 수치가 상승하지 못하도록 하고 당뇨병을 개선하는 성분이 함유되어 있다.

② 해조류에 많음(특히 다시마)

- 다시마에는 식이섬유 뿐만 아니라 아연과 요오드가 풍부하다.
- 아연과 요오드 → 세포의 생성과 성장에 관여하는 성분으로 반드시 필요한 영양소
- 여성호르몬 분비가 현저히 떨어지는 갱년기 증후군에는 아연과 요오드가 함유되 있는 다시마를 많이 섭취하면 좋다.

아연을 비롯해 각종 미네랄 성분을 다량 함유하고 있는 다시마를 좀 더 쉽게 섭취하려면 다시마를 갈아서 물에 넣고 즙으로 만들어 마셔도 좋다.

7_ 기미, 주근깨에 좋은 음식

01 율무

① 무기질과 다양한 필수 아미노산이 풍부하여 기미, 주근깨, 거친 피부, 여드름, 사마귀, 거무스름한 피부, 피부 트러블 등 모든 피부에 효과적인 음식이다.

② 미백 효과가 뛰어나고 피부를 탄력 있게 할뿐만 아니라 얼굴에 난 기미, 잡티를 없애 주는 기능이 있다.

02 표고버섯

① 눈가의 잔주름이나 기미, 거친 피부에 효과가 있으며 누렇게 들뜬 얼굴을 발그스름하게 만들어 준다.

② 표고버섯을 진한 꿀물에 3~4일간 담갔다가 건져서 잘 말려서 이를 프라이팬에 살짝 구워 가루로 내어 1회에 4~6g, 하루 씩 2~3회 따뜻한 물에 타서 마시면 된다.

03 콩비지

① 콩비지는 기미뿐 아니라 흰머리, 당뇨병, 골다공증 등에도 개선 효과가 있다.
② 콩비지에 있는 비타민 E는 뇌하수체의 기능과 호르몬의 분비를 조절해줘 기미 발생을 예방할 뿐만 아니라, 이미 생긴 기미도 서서히 엷게 만들어 준다.

04 비타민 C 함유 식품

① 피부의 탄력을 유지해 주며 기미와 주근깨를 발생시키는 멜라닌 색소의 생성을 억제시켜 준다.
② 주요 식품으로는 양배추, 피망, 무청, 레몬, 딸기, 키위, 단감, 파슬리 등이 있다.

05 비타민 A 함유 식품

① 피부의 각질화를 억제해 주며 피부를 탄력 있고 매끄럽게 해준다.
② 주요 식품으로는 우유, 버터, 토마토, 간, 시금치, 당근, 달걀 노른자 등

8_ 연령별 아토피 피부관리법

01 생후 2~4개월 이내 유아형 아토피

① 흔히 태열이라 한다.

② 주로 얼굴에 나타나며 특히 눈 주위와 이마, 귓바퀴 등에 붉은 반점으로 시작하여 외부적 환경이 건조해지면 비늘처럼 일어나게 된다.

③ 태열로 인한 아토피 피부를 앓은 경우 2살을 넘긴 후에도 아토피 피부를 앓게 될 확률이 높다.

TiP 케어 방법

- 달맞이꽃 종지유(필수지방산인 감마리놀렌산 함유 → 피부 건조를 막아주고 유연한 아기 피부로 케어해준다)를 무릎과 팔꿈치 같이 피부가 접히는 부위에 수시로 발라 살이 무르지 않도록 한다.

02 생후 4개월 이상~10세 / 소아형 아토피

① 면역력이 약해 아토피 피부염과 동시에 천식과 같은 기관지염이 함께 동반한다.

② 움직임이 많은 아이들의 얼굴과 팔, 다리 특히 팔꿈치 안쪽이나 무릎이 접히는 곳에 많이 발생한다.

③ 생후 태열이 없던 아이들에게도 소아 습진이 나타나 발전하는 경우가 있다.

④ 간지러움으로 인해 집중력이 떨어지고 예민해져 성격 형성에도 크게 영향을 미친다.

TiP 케어방법

- 감마리놀렌산 성분이 함유되어 있는 이브닝 프림로즈 오일을 샤워 후에 보습크림과 함께 하루 1~2회 꾸준히 발라준다.
- 민감한 아토피 피부의 수딩과 보습에 자극 없이 도움을 주는 카모마일 오일 또는 라벤더 오일을 블랜딩하여 사용하면 더욱 효과적인 아토피 피부의 수딩 케어가 이루어진다.

03 | 12세 이후의 성인형 아토피 피부 관리법

① 알레르기성 비염 및 기관지염을 앓게 될 확률이 높다.
② 피부의 건조도가 심하고 간지러움 또한 심하게 된다.
③ 접히게 되는 굴절 부위에 증상이 더욱 심하게 나타나며 손, 목, 이마, 눈 주위에 나타나나, 성인형 아토피 피부의 경우 특정한 부위 없이 전신에 나타나는 경우가 많다.
④ 성인형 아토피 피부를 앓는 사람은 성격이 예민하고 즉각 반응을 보이며 신경질적인 편이다.

TiP 케어방법

- 유해환경 등의 생활환경일 경우 변화 필요하다.
- 유아기나 소아기 때보다 더욱 건조함을 느끼며 더욱 철저한 보습 관리가 필요하다.
- 보습제와 더불어 라벤더 오일, 카모마일 오일을 블렌딩하여 사용하며 매일 아침 또는 저녁 샤워 후 마무리 크림으로 발라준다.

04 | 기타 건강생활법

피부의 호흡을 막는 옷차림을 피하고 여름은 덥게, 겨울은 춥게 계절에 순응하며 살아라.

요즘 사람들은 조금만 추워도 가죽 옷으로 중무장을 하여, 원래의 가죽인 피부 위에다 두 겹 세 겹의 가죽을 덮어쓰고 있다.

자연피부는 호흡작용에 지장을 받게 되어 저항력이 떨어지게 되고 만다.

옷을 입는 것도 음식을 먹는 것과 마찬가지로 자연의 이치에 순응해줘야 한다.

즉, 여름이 그토록 더운 이유는 우리 몸도 그만큼 더운 기운을 받으라는 것이고, 겨울이 추운 이유도 겨울에는 어느 정도 춥게 지내서 추운 기운을 받으라는 것으로 받아들여야 한다.

코나 피부를 통해서 하는 호흡과 대소변 등도 모두 일종의 환기이지만, 이들은 창문 한 개 정도를 여는 것에 불과하다.

가장 확실하고 바람직한 환기는 땀을 내는 방법이다. 1년 열두 달 중 한여름의 더운 기운을 담뿍 받음으로써 땀을 충분히 흘려주면, 몸 속의 노폐물이 모두 빠져 나와 우리 몸을 깨끗하게 환기시키게 된다.

이처럼, 여름에 여름의 기운을 듬뿍 받고 땀을 흘리면 그만큼 겨울을 병 없이 지낼 수 있다. 또한 여름에 덥게 지낸 사람일수록 가을에는 서서히 피부가 단단해지기 시작하여, 겨울이 와도 추위를 쉽게 이겨낼 수 있다.

겨울에는 또한 너무 옷을 많이 껴입지 말고 약간 추운대로 지내는 것이 좋다.

추운 것에 견디는 저항력을 갖게 됨으로써 피부는 단단해지고 건강해진다.

그러나 요즘 사람들은 노폐물을 분출하여 몸 안을 환기시켜야 할 여름에 냉방병에 걸릴 정도로 서늘하게 지내어 땀구멍을 틀어막고, 다소 추운 기운을 받아들여야 할 겨울에 얼굴이 화끈거릴 정도의 난방 시설을 갖추고 지내어 피부의 저항력을 떨어뜨림과 동시에 피부를 늘어지게 만들고 있다.

난방이 잘 된 아파트 속에서 반팔 옷을 입고 한겨울을 보내는 것이 결코 바람직한 일은 아님을 알아야 한다. 이런식의 생활습관에 길들어진 사람은 당연히 몸이 허약하고 병에 걸리기 쉽다.

여름이면 조금만 더워도 몸이 허약해져 병에 걸리고, 겨울의 찬바람을 조금만 쐬어도 콧물이 줄줄 나고 감기에 걸리게 된다.

운동선수들을 보면 겨울의 단련을 통해 여름을 이겨낸다는 것을 알 수 있다.

선수들이 동계훈련을 어느 정도로 잘 받았느냐에 따라 그해 경기의 승패가 좌우된다 해도 과언이 아닐 것이다.

이처럼 우리 몸의 건강은 섭생관리가 제일 힘든 여름과 겨울을 어떻게 잘 지내느냐에 따라 크게 좌우된다.

가을에 보약을 먹는 것은 겨울을 잘 지내기 위함이요, 봄에 보약을 먹는 것은 여름을 잘 지내기 위함이듯이, 겨울을 춥게 지냄으로써 건강한 여름을 맞을 수 있고 여름을 덥게 지냄으로써 활기찬 겨울을 맞을 수 있는 것이다.

옷을 입는 원리는 철저히 이러한 자연의 이치에 맞춰야 한다.

아울러 두껍고 공기가 통하지 않는 옷을 피하고 가볍고 얇은 옷을 입음으로써 항상 피부의 숨구멍을 틔워 줘야 할 것이다.

건강 Tip

1. 면역력을 높이는 생활습관

① 꼭꼭 잘 씹어 먹는다.

소화가 용이하게 되어 근원적인 질환의 문제점인 소화장애로 인해 발생되는 여러 질병 발생 원인을 제거할 수 있다,

② 바로 누운 자세를 유지하며 숙면을 취한다.

면역력을 높이기 위해서는 바로 누운 자세로 호흡을 바르게 해서 전신이 휴식을 취할 수 있도록 하여야 한다.

③ 폭음과 폭식을 하지 않고 차가운 음식을 지나치게 먹거나 마시지 않는다.

장의 소화와 흡수력을 정상으로 유지할 수 있도록 폭음과 폭식을 삼가도록 한다.

④ 규칙적으로 운동을 한다.

운동을 통해 깊은 호흡과 긴장 이완을 통해 혈액순환을 원활하게 한다.

⑤ 햇빛을 적당히 쬐어 준다.

햇빛을 쬐어 주어 신진대사의 기능을 활성화시키고 체온 조절에 도움을 주어 면역력을 높이도록 한다.

⑥ 마음이 항상 평온한 상태가 유지되도록 한다.

2. 비타민

① 비타민의 올바른 이해

- 비타민은 인체의 기능이 정상적으로 작용하기 위해 꼭 필요한 물질이지만 약간의 예외를 제외한 비타민은 몸 안에서 생산·합성할 수 없다는 문제점이 있다.
- 자연 상태로 존재하는 비타민은 모든 식품 중에서 매우 적은 분량만이 존재하므로 자연의 동·식물에서 성분을 추출한 보충제를 통해서 비타민을 섭취하여야 한다.
- 지용성비타민은 인체에 축적되는 반면, 수용성 비타민은 소량으로 저장될 수 없으며, 지용성 비타민류보다 정규적으로 섭취되어야 한다.

② 비타민 C

- 인체 외부로부터 들어오는 병균을 격퇴시킴과 동시에 피부 자체가 아름다워진다.
- 모세혈관을 강화시킨다.
- 혈액 생성에 관여
- 암을 예방하는 효과
- 신체 각 조직의 신진대사에 중요한 역할
- 모든 병을 예방하고 치료하는데 효과적

③ 미네랄

- 건강 유지와 기능의 조정에 필요한 미네랄(무기질, 광물질)은 현재 약 18종이며, 그 중 1일 섭취권장량(RDA)이 확정된 것은 칼슘, 요오드, 철, 마그네슘, 인, 아연 등 6가지이다.
- 체내에서 활용되고 있는 미네랄은 염소, 크롬, 코발트, 구리, 불소, 망간, 몰리브덴, 칼슘, 셀레늄, 나트륨, 황산, 바나듐 등 모두 18종이다.

④ 칼슘

- 칼슘이 부족하게 되면 인체내 체액과 혈액이 산성으로 되어 온갖 병을 유발한다.
- 칼슘은 피를 만들뿐만 아니라 몸의 뼈를 조성하고 강화시키는데 없어서는 안 되는 중요한 역할을 한다.
- 칼슘이 부족하면 위장과 신경이 약해져서 전신이 쇠약해진다.
- 당분은 칼슘을 소실시키며, 충치 발생 및 몸이 약해지는 원인이 되므로 지나친 당 섭취에 유의해야 한다.
- 미역, 다시마, 김, 톳, 두유, 두부, 깨, 콩 등의 식품에 칼슘이 다량 함유되어 있다.

⑤ 50세가 넘어도 30대로 보이는 생활습관의 저자 나구모 요시노리가 주장하는 생활습관

- 일찍자고 일찍 일어나기
- 머리부터 꼬리까지 통째로 먹는 완전 영양 섭취와 일즙일채로 식사량의 60퍼센트만 먹기
- 얇은 옷을 입고, 몸을 안에서부터 따뜻하게 하기
- 아침에 진한 우엉차 한 잔 마시기
- 많이 걷고 대중교통을 이용할 때 자리에 앉지 않기
- 스킨십과 감사하는 마음을 소중히 하기

3. 강장식품

① 마늘

- 콜레스테롤과 혈액 내의 지방을 낮추고 강력한 방부작용과 항생작용

② 생강

- 몸을 따뜻하게 하고 소화를 촉진하며 속을 진정시키고 통증을 완화시켜준다.
- 단백질의 소화를 돕고 구토와 멀미의 치료에 효과적이다.
- 상부 위장관의 점막을 강화시켜 궤양을 예방
- 장내 기생충에 대항
- 항암효과와 순환계의 건강을 지켜줌

③ 녹차

- 녹차의 카테킨 성분이 콜레스테롤을 낮추어 주고 지질의 신진대사를 전반적으로 향상시킴

④ 황기
- 감기와 유행성 독감의 치료에 효과적
- 에너지를 증가시키고 소화를 도우며 혈액 생산과 순환을 자극

⑤ 인삼
- 강장효과
- 식욕과 소화력을 증가시킨다.
- 피부와 근육을 매끄럽게 해준다.
- 저하된 성에너지를 회복시킨다.

⑥ 당귀
- 혈액순환을 개선시키는 보혈 강장제
- 자궁을 정상으로 만들어 주고 여성호르몬 작용의 균형을 잡아준다.
- 근육과 혈액의 생성에 도움을 주는 것으로 여겨짐

⑦ 하수오
- 피를 맑게 하고 원기를 북돋는다.
- 머리카락과 치아에 영양을 공급하는 보혈제로 잘 알려져 있다.
- 강력한 성 강장제
- 상승된 콜레스테롤 수치를 낮추어 준다.

⑧ 동충하초
- 신체의 활력과 정신의 에너지
- 정력을 증대시키는 효능

05 현대의 환경

도시인들이 수많은 현대병에 잘 걸리는 이유는 집을 비롯한 건물, 도로 등 주위를 둘러싸고 있는 모든 인위적인 환경 때문이라고 할 수 있다.

인간의 몸은 하늘과 땅의 기운을 골고루 받으면서 살아야 한다.

그런데, 빌딩숲에 둘러 싸이고 아파트의 밀폐된 공간에 둘러싸여 하늘의 기운을 제대로 받지 못할 뿐만 아니라 어디를 가도 시멘트로 한 겹이 입혀져 있어 땅의 기운은 더욱 받기 힘들게 되었다.

집 자체도 시멘트로 짓는 것보다 흙으로 짓는 것이 훨씬 우리의 건강에 도움을 준다.

흙은 사람의 몸에 가장 이로운 건축 재료이다.

흙이 지닌 기운은 인체의 기운과 적절한 조화를 이룰 뿐만 아니라, 습기를 흡수하고 보온의 효과가 뛰어나기 때문이다.

어쩔 수 없이 도시에 살더라도 가능하면 흙을 밟을 수 있는 단독주택이 좋으며, 가능한 한 도심에 떨어진 곳에서 살아가는 것이 좋다.

아파트에 살더라도 화분 등에 식물을 가꾸어 조금이라도 자연의 기운을 호흡하면서 살아가는 것이 좋다.

선진국일수록 그들의 삶 속에 자연을 얼마나 가깝게, 그리고 얼마나 많이 끌어들일 수 있는 것인가 하는 것에 최대의 관심을 기울이고 있다.

우리는 아직까지 더 많이 기계화, 과학화된 물질적으로 충만한 환경을 향해 가치의 비중을 두고 있지만, 그들은 이미 얼마나 자연과 가깝게 살아갈 수 있는가 하는 것이 삶의 가치를 좌우한다는 것을 깨달은 것이라 할 수 있다.

06 감정의 변화는 피부의 건강과 직결된다.

웃고 기뻐하는 감정, 화내는 감정, 우울해하는 감정, 깊이 생각하고 심각해하는 감정, 슬퍼하는 감정, 두려워하는 감정, 놀라는 감정 등으로 인간의 마음속에서 일어나고 변화하는 감정을 나누어 볼 수 있다.

이 중에서 우울함과 슬픔, 두려움과 놀라움은 비슷한 유형으로 생각할 수 있다.

비고 감정	관련 장기	오행의 기운	치우친 감정의 증세와 원인	치우친 감정을 조절하는 방법
화	심장	화	실없이 잘 웃는 사람은 심장이 약하다.	경 또는 공으로 치료
노	간	목	화를 잘 내는 사람은 간이 약하다.	우 또는 비로 치료
우	오른쪽 폐	금	우울하고 슬픔에 잘 빠지는 사람은 폐가 약하다.	희로 치료
비	왼쪽 폐			
사	비장	토	지나치게 깊이 생각하는 사람은 비(위)장이 약하다.	노로 치료
경	오른쪽 신장			
공	왼쪽 신장	수	겁이 많고 잘 놀라는 사람은 신장이 약하다.	사로 치료

우리 인간에게는 이러한 일곱 가지 유형의 감정이 모두 필요하다.

9 _ 복부비만 관리와 건강

01 | 장기 마사지

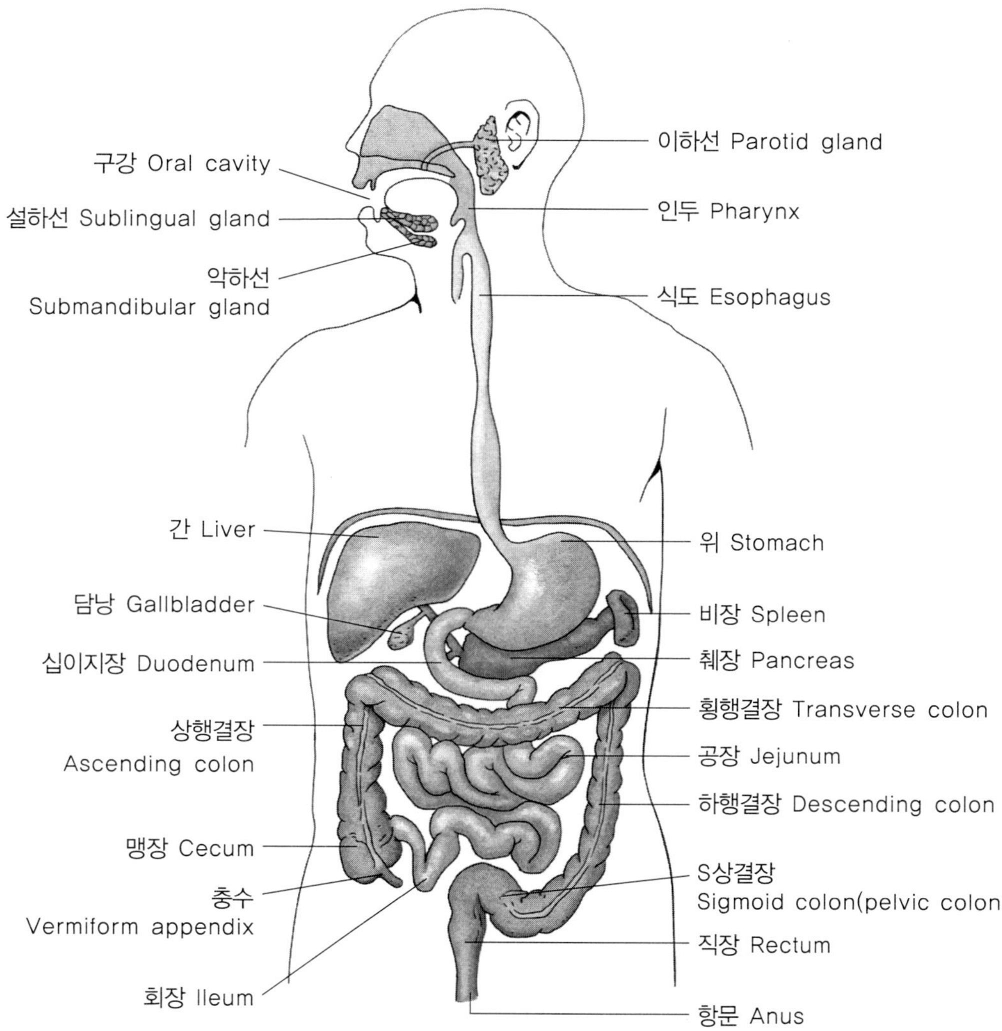

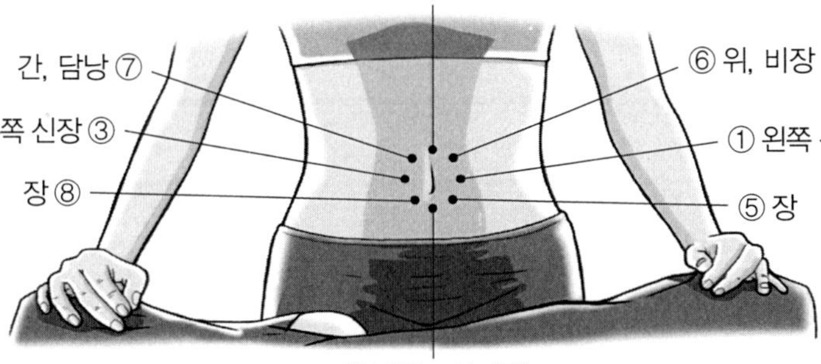

① 장기 기능이 떨어진 상태에서 섭취와 배설의 불균형이 생기고 노폐물과 지방이 과도하게 생기며, 장기가 잘 돌아가면 웬만한 술이나 고열량식도 적당하게 태워 에너지로 쓸 것은 쓰고 불필요한 것은 몸 밖으로 몰아낸다.

② 장이 오염되면 안에서부터 독소가 피부로 올라오기 때문에 아무리 값비싼 영양크림을 발라도 소용이 없다.

③ 속피부인 내장을 깨끗이 청소하고 영양 흡수율을 높이면 밝고 싱싱한 외면의 피부를 유지할 수 있다.

④ 장기마사지를 꾸준히 하면 얼굴의 안색이 밝아지고 혈색이 돌게 된다.

⑤ 몸의 중심부인 배와 장을 자극하면 장의 독소와 내장지방을 없애는데 도움이 된다.

⑥ 두뇌와 장기는 '미주신경'을 통해 긴밀하게 연결되어 있어 자율신경계의 기능을 회복시켜 신체의 균형을 유지시켜준다.

02 | 장기마사지 효과를 북돋우며 뱃살을 빼는 장운동법

① 붕어운동 : 두 발을 붙이고 누운 상태에서 목 뒤로 깍지를 끼고 고개는 약간 들어 올리고 붕어가 헤엄치듯이 엉덩이를 좌우로 흔들어 준다.(3~5분)

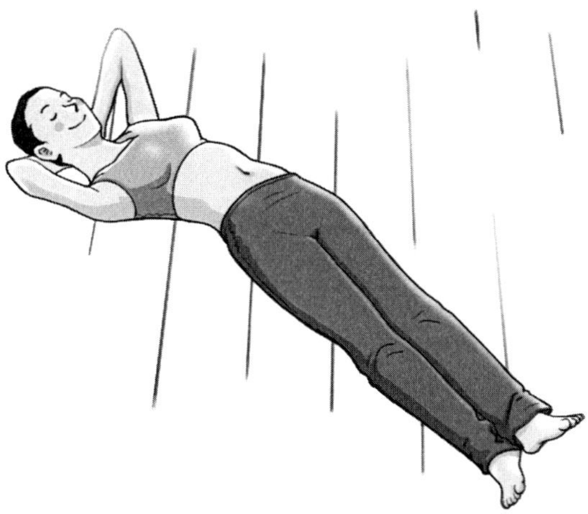

② 천골치기 : 바닥에 편안한 자세로 누워 무릎을 굽히고 엉덩이를 들었다 바닥에 내리치는 운동(5분)

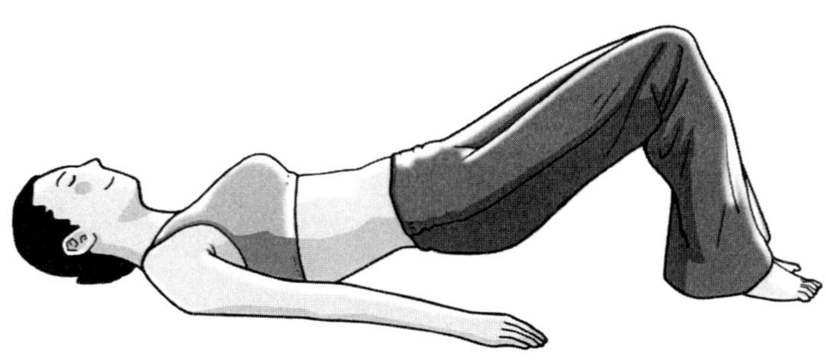

③ 단전강화 배 두드리기 : 무릎을 굽히고 누운 자세에서 머리와 어깨를 최대한 들어올려 숨을 크게 들이쉬어 아랫배를 최대한 부풀린 다음 양주먹으로 배를 내리쳐준다.

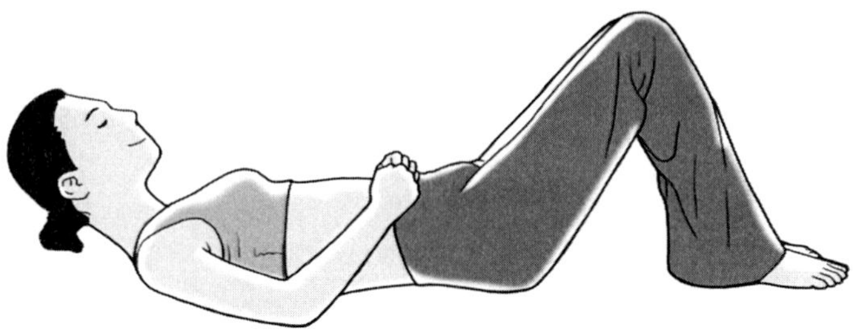

④ 엉덩이 회전하기 : 어깨 너비로 서서 양손바닥을 허리에 대고 엉덩이를 양방향으로 각 50회 이상 최대한 크게 돌린다.

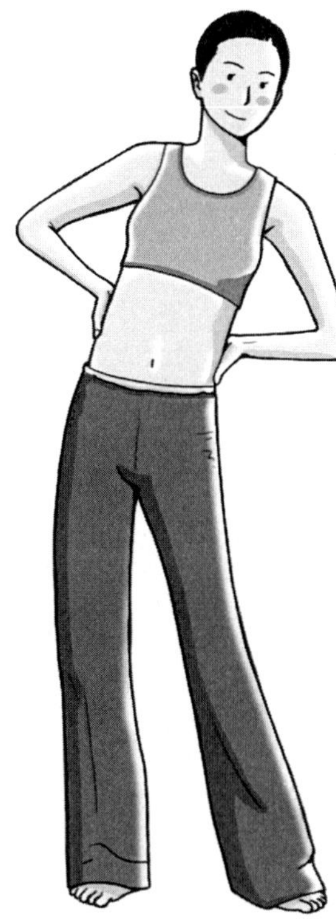

⑤ 쪼그려 앉았다 일어나기 : 두 발을 붙이고 서 있는 상태에서 천천히 앉았다 일어나기

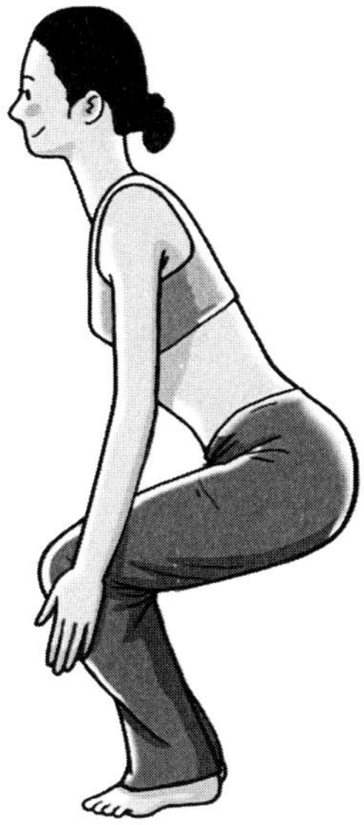

⑥ 허리 돌리기 운동 : 두 팔을 벌려 동그랗게 한 후 숨을 내쉬면서 오른쪽, 왼쪽으로 회전시켰다 정면으로 돌아온다.

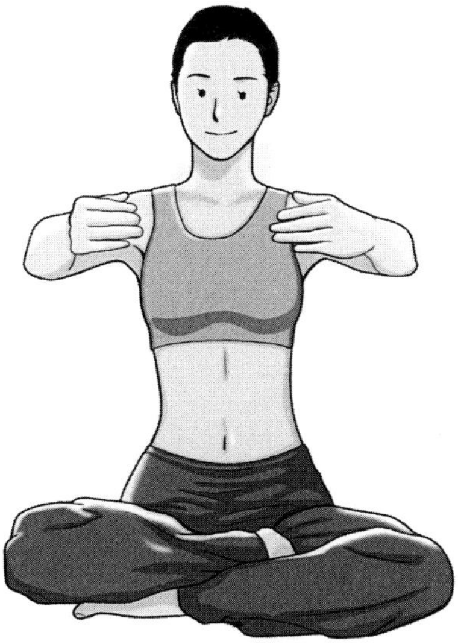

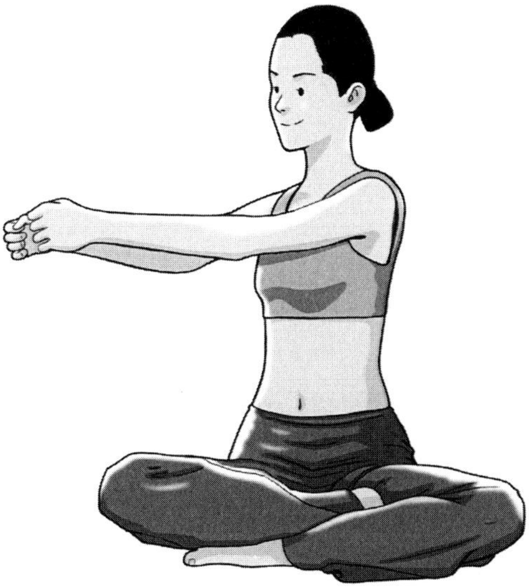

03 지방분해 복부 마사지

① 배꼽 위에서 명치까지 배 부위 준비마사지

㉠ 손가락으로 긴장되고 경직된 부위 풀어주기

㉡ 배꼽 위에서 명치 부위 5초 정도 눌렀다가 떼어주기

㉢ 배꼽 위에서 명치 부위 상하로 강하게 문질러주기

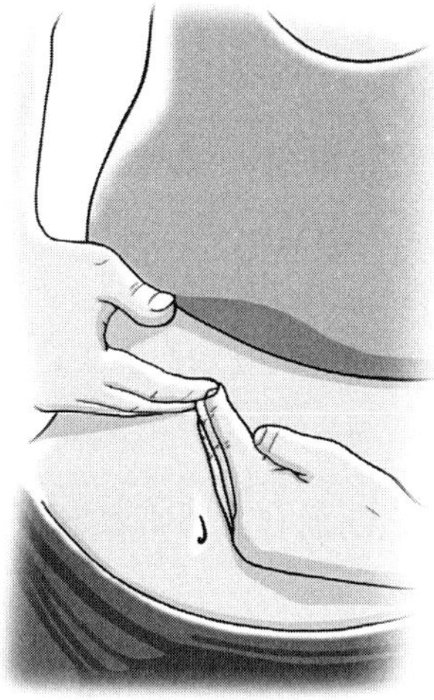

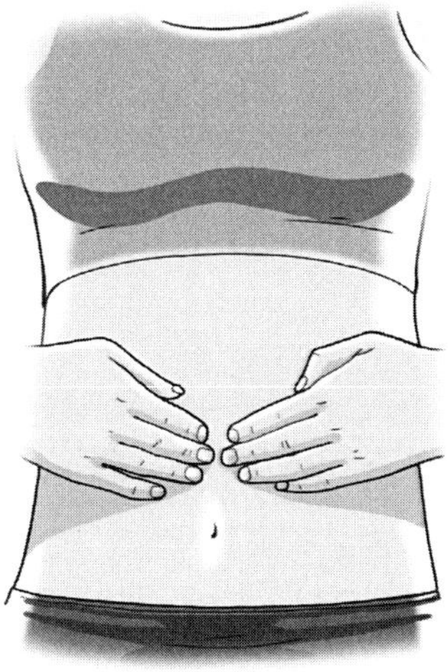

② 배꼽 주변 원형마사지

㉠ 손가락 끝으로 배꼽을 중심으로 시계방향으로 정지원을 그리며 배꼽 주변을 돌아가며 마사지한다.

㉡ 색깔이 어둡고 딱딱하게 뭉쳐있는 통증이 있는 부위는 좀더 세심하게 반복하여 마사지한다.

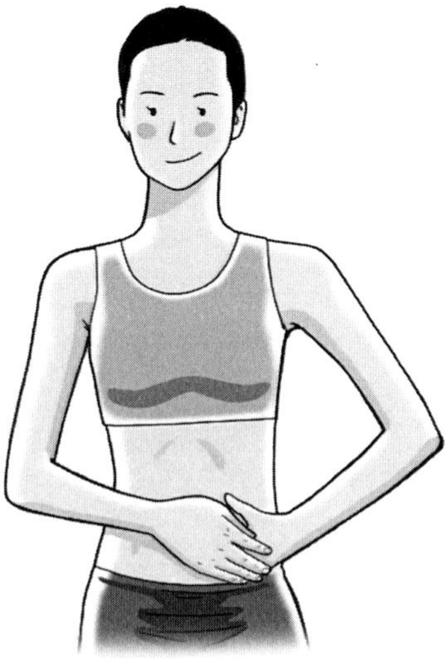

㉢ 뱃살 비틀어 주기

뱃살이나 옆구리 살을 잡고 비틀어 주는 방법으로 피하지방을 분해시키고 배의 탄력을 회복하는데 효과적

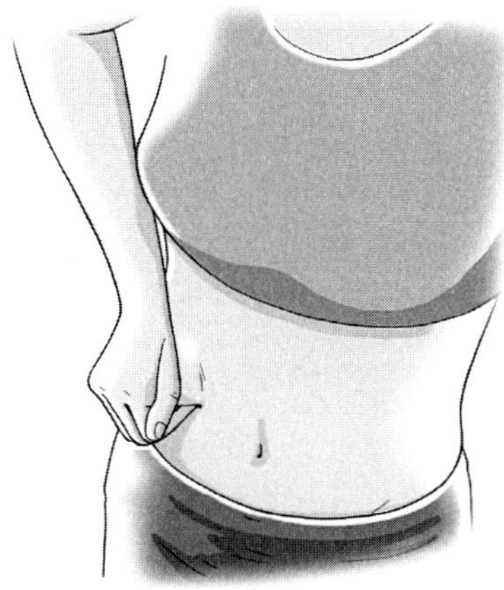

04 소장마사지

소장마사지를 하면 식욕 조절에 도움이 된다.

(1) 마사지방법

① 양손바닥을 소장 위에 얹고 밀가루 반죽하듯이 배를 아래위로 굴린다.

② 손바닥을 겹쳐서 펴서 소장 전체를 원형 마사지한다.

③ 손끝을 장 깊숙이 넣어 뭉쳐있는 부위는 상하로 흔들며 집중해서 풀어주며 원형마사지를 시행한다.

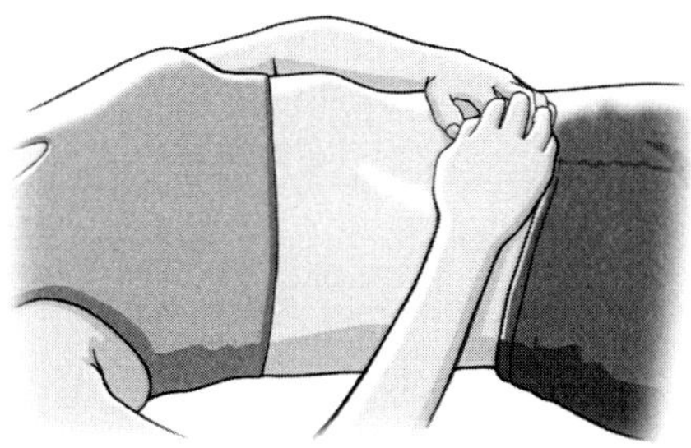

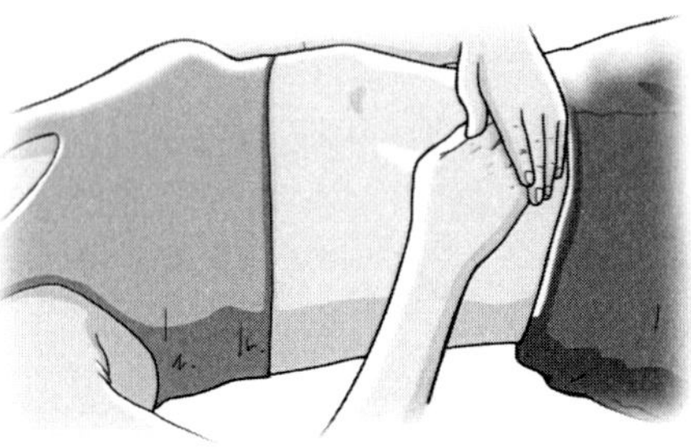

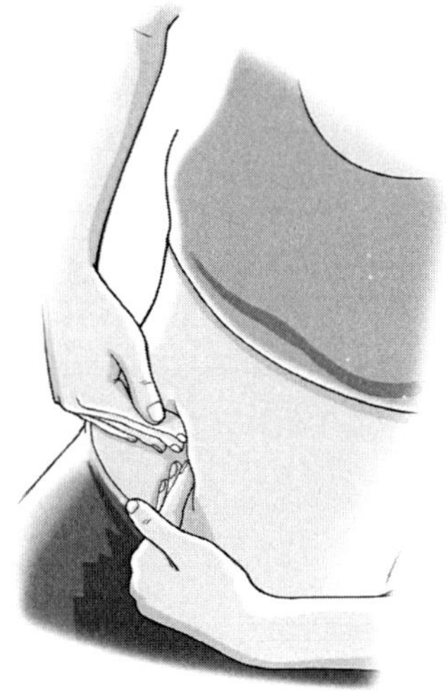

05 | 대장마사지

대장이 약화되어 배변이 잘 되지 않아 먹은 음식이 24시간 이상 대장에 머물게 되면 장 속에서 암모니아, 스카톨, 유화수소 같은 유독가스가 발생되어 비만, 복통, 두통, 어지럼증, 근육통, 관절염, 알레르기, 간장병, 심혈관 질환, 고혈압, 당뇨, 피부질환, 뇌졸중, 암 등 모든 질병에 영향을 주고 관련성을 갖고 있다.

생활습관병 90%는 위와 장의 기능 부진으로 생기는 것이기 때문에 장을 정화하고 활성화시키면 관련된 다양한 질병 치유에 도움을 얻을 수 있다.

(1) 마사지 방법

① 대장이 굽어지는 부위를 양손 끝으로 마사지

② 양손 끝을 겹쳐 대장의 흐름을 따라 원형 마사지

③ 대장따라 두드리기

06 간마사지

간의 기능이 원활하면 지방이나 독성물질을 수용성으로 녹여 담즙이나 소변의 형태로 몸 밖으로 배출시킨다.

간의 기능이 원활하면 해독기능과 지방대사 기능이 좋아져서 뱃살이 찌지 않는다.

(1) 마사지방법

① 간 부위인 오른쪽 갈비뼈 아래 부위를 원형 마사지

② 간 부위 두드리기(약 2~3분)

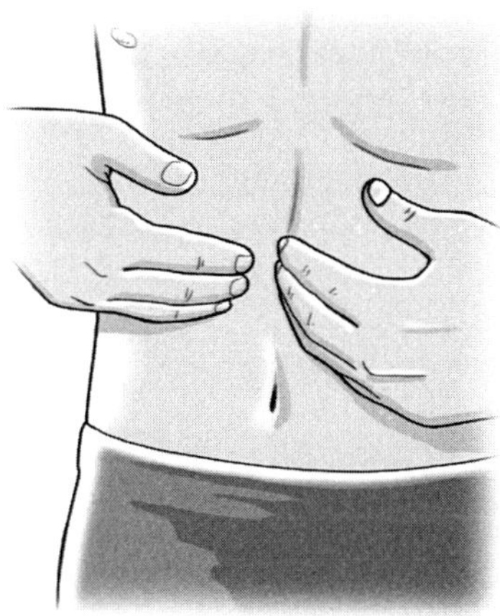

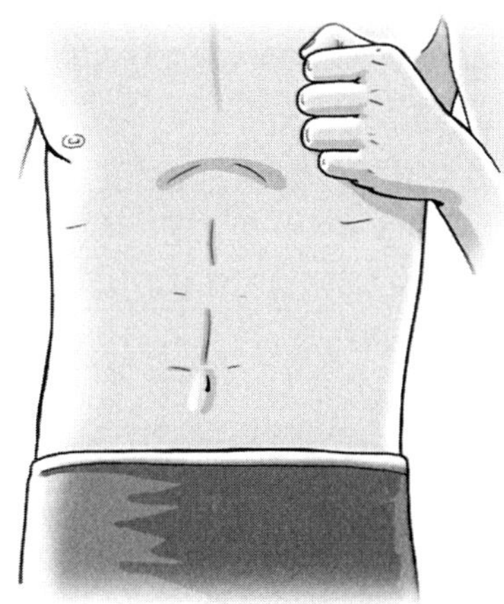

③ 간 문지르기(오른쪽 갈비뼈 아래나 위를 좌우로 약 2~3분 열이 날 정도로 문지른다.)

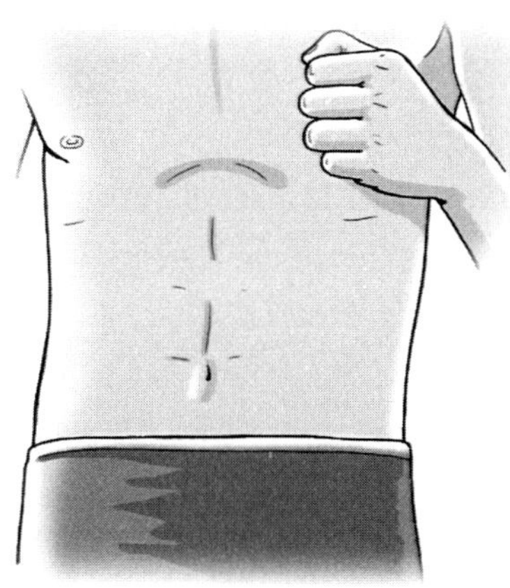

07 위마사지

위마사지를 통해 늘어진 위 근육의 탄력을 회복시켜 정상 식욕을 찾아주고, 식사량을 현저히 줄여준다.

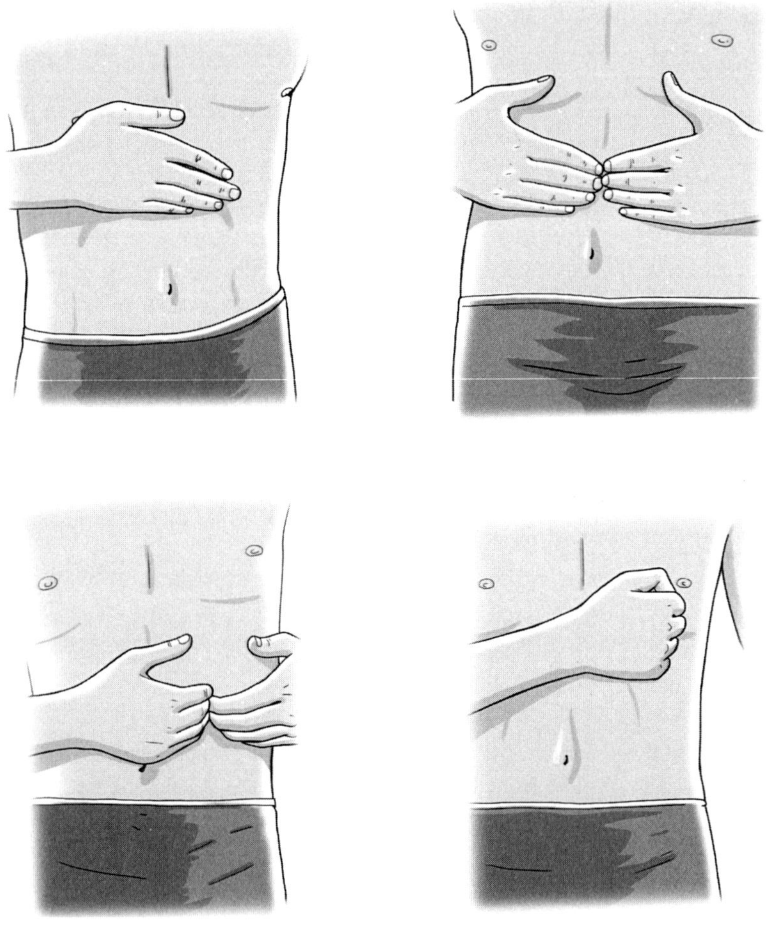

(1) 마사지 방법

① 배꼽 위에서 명치 부위를 원형마사지를 실시하거나 눌렀다가 떼기를 반복하며 풀어준다.

② 양손가락 끝으로 왼쪽 갈비뼈 아래 부위를 원형 마사지나 지그재그 마사지

③ 오른쪽 손바닥이나 주먹으로 왼쪽 갈비뼈나 갈비뼈 아래 위장 부위를 가볍게 두드린다.

④ 왼쪽 갈비뼈 아래나 왼쪽 갈비뼈 위를 좌우나 나선형 원을 그리며 문지른다.(2~3분)

08 | 신장마사지

신장은 혈액에 있는 노폐물을 걸러내어 피를 맑게 하는 기능을 한다.

신장마사지는 신장의 여과 기능을 회복시켜 혈액 정화와 수분대사를 강화하여 비만을 예방한다.

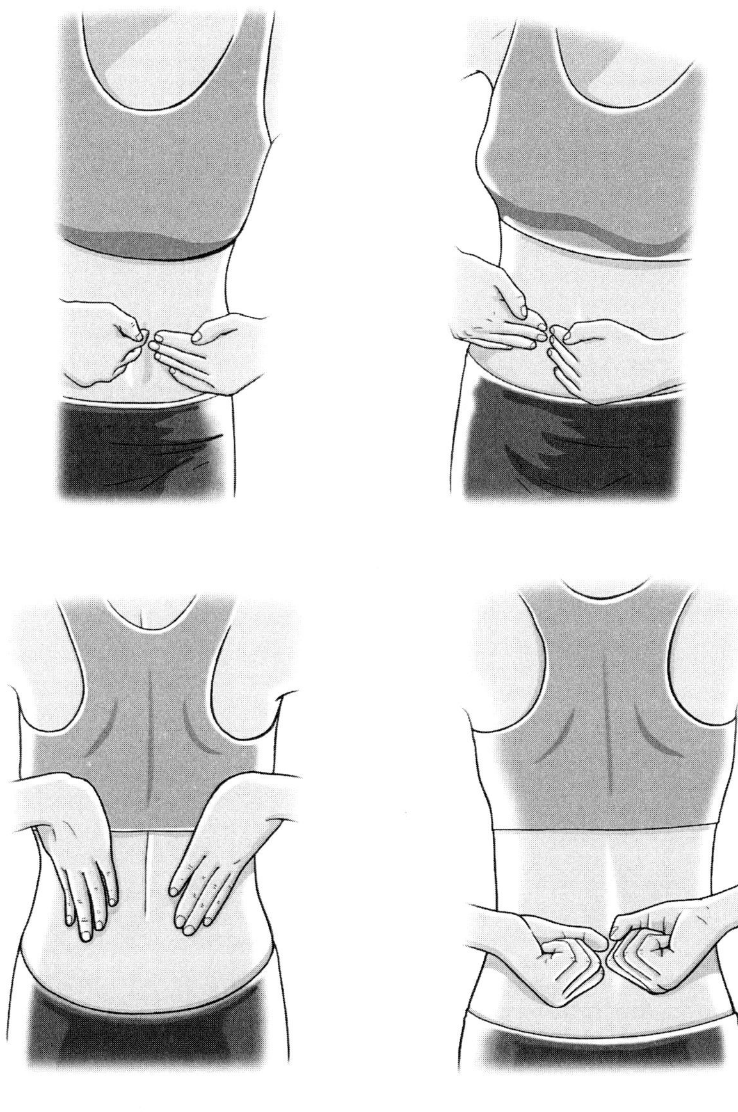

(1) 마사지 방법

① 양쪽 갈비뼈 3~4cm 아래 부위를 손끝으로 깊숙이 눌러 원형 마사지

② 허리 부위 즉, 요추 양쪽 부위를 주먹을 쥐고 허리의 신장 부위를 가볍게 두드린다.

③ 양쪽 손바닥으로 허리 부위를 상하, 혹은 원형으로 약 2~3분 정도 열이 날 정도로 문지른다.

09 | 방광마사지

① 치골 지압하기 : 아랫배 아래 치골을 양손가락으로 지압하듯 꾹꾹 눌러준다.

② 방광 끌어올리기 : 치골 안쪽으로 손끝을 깊숙이 넣어 방광을 위로 끌어 올리듯이 마사지하고 누워 무릎을 감싸 잡고 뒤쪽으로 구르기 운동(1~2분 실시)

10 | 자궁, 난소마사지

아랫배가 차가워지면 기혈순환이 막혀 생리통, 생리불순, 자궁근종, 불임, 불감증 등 여성 질환이 오고, 또 냉해진 자궁을 보호하려고 지방도 쌓이게 된다.

(1) 마사지 방법

① 배꼽 아래 부분의 치골 위쪽 아랫배에 양손바닥을 얹고 위로 끌어 올리듯이 주무르며 마사지한다.

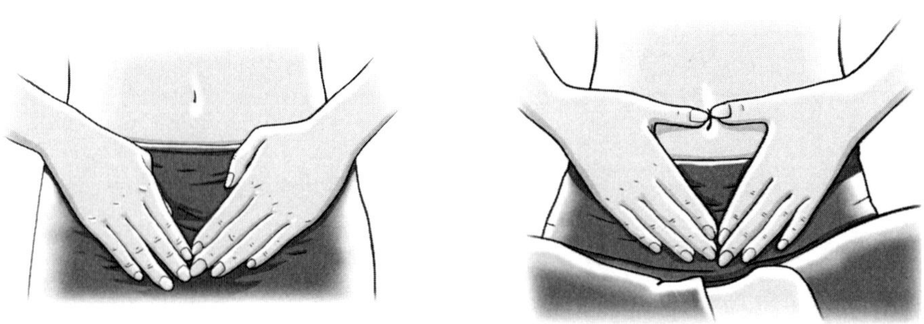

② 자궁과 난소 문지르기 마사지

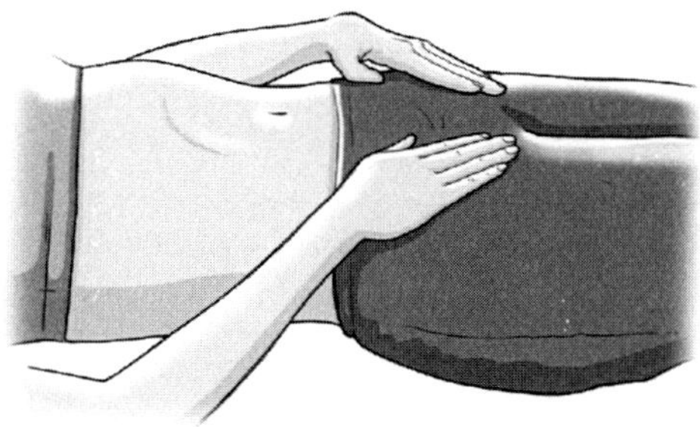

③ 누워 무릎을 감싸 잡고 뒤쪽으로 구르기 운동을 시행한다.(1~2분 정도)

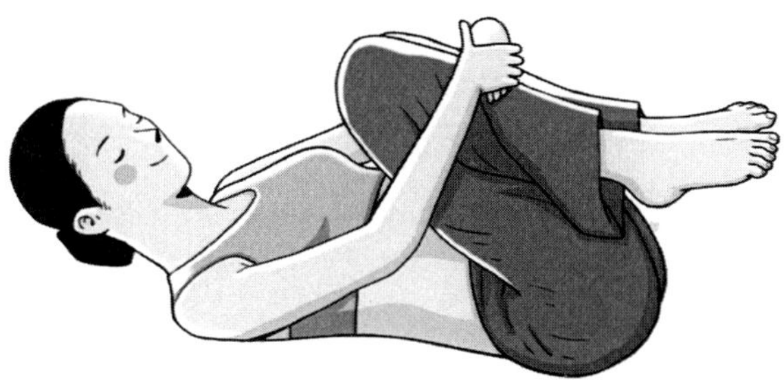

11 폐마사지

① 폐 부위 두드리기 동작을 한쪽씩, 양쪽 같이 시행한다.
② 폐 문지르기 동작을 손바닥으로 양쪽 가슴을 번갈아 가로 방향으로 문지른다.
③ 팔꿈치로 바닥을 짚으며 상체를 들었다가 놓기를 반복하며 등을 바닥에 세게 친다.

12 심장마사지

① 심장 두드리기
② 손으로 심장을 펌프질하듯 가볍게 눌러주는 마사지

질환별 자연요법관리

1. 순환기 질환

〈수족냉증〉

① 원인 : 복합적인 원인이 있으나 대사 장애, 갑상선이나 부신의 기능 저하, 순환장애 시, 유전적 원인 등

② 관리 : • 찬 음식, 찬 공기 등을 피한다.
• 육류 섭취로 열량을 높이고, 음식에 고추, 계피, 생강 등을 양념으로 첨가
• 계피, 생강, 후춧가루, 정향 등을 벌꿀에 넣어 하루 1~3회 25g씩 먹거나 차로 마신다.

〈동맥경화증〉

① 원인 : 지방이 동맥의 혈관벽에 침착되고 심하면 혈관벽이 단단해지고 석회화 된다.
고혈압, 협심증이나 심부전증의 원인

② 관리 : • 육류와 염분 섭취를 제한
• 콩류 등 식물성 단백질 섭취
• 섬유질 식품 섭취
• 호박, 참깨, 신선한 과일 자주 섭취
• 생선 기름 섭취

2. 소화기 질환

〈소화장애〉

① 원인 : 과식, 폭식, 스트레스 등으로 가스 차고 헛배부름, 복통, 위염, 장염 등

② 관리 : • 유제품을 피하고 곡류와 단백질 식품을 과일과 섞어서 먹지 않는다.
• 양배추를 찌거나 생으로 먹거나 식초에 담가 김치로 만들어 먹는다.

〈변비〉

① 원인 : 저섬유질, 고지방, 고당분 음식 등 과다 섭취와 불규칙한 배설 습관, 운동 부족 등

② 관리 : • 규칙적 운동과, 페파민트 복부 마사지
• 통밀, 현미, 과일, 채소, 자두, 사과 같은 고섬유질 식품 섭취

〈위궤양, 십이지장궤양〉

① 원인 : 스트레스, 자극성 음식, 담배, 알코올, 기생충 등
② 관리 : • 캐모마일 차 등을 섭취하여 통증과 염증완화
• 소량씩 여러 번 나누어 식사
• 느릅나무와 제라늄 뿌리 가루를 50g 정도씩 혼합하여 물을 붓고 벌꿀을 넣어 마심
• 생 양배추 주스 및 샐러리, 당근, 파인애플

〈위산과다, 속쓰림〉

① 원인 : 과다한 스트레스, 알코올 과다 섭취, 불규칙한 식생활
② 관리 : • 제산제 대신 레몬을 물에 짜서 마신다.
• 캐모마일, 페퍼민트 차
• 우엉 뿌리, 민들레 뿌리

3. 호흡기 질환

〈감기〉

① 원인 : 스트레스와 불규칙한 식사 등에 의해 면역력 저하
② 관리 : • 마늘, 양파, 미나리 등을 음식에 넣어 먹는다.
• 비타민 C 1~3g 섭취
• 초기 감기 시 계피, 정향나무잎, 레몬을 끓여서 마신다.
• 라벤더, 유카립튜스, 타임 오일을 이용

〈후두염〉

① 원인 : 흡연, 먼지, 오염, 박테리아나 바이러스 감염
② 관리 : • 말을 아끼고 목을 쉬게 해준다.
• 멘톨이나 레몬, 유칼리투스를 증기 흡입
• 따뜻한 물이나 제라늄, 캐모마일, 감초, 생강을 벌꿀로 차로 만들어 마심

4. 내분비 대사 장애

〈당뇨병〉

① 원인 : 유전적 요인, 후천적으로 설탕, 정제 탄수화물의 과잉 섭취로 인함

② 관리 : • 설탕 섭취를 줄이고 칼로리가 높은 음식은 피한다.
• 필수지방산이 많이 함유된 참깨, 호두, 잣, 해바라기씨 등을 섭취

5. 신경성 질환

〈불면증〉

① 원인 : 주로 스트레스, 과도한 긴장 등
② 관리 : • 긴장을 풀어주는 명상, 기도, 근육이완운동
• 라벤다를 이용한 목욕법
• 캐모마일 차에 레몬과 생강 1~2쪽을 띄워 마시면 신경 안정효과 뛰어남

〈편두통〉

① 원인 : 질환이 원인일수도 있으나, 대부분 정신적 스트레스나 긴장에 의함
② 관리 : • 캐모마일, 박하 껍질을 다려 먹는다.
• 로즈마리, 라벤더 오일을 혼합하여 통증 부위에 부드럽게 바른다.
• 민트나, 캐모마일 꽃을 달인 즙을 마심

6. 생식기 질환

〈냉증〉

① 원인 : 정제식품, 백설탕, 포화지방, 유제품, 스트레스 등으로 점액의 분비가 심해지면 균이 번식
② 관리 : • 콩, 현미 등의 잡곡식
• 더운물과 찬물로 번갈아가며 좌욕 시행

〈폐경기 증후군〉

① 원인 : 주로 50대 초반에 월경이 끊기게 되며, 에스트로겐과 프로게스테론의 감소로 얼굴이 화끈거리고 심장이 두근거린다.
② 관리 : • 규칙적인 운동, 균형잡힌 식생활, 취미 생활을 즐긴다.
• 커피 등의 카페인 식품 섭취
• 익모초과 비타민 E를 섭취

혈액형 해법 건강지도

① 혈액형에 따른 건강 플랜 시행에 따른 효과
  ㉠ 많은 바이러스와 감염을 피할 수 있다.
  ㉡ 당신의 몸이 독소와 지방에서 벗어나기 때문에 체중을 줄일 수 있다.
  ㉢ 암이나 심장, 혈관병, 당뇨병, 간기능 부전 같이 생명을 위협하는 질병에 맞서 싸울 수 있다.
  ㉣ 급속한 세포 퇴화를 유발하는 요인들을 피할 수 있고, 따라서 노화 진행 속도를 늦출 수 있다.
② 혈액형 플랜은 만병통치약이 아니라 면역기관의 선천적 보호기능을 회복시키고, 신진대사 시계를 고쳐 놓으며, 자신의 피에서 위험한 응집성 렉틴을 제거하는 하나의 방법이다.
③ 노화 증상을 야기하는 급속한 세포 퇴화를 막는데는 혈액형 플랜 이상 가는 방법이 없다. 만약 건강상의 문제를 가지고 있다면, 혈액형 플랜은 더욱더 중요해진다.
④ 건강 상태의 정도와 혈액형 플랜을 준수하는 정도에 따라 차이는 있겠지만, 모든 사람이 효과를 느끼게 될 것이다.
⑤ 혈액형 플랜은 완벽한 과학적 근거를 지니고 있다.
⑥ 혈액형 다이어트
  ㉠ 당신의 혈액형 다이어트는 당신이 타고난 유전적 리듬을 회복하는 것이다.
  ㉡ 혈액형 다이어트는 분명하고 논리적일뿐더러, 세포에 근거하여 과학적으로 연구·입증된 식이요법 청사진을 제시하기 때문에 이것을 따를 경우 좋은 결과를 얻을 수 있을 것이다.
  ㉢ 이로운 식품이란 약과 같은 작용을 하는 식품이다.
  ㉣ 보통에 해당하는 식품은 그저 먹을 것 역할을 하는 식품이다.
  ㉤ 해로운 식품은 독약같은 작용을 하는 식품이다.

혈액형으로 보는 자기진단

1. 혈액형 / O형 – 사냥꾼(강함, 자기 신뢰, 지도자)

① 강점 : • 든든한 소화기관 • 강한 면역체계
  • 감염에 대한 타고난 방어력
  • 효율적인 물질대사와 양분저장에 적합한 신체
② 약점 : • 새로운 음식과 환경에 내성이 약함
  • 면역체계가 지나치게 활동적이여서 자기 자신을 공격할 수 있음
③ 위험 : • 혈액 응고이상 • 염증성 질병 → 관절염
  • 갑상선 호르몬 분비량이 적음 • 궤양
  • 알레르기

④ 다이어트 : • 고단백 → 육식 • 고기, 생선, 채소, 과일
• 제한 : 곡류, 콩류
⑤ 체중 감소 : • 피할 음식 → 밀, 옥수수, 강낭콩, 흰 강낭콩 등
• 도움되는 것 → 다시마, 해산물, 간, 붉은 고기, 케일, 시금치, 브로콜리
⑥ 보조제 : 비타민 B, 비타민 K, 칼슘, 요드, 감초, 다시마
⑦ 운동 : 강도 높은 신체운동 → 에어로빅, 격투기, 접촉하는 스포츠, 달리기

2. 혈액형 / A형 – 경작자(정착, 협동, 질서)

① 강점 : • 음식과 환경의 변화에 쉽게 적응
• 면역체계가 양분을 좀 더 쉽게 저장하고 물질대사화함
② 약점 : • 민감한 소화기관
• 세균의 침투가 용이한 취약한 면역
③ 위험 : 암, 심장병, 빈혈, 간과 쓸개의 질환, 소아형 당뇨병
④ 다이어트 : 채소, 두부, 해산물, 곡류, 콩류, 과일
⑤ 체중 감소 : • 피할 것 → 고기, 유제품, 강낭콩, 밀
• 도움되는 것 → 식물성 기름, 콩 식품, 채소, 파인애플
⑥ 보조제 : 비타민 B–12, 엽산, 비타민 C
⑦ 운동 : 마음을 가라앉히고 정신을 집중하는 운동
요가, 태극권

3. 혈액형 / B형 – 유목민(균형, 유연, 창조성)

① 강점 : • 강한 면역체계
• 음식과 환경의 변화에 융통성 있게 적응
• 균형 잡힌 신경계
② 약점 : 타고난 약점은 없으나 균형이 깨지면 자가 면역이 와해되고 희귀한 바이러스에 감염될 수 있음
③ 위험 : • 소아형 당뇨병 • 만성 피로증후군
• 자가 면역장애(루게릭병, 루푸스, 다발성 경화증)
④ 다이어트 : • 균형잡힌 잡식
• 고기(닭고기 제외), 유제품, 곡류, 콩류, 채소, 과일
⑤ 체중 감소 : • 피할 것 → 옥수수, 렌즈콩, 땅콩, 참깨, 메밀, 밀
• 도움되는 것 → 녹색채소, 달걀, 사슴고기, 간, 감초자

⑥ 보조제 : 마그네슘, 감초, 은행나무, 레시틴
⑦ 운동 : 신체와 정신이 균형을 이루는 운동, 하이킹, 자전거, 테니스, 수영

4. 혈액형 / AB형 – 수수께끼(희귀함, 카리스마적, 불가사의함)

① 강점 : • 현대적 환경에 적합
• 내성이 강한 면역체계
• A형과 B형의 장점을 겸비

② 약점 : • 민감한 소화기관
• 지나치게 관대한 면역체계로 인해 세균의 침투가 용이함
• 친 A, 친 B성 질병에 부정적인 반응을 보임

③ 위험 : 암, 심장병, 빈혈

④ 다이어트 : 적당한 혼합식(육류, 해산물, 유제품, 두부, 콩)

⑤ 체중 감소 : • 피할 것 → 붉은 고기, 강낭콩, 씨앗류, 옥수수, 메밀
• 도움되는 것 → 두부, 해산물, 유제품, 녹색채소, 다시마, 파인애플

⑥ 보조제 : 비타민 C, 길초근, 케르세틴, 밀크엉겅퀴

⑦ 운동 : • 마음을 안정시키고 정신을 집중하는 운동(요가, 태극권)
• 적당한 신체운동 병행(하이킹, 자전거, 테니스)

참고문헌

자연치유연구회
겨레의 자연건강
한국자연건강회
먹으면 약이되는 음식 450
「내 피부에 맞는 천연화장품 만들기」. 후쿠다 미즈에 지음, 그림홈.
「건강장수가 한방에 쏘옥」, 김홍구 지음
「최신 한방미용학개론」, 김남연 외 지음
「최신 피부미용」. 김남연, 김종임 공저
「50세가 넘어도 30대로 보이는 생활습관」. 나구모요시노리 지음, 이지원 옮김, 나라원.
「기분좋은 심장이 수명을 늘린다」. 미미 구아르네리 지음, 박윤정 지음, 이성재 감수, 황금부엉이.
「증세별 내몸 내가 체크하는법」. 박두호, 김현절, 박문일, 김정원, 박재훈, 강신인 감수, 학원사.
「대체의학의 이론과 실제」. 강길전, 이기환, 홍달수 공저. 기본의학.
「굿바이 피부 트러블」. 서동혜, 코코넛.
「통쾌한 장기마사지」. 이여명, 웅진윙스.
「뇌를 바꾸는 운동 혁명」. 웰니스, KBS 스포츠 취재 제작팀 제작, 박수현글.
「보완대체의학 - 현대의학과 더불어 21세기 통합의학으로」. 오홍근. 아카데미아.
「고도일이 통증클리닉 질환별 키네시오 테이핑 요법」. 신경외과 전문의 고도일 지음, 푸른솔.
「우리가족 건강을 지키는 자연의학」. 차종환 박사, 사사연 출판.
「피부과 의사 마노의 쌩쌩 탱탱 고운피부 만들기」.
「아름답고 건강한 피부를 위한 의학박사 마노의 일상적 피부관리부터 화장품 선택요령까지」. 마노 에이코 지음, 고은진 옮김, 종합출판 문학사상.
「탈모증 다리리는 한방」.
「한방으로 끝내주는 모발 생장법」. 김재섭 박사지음(김재섭한의원 원장), 도서출판 한방미디어.
「당신이 자꾸 아픈 진짜 이유 혈관을 의심하라」. 한동하 지음, 위즈덤 스타일.
「일주일 굶고 십년 더 건강하게 살기」. 김영희, 한기획.

「한의학으로 풀어본 내몸 사용설명서」. 김정선, 랜덤하우스.

「40세부터 먹어서는 안되는 병에 걸리는 음식」. 미나미 기요타카 지음, 박재현 옮김, 아카데미북

「건강 다이제스트」. 최민영

「배고프지 않으면 먹지마라」. 김상만, (주) 한 언.

「내몸을 살리는 하루단식」. 이시라하 유미 지음, 박경옥 옮김, (주) 살림출판사.

「냉기를 제거하는 건강혁명」. 이시하라 유미 지음, 김희웅 옮김, (주) 양문.

「공부가 쉬워지고 일이 즐거워지는 두뇌혁명」. 대한총명학회, 조선일보사.

「배고파도 참게 하는 감정다이어트」. 서강익, 중앙생활사.

내 몸을 바꾸는

자연요법

저자 프로필

김남연

현) 디지털 서울문화예술대학교 학생처장 및 토탈미용예술학과 학과장

현) 디지털 서울문화예술대학교 총장배 전국 미용경진대회 대회장

현) 피부국가시험 실기시험 감독

- 한양대학교 보건학과 보건학 박사
- EBS2 피부국가시험 피부학 방송강사 역임
- KBS 생생정보 - 「두피관리법」미용전문가 의견 및 시연 방송출연

내 몸을 바꾸는 **자연요법**

초　판 인쇄 | 2012년 8월 22일
초　판 발행 | 2012년 8월 27일
개정1판 발행 | 2015년 3월 5일
개정2판 발행 | 2018년 3월 5일

지은이 | 김남연
발행인 | 조규백
발행처 | **도서출판 구민사**
(07293) 서울특별시 영등포구 문래북로 116(문래동3가, 트리플렉스)604호
전화 (02) 701-7421(~2)
팩스 (02) 3273-9642
홈페이지 www.kuhminsa.co.kr

등　록 | 제14-29호 (1980년 2월 4일)
ISBN | 979-11-5813-554-6 (93510)

값 18,000 원